AF390013

LES MÉDECINES DOUCES

JEAN-JACQUES AULAS

LES MÉDECINES DOUCES

Des illusions qui guérissent

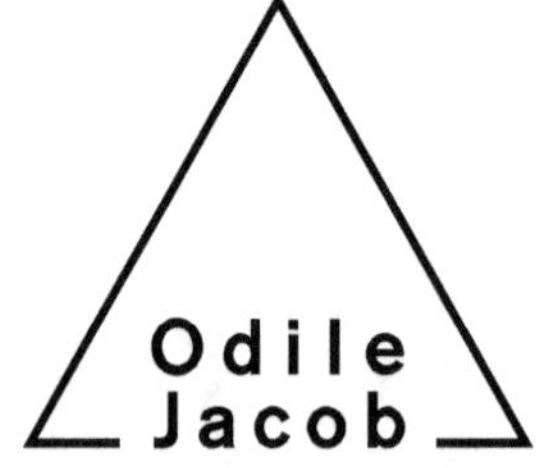

© ODILE JACOB, MAI 1993
15, RUE SOUFFLOT, 75005 PARIS

www.odilejacob.fr

ISBN : 978-2-7381-0211-9

À la mémoire de mon père

Avant-propos

Delphine et l'homéopathie

Voilà cinq ans que Delphine souffre d'atroces maux de tête qui lui empoisonnent la vie. Tout a commencé le jour où l'homme qu'elle aimait l'a quittée. Après trois ans de vie commune, ses projets et ses rêves tombaient à l'eau, son univers s'écroulait. En parfaite santé, Delphine n'avait encore jamais eu l'occasion de fréquenter le corps médical. Pourtant, jour après jour, une chape de fatigue de plus en plus lourde pesait sur elle dès le matin. Plus de goût pour faire la cuisine et pour manger. En l'espace de quelques semaines, Delphine perdit une dizaine de kilos.

Lorsque, sur les conseils d'une amie, elle décida d'aller consulter un médecin, elle n'était plus que l'ombre d'elle-même. La séduisante jeune femme blonde qu'elle était auparavant, enjouée et insouciante, était devenue sinistre, acariâtre. Pour le Dr Aimable, le diagnostic fut sans appel : syndrome dépressif réactionnel. Ce médecin plein de bonté et de compassion aida Delphine à reprendre pied. Après deux mois d'arrêt de travail et grâce à un traitement antidépresseur, elle reprit ses activités. Ce n'était pas encore la grande forme, mais son enthousiasme et sa joie de vivre revenaient. Elle avait retrouvé l'appétit et reprenait même du poids.

Six mois plus tard, ses souffrances n'étaient plus qu'un mauvais souvenir. Tout juste ressentait-elle, par moments, une sorte de lourdeur derrière la nuque. Pourtant, à mesure qu'elle reprenait goût à la vie, cette gêne se fit plus fréquente. Bientôt, une autre douleur, plus vive, apparut, qui l'obligeait parfois à s'allonger dans le noir. Heureusement, l'aspirine la soulageait assez bien et, malgré ces crises pénibles, Delphine fêta ses vingt-cinq ans dans une boîte de nuit avec quelques amis. C'est là qu'elle rencontra son futur mari, Olivier. Trois années s'étaient écoulées depuis sa dépression : elle préférait ne plus y penser et choisit de ne pas en parler à son fiancé.

Pourtant, ses maux de tête étaient toujours là, de plus en plus fréquents et intenses. Elle se décida enfin à retourner consulter le Dr Aimable. Mais il avait pris sa retraite ; aussi est-ce le Dr Savant qui la reçut pour un entretien plutôt décevant. Delphine eut l'impression de n'avoir pas été écoutée ni comprise. Heureusement, le Dr Savant lui avait prescrit un bilan complet et un médicament pour ses maux de tête ; il lui avait aussi obtenu un rendez-vous en urgence pour un scanner la semaine suivante. Delphine suivit à la lettre ces prescriptions. Le bilan était bon et le scanner normal. Le premier mois, le traitement sembla lui faire du bien. Mais, bientôt, elle dut se rendre à l'évidence : ses « céphalalgies migraineuses », comme disait le docteur Savant, ne s'amélioraient pas. Trois mois plus tard, il la reçut pour une entrevue encore plus courte et changea son traitement. Les trois fois trente gouttes quotidiennes d'« anti-maux de tête » qu'elle prit alors régulièrement ne l'empêchaient toujours pas de souffrir.

La date du mariage avait été choisie : ce serait le 10 juillet. On était en mars et Delphine se disait qu'elle avait le temps d'aller mieux. Rien ne l'empêcherait cet été de fêter l'événement. Elle saurait faire taire ses maux de tête. Le vin blanc et le champagne déclenchaient des crises ?

Elle s'en moquait bien et, pour une fois, elle ne se priverait pas.

Pourtant, c'est dans le noir, seule, qu'elle célébra son mariage, en proie à une atroce migraine. Le tintement des cloches à l'église résonnait encore dans son crâne. Par chance, une infirmière se trouvait parmi les invités : elle lui fit une injection qui la remit rapidement sur pied et lui conseilla de consulter sans attendre un homéopathe de ses amis.

Delphine ne savait pas très bien ce qu'était l'homéopathie. Pour elle, c'était une technique médicale qui devait plus ou moins traiter le mal par le mal. Elle ignorait ce qu'il fallait en penser. Mais ce dont elle était sûre, c'était que depuis près d'un an qu'elle suivait les prescriptions du Dr Savant, son état ne s'améliorait guère. Pourquoi ne pas changer de médecin et essayer autre chose ? Elle n'avait rien à perdre. Elle prit rendez-vous chez l'homéopathe.

Deux mois plus tard, elle sonnait à la porte du Dr Granule. Une vague d'appréhension l'étreignit cependant qu'elle montait l'escalier de l'immeuble. Et si tout cela ne servait à rien ? Mais on lui avait dit tant de bien de ce docteur...

La première consultation avec le Dr Granule fut déterminante ; Delphine en sortit au bout d'une heure tout à fait détendue. Le médecin avait insisté sur ce qui pouvait caractériser sa maladie. Il lui avait demandé si elle craignait plutôt le chaud que le froid, si ses maux de tête ne s'aggravaient pas lorsqu'elle séjournait au bord de la mer, s'ils n'avaient pas commencé à la suite d'une importante contrariété et si, depuis qu'elle était malade, ses goûts et ses désirs alimentaires s'étaient modifiés. Bref, il l'avait laissée s'exprimer longuement et lui avait posé des questions, de prime abord curieuses, mais qui lui avaient permis d'exposer en détail son cas, ses problèmes et ses symptômes bien à elle. Au terme de cette longue consultation, il lui avait remis une ordonnance sur laquelle était inscrit :

« Tous les dimanches matin à jeun, laisser fondre en bouche une dose de Pulsatilla 15 CH. Les jours de semaine, laisser fondre en bouche le matin à jeun cinq granules d'Ignatia 9 CH et le soir au coucher cinq granules de Gelsemium 9 CH. Éviter absolument de toucher les médicaments avec les doigts et d'absorber de la menthe, sous quelque forme que ce soit, durant le traitement. »

Malgré l'heure entière que lui avait consacrée le Dr Granule, Delphine n'avait pu poser toutes les questions que lui inspirait une pratique de la médecine aussi étonnante. Le lendemain, allant chercher ses médicaments, elle comprit, grâce aux explications très claires fournies par le pharmacien, les trois principes fondamentaux de l'homéopathie : tout d'abord, lui expliqua-t-il, les médicaments qu'elle allait prendre pour soigner ses maux de tête étaient des substances qui, ingérées par un individu sain, déclenchaient les mêmes troubles que ceux dont elle souffrait. Les homéopathes appelaient cela la « loi de similitude ». Le second principe était la parfaite adaptation du traitement à la singularité des troubles du malade : le « principe d'individualisation ». Enfin, les médicaments étaient prescrits à des doses infimes (souvent, il ne restait même plus de molécules de la substance de base) : c'était le principe des « doses infinitésimales », selon les propres termes des médecins homéopathes.

Perplexe, Delphine commença son traitement sans trop y croire. Pourtant, lorsqu'elle revit le Dr Granule au bout de trois mois, il fallait bien qu'elle se rende à l'évidence : l'effet des médicaments homéopathiques n'était pas miraculeux, mais ses crises avaient diminué d'intensité et surtout, elle avait de moins en moins souvent recours à l'aspirine. Au troisième rendez-vous, elle admit qu'elle allait bien mieux et qu'en trois mois, elle n'avait eu que deux grosses crises. Néanmoins, et malgré cette amélioration étonnante, la consultation dura près de trois quarts d'heure :

le Dr Granule l'interrogea sur une foule de détails. Il apprit ainsi que la veille de ses crises, Delphine était prise de fringale et qu'elle allait même jusqu'à se lever la nuit pour dévorer tout ce que contenait le réfrigérateur. Entendant cela, l'homéopathe esquissa un discret sourire et commença à modifier l'ordonnance habituelle : « Les trois premiers dimanches du mois, laisser fondre en bouche une dose de Pulsatilla 15 CH et le quatrième, une dose de Psorinum 15 CH. » Le reste du traitement demeurait identique. En raccompagnant sa patiente à la porte, le Dr Granule lui affirma que tout irait très bien à présent.

Et de fait, Delphine passa un excellent hiver. Pas une seule migraine. Sa vie était transformée. Entraînée par son mari, elle s'initia même au ski de fond. Lorsqu'elle consulta le Dr Granule pour la quatrième fois, aucun mal de tête n'était survenu depuis environ six mois et, comble de bonheur, elle était enceinte. Entre-temps, curieuse d'en savoir plus sur l'homéopathie, elle avait lu des ouvrages de vulgarisation qui lui avaient permis de comprendre l'essentiel de la doctrine. Certains confirmaient que les médicaments prescrits par le Dr Granule correspondaient parfaitement à son cas. Ainsi s'était-elle rendu compte que le Pulsatilla 15 CH, qu'elle prenait les trois premiers dimanches du mois, était en parfait accord avec les traits saillants de son caractère et de sa personnalité : douceur, émotivité, intense besoin d'affection, etc. Quant à la dose de Psorinum 15 CH prescrite pour le quatrième dimanche du mois, c'était le seul remède homéopathique qui pouvait soigner les maux de tête précédés d'une intense fringale.

Non seulement le Dr Granule l'avait guérie de ses « céphalalgies migraineuses », mais il s'était aussi intéressé à sa vie professionnelle et affective : il lui avait prodigué une foule de conseils dont elle constatait souvent la pertinence. Leurs rapports de confiance étaient tels que Delphine lui téléphonait souvent pour lui demander son avis lorsqu'elle avait une importante décision à prendre. À la naissance de son fils, Delphine n'avait plus eu de crise depuis près d'un an et demi. Elle ne prenait plus que très rarement son traitement homéopathique, pour se rassurer ou, peut-être, pour conjurer le sort. Ardente adepte de l'homéopathie, elle ne ratait aucune occasion de vanter ses mérites. Elle s'était même inscrite à un club patronné par l'un des plus importants fabricants mondiaux de produits homéopathiques. Mais, d'esprit plutôt indépendant et frondeur, Delphine ne suivait que de très loin et sans grande ardeur les activités de ce groupe. Sa seule certitude : l'homéopathie l'avait guérie. Elle était prête à l'utiliser pour soigner son enfant.

Stéphane et l'acupuncture

L'histoire de Stéphane, un adolescent de quinze ans, présente bon nombre de points communs avec celle de Delphine. Ses maux de tête apparurent quelques semaines après la mort de son grand-père, auquel il était très attaché. Au début, Stéphane n'y prêta guère attention et se contenta de prendre un peu d'Efferalgan lorsque la douleur était trop pénible. Mais le temps passant, les crises devinrent de plus en plus fréquentes et la souffrance de plus en plus résistante au bon vieux paracétamol. Sa mère décida de consulter leur médecin de famille, qui n'avait pas vu Stéphane depuis de nombreuses années, à l'occasion de rhino-pharyngites banales. C'était un homme consciencieux mais particulièrement surmené. Un bref examen lui permit d'éliminer toute cause organique grave. À l'âge de son patient, cela ne devait pas être bien sérieux... Il ordonna donc les traditionnelles gouttes « anti-maux de tête ».

Après deux mois de ce traitement, comme les troubles persistaient, le médecin fit tout de même passer un scanner à Stéphane. Tout était normal. Considérant que la venue des céphalées était peut-être liée à la mort du grand-père, il prescrivit quelques gouttes d'un médicament antidépresseur. La notice du médicament précisait qu'il pouvait avoir des effets indésirables : bouche sèche, constipation. De fait, quelques jours après avoir commencé son traitement, Stéphane avait la bouche pâteuse ; il avait des difficultés à aller à la selle et se plaignait de vertiges. Inquiète, sa mère en informa le médecin. Celui-ci la rassura : de telles manifestations étaient tout à fait normales en début de traitement. Elles s'atténueraient bientôt, dès que les effets bénéfiques du remède se feraient sentir.

Mais d'effet bénéfique, Stéphane n'en ressentit point. Deux mois après, ses maux de tête étaient toujours là, et il devait souvent manquer des journées entières au lycée. Le médecin traitant proposa alors une consultation chez un neurologue. Celui-ci prescrivit un nouveau médicament, qui eut pour mérite... de déclencher des crises d'asthme. Arrêt du nouveau médicament et retour à la case départ !

Ce fut au cours d'une soirée entre amis que la maman de Stéphane apprit qu'un certain Dr Piquouse, acupuncteur de son état, avait rapidement guéri les maux de tête récalcitrants d'une connaissance. Stéphane avait toujours eu en horreur les gestes quotidiens de la barbarie médicale, particulièrement les piqûres. Il ne fut donc pas aisé de le convaincre. Mais le remède ne pouvait être pire que le mal. Il accepta finalement d'aller consulter le Dr Piquouse.

L'entretien dura une bonne demi-heure. Le Dr Piquouse s'efforça de débusquer les caractéristiques des maux de tête de Stéphane et surtout il s'appliqua d'une façon peu commune à lui prendre le pouls. Il exerça de façon répétée des pressions croissantes sur l'artère radiale, au niveau du poignet, afin d'apprécier les qualités des pulsations artérielles. Au terme de cet examen, il affirma que Stéphane présentait un déséquilibre énergétique important, qu'il convenait d'améliorer par la puncture de certains points judicieusement choisis. Avec dextérité, il plaça ses aiguilles à certains points bien précis, sans causer la moindre douleur. Après une quinzaine de minutes « sous les aiguilles », Stéphane ressentit un sentiment d'intense détente et faillit s'endormir.

Une demi-douzaine de séances furent nécessaires pour que les maux de tête de Stéphane, d'abord de moins en moins fréquents et violents, disparaissent totalement. Avec l'enthousiasme de son âge, le jeune garçon retrouva la santé. Lorsqu'il consulta pour la dernière fois le Dr Piquouse, il n'avait plus pris un seul comprimé d'Efferalgan depuis six mois et avait repris toutes ses activités intellectuelles et sportives.

Françoise et l'ostéopathie

Depuis bientôt trois ans, la tête de Françoise, jeune cadre de quarante ans, bat et résonne au rythme de ses activités professionnelles effrénées. Pas de réunions importantes ou de décisions impératives sans que la veille son crâne ne se transforme en tambour. Allergique à l'aspirine et résistante au paracétamol, elle avale de plus en plus souvent un horrible mélange pharmacologique associant de la caféine (un excitant), du butalbital (un sédatif barbiturique) et de la noramidopyrine (un antalgique non dénué d'inconvénient). Au début, cette soupe médicamenteuse antimigraineuse la soulageait relativement bien mais, ces derniers temps, elle y recourt de plus en plus souvent pour un résultat très aléatoire.

Entre une vie professionnelle trépidante et les soucis quotidiens qu'entraîne une famille de trois enfants, rien d'étonnant au fait que sa tête menace d'exploser comme une cocotte-minute. Si ses troubles peuvent s'expliquer, il n'en reste pas moins qu'ils lui empoisonnent la vie et deviennent de plus en plus résistants à tout traitement antalgique. Françoise admet fort bien qu'en menant une vie plus calme son état s'améliorerait sûrement ; mais il est hors de question de quitter un travail qui lui apporte tant de satisfactions personnelles !

Elle a bien déjà entendu parler d'homéopathie, d'acupuncture, de relaxation, mais elle n'a guère foi dans tous ces traitements et n'accorde guère de crédit aux articles de presse qui en vantent les mérites. Ils ont sûrement été écrits par des journalistes crédules ou intéressés... Pourtant, une crise l'oblige à garder le lit tout un week-end, engourdie et vomissante. Elle prend donc la décision de consulter le Dr Papouille, qui jouit d'une excellente réputation. Ostéopathe de son état, il pense que bon nombre de maladies sont liées à des dérèglements de la structure anatomique et du fonctionnement des articulations (particulièrement celles de la tête et de la colonne vertébrale). Il suffirait donc, par des manipulations adéquates, de remettre en place l'articulation afin de lui assurer un bon fonctionnement et d'éliminer ainsi les troubles dont, à distance, elle serait responsable.

Ce type d'explication et de traitement convient assez bien à l'esprit rationnel de Françoise. D'ailleurs, un de ses amis, professeur d'éducation physique, lui a déjà fait remarquer les tensions musculaires terribles auxquelles est soumise sa colonne cervicale. Le traitement paraît aller de soi. Elle consulte donc le Dr Papouille, qui l'écoute avec attention et l'examine un bon moment. Manifestement, il prend en grande considération les sensations désagréables qu'elle éprouve au cours de ses crises. Une palpation minutieuse lui permet de noter des anomalies de positionnement et des troubles articulaires. Ayant décelé avec précision les causes des maux de tête de Françoise, il les fait disparaître en trois séances de manipulation, à raison d'une par semaine.

Après six mois de tranquillité, durant lesquels elle n'a pas la moindre crise et sans avoir pour autant modifié son rythme de vie, Françoise sent à nouveau les prémisses d'une crise la veille d'une réunion particulièrement importante. Elle prend rapidement rendez-vous chez le Dr Papouille, qui constate un très léger déplacement de la sixième vertèbre cervicale, remet les choses en place et la rassure. Décidément, cette sixième vertèbre n'arrête pas de « sauter » et le Dr Papouille est obligé de lui imposer la place voulue par le créateur deux ou trois fois par an. Mais aux yeux de Françoise, deux ou trois séances annuelles de manipulation ne sont rien puisqu'elles lui assurent une vie tout à fait normale. Cela vaut mieux que d'avaler des kilos de médicaments plus ou moins toxiques qui la soulageaient à peine. Pour elle, les choses étaient claires : elle était guérie.

Marie et la magnétothérapie

Veuve à la soixantaine alerte, Marie est une adepte des voyages organisés et des clubs de vacances. Hors de question pour elle de se laisser démoraliser par quelques rides ou des douleurs rhumatismales. Aussi n'hésite-t-elle jamais à aller consulter son médecin, qui lui applique ses puissants aimants chaque fois qu'elle a une articulation qui la titille un peu. Marie ne jure que par le Dr Aimant. La confiance qu'elle éprouve dans ses pouvoirs thérapeutiques exceptionnels remonte à quelques années. Marie souffrait alors de maux de tête particulièrement gênants qui résistaient à bon nombre d'autres traitements. En lui appliquant des aimants derrière la tête, le médecin l'a totalement soulagée.

À cette époque, le Dr Aimant lui avait été chaudement recommandé par l'une de ses amies. Elle s'était rendue à son cabinet privé, dans le XVIe arrondissement. Lire sur la plaque de cuivre que ce magnétothérapeute était attaché consultant des hôpitaux l'avait rassurée. Au cours de la consultation, le Dr Aimant s'était beaucoup intéressé aux caractéristiques des maux de tête de Marie : circonstances précises de leur apparition, caractères subjectifs de la douleur, particularités de leur évolution. Ses conclusions lui avaient permis de déterminer de façon précise les points d'application des aimants. Une seule séance avait été suffisante pour guérir définitivement Marie.

Sabine et l'hypnose

Jusqu'à ce qu'elle rencontre le Dr Morphée, Sabine pensait que l'hypnose relevait plus du music-hall que de la médecine. Adorable ballerine de l'Opéra de Paris, elle voyait sa vie et sa carrière gâchées par d'horribles maux de tête. Aussi avait-elle consulté les médecins les plus renommés de la capitale. Ses troubles n'étaient pas graves du tout... Ils disparaîtraient comme ils étaient venus... Elle avait beau être rassurée, elle n'en souffrait pas moins.

Un jour, un de ses amis lui conseilla de consulter le Dr Morphée, qui pratiquait l'hypnose et venait de le guérir de douleurs gastriques rebelles. Sabine réagit avec étonnement et méfiance. Cependant, après quelques mois, elle fléchit : ses maux de tête devenaient de plus en plus insupportables. Elle finit donc par prendre rendez-vous avec ce médecin.

Lorsqu'elle pénétra dans son cabinet, elle fut séduite par le calme et la pénombre qui y régnaient. Elle avait l'impression que ce lieu était protégé des agressions de la vie citadine moderne. La douceur extrême de la voix du Dr Morphée la mit très vite à l'aise et en confiance. Après l'avoir écoutée et examinée, le Dr Morphée lui fit faire quelques tests simples pour évaluer sa suggestibilité. En particulier, il lui demanda de se tenir bien droite, jambes et pieds joints, yeux fermés ; il posa la main derrière la tête de Sabine et la retira vivement. Elle faillit tomber en arrière. Le test était positif et le médecin put commencer la première séance d'hypnose. Au réveil, Sabine se sentait toute légère et toute molle. Elle se souvenait vaguement avoir éprouvé une sensation très agréable de chaleur dans la tête. À chacune des dix séances qui suivirent, Sabine avait l'impression, même si elle gardait une certaine conscience de la réalité, d'un curieux mélange de sommeil, d'abolition de la volonté et de grande détente musculaire. Elle se sentait sous l'influence du Dr Morphée mais pouvait s'en échapper à tout moment, si elle le jugeait nécessaire. Elle joua le jeu jusqu'à la dernière séance et ne souffrit plus jamais de maux de tête.

Jacques et son remède miracle

À la lecture des histoires qui précèdent, vous êtes peut-être enclin à penser que seuls les médecins qui pratiquent les thérapeutiques dites douces peuvent guérir les cas difficiles. Le parcours de Jacques montre au contraire que le pouvoir de guérir n'est pas l'apanage des « douçothérapeutes » en tous genres.

Jacques, à la retraite depuis peu, me consulta un jour pour un problème d'insomnies chroniques. Elles étaient apparues de très nombreuses années auparavant et avaient résisté à un nombre impressionnant de traitements. Je décidai donc tout d'abord d'étudier très attentivement son passé médical. Une découverte étonnante m'attendait.

Jadis commerçant très actif, Jacques, homme dynamique et curieux de tout, avait souffert pendant fort longtemps d'horribles maux de tête. Après avoir épuisé la quasi-totalité de la pharmacopée antimigraineuse, il explora bon nombre de « douçothérapies ». L'homéopathie, l'acupuncture, la relaxation, la nasosympathicothérapie et la réflexothérapie podologique n'eurent très vite plus de secret pour lui, mais ses maux de tête étaient toujours aussi terribles. Déçu à la fois par la médecine « officielle » et par les « médecines douces », Jacques se résolut à aller consulter un « simple généraliste » que lui avait recommandé un ami. La réputation de ce médecin dans le traitement des maux de tête dépassait largement les limites du département. Au terme d'un interrogatoire attentif et d'un examen minutieux, ce praticien sérieux lui prescrivit un médicament classique et réputé efficace que Jacques ne se souvenait pas avoir déjà pris. Certes, il n'y eut pas de miracle, mais après trois mois de ce traitement somme toute très classique, la durée des crises diminua. Petit à petit, elles devinrent moins intenses et s'espacèrent. Au bout d'un an, Jacques était guéri.

Lorsque je le vis pour ses insomnies, une dizaine d'années plus tard, il prenait toujours ce médicament, et il s'en trouvait très bien. En examinant de plus près tout son dossier, je constatai avec stupeur que ce remède, il l'avait déjà pris auparavant... sans résultat. Simplement, il l'avait oublié et avait un peu mélangé ses ordonnances. Mais, à bien y regarder, les dates concordaient : il avait retrouvé la santé grâce à un médicament « inefficace » quelques années plus tôt. À quel mécanisme attribuer ce « miracle » ? Pour en savoir plus, il aurait fallu révéler la vérité à Jacques. Mais comment lui faire admettre que l'efficacité d'un médicament dépend, en grande partie, de la manière dont il est prescrit par le médecin et dont il est reçu par le malade ? Et pour quel bénéfice ? Le doute que j'aurais introduit dans son esprit n'aurait-il pas diminué l'efficacité du traitement ? Après tout, il ne souffrait plus... Mieux valait tenter de soulager ses insomnies.

Une illusion pleine d'avenir ?

Six cas, six vies : quatre femmes et deux hommes. Six personnes d'âges différents, qui ont toutes consulté pour une même plainte : des maux de tête. Ces céphalées migraineuses ont été soulagées et parfois même guéries par des traitements aussi différents que l'homéopathie, l'acupuncture, l'ostéopathie, la magnétothérapie, l'hypnose, ou tout simplement la confiance du patient en son médecin et la qualité de la relation humaine qui s'est nouée entre eux.

Des exemples similaires montreraient que ces traitements sont tout aussi efficaces contre l'asthme, l'eczéma, la dépression et l'angoisse, certains troubles digestifs et rhumatismaux, les maladies infectieuses persistantes ou à rechutes telles que les rhino-pharyngites de l'enfant, la sinusite et d'autres troubles aussi agaçants du nez, de la gorge ou des oreilles, d'une façon générale contre l'immense majorité des troubles dits fonctionnels. En effet, ceux-ci ne sont pas directement dus à l'atteinte d'un organe, mais résultent de stress ou de difficultés psychologiques. Il en va de même pour ce que l'on a encore coutume d'appeler la pathologie psychosomatique, où les facteurs psychologiques, bien souvent inconnus, semblent jouer un rôle prépondérant.

Les historiens futurs de la médecine retiendront l'explosion actuelle des pratiques médicales regroupées sous le nom de « médecines parallèles » ou de « médecines douces ». Crise de la pensée scientifique positiviste pour certains, simple créneau commercial pour d'autres, ce développement extraordinaire des méthodes « différentes » de guérison n'a pas fini de susciter des controverses. Pourtant, bon an mal an, des dizaines de milliers de malades comme Delphine, Stéphane, Françoise et Sabine, ont recours à ces traitements. De fait, il est impossible de nier l'efficacité thérapeutique des médecines douces. La satisfaction des patients atteste leur intérêt : tous ces malades y trouvent leur compte et parfois aussi la santé.

Faut-il pour autant adhérer aux explications pseudo-scientifiques fumeuses qui prétendent justifier les mérites de tel ou tel traitement ? Qu'il soit efficace est une chose ; les raisons qui expliquent cette efficacité en sont souvent une autre. Aussi convient-il d'évaluer sérieusement l'impact de ces médecines « alternatives ». Les curieux qui s'efforcent de savoir « comment ça marche » ont bien du mal à s'y retrouver dans la littérature abondante que suscitent ces méthodes thérapeutiques. On oscille le plus souvent entre le pamphlet méprisant, qui nie d'un trait de plume rationaliste le soulagement ressenti par des milliers de patients, et les brochures qui cherchent à convertir de futurs adeptes. Entre les deux, il y a place pour un autre type d'analyse : celle qui s'efforce de comprendre comment les médecines douces peuvent agir, même si c'est en contradiction avec les lois sur lesquelles la médecine « scientifique » moderne s'est édifiée. C'est le propos de ce livre : présenter enfin une vraie évaluation scientifique de certaines médecines douces, comme l'homéopathie ou l'acupuncture, dresser le bilan des études sérieuses qui ont été réalisées sur ce sujet et dénoncer celles auxquelles on ne peut accorder foi. En tout état de cause, les médecines douces ne pourront être vraiment prises au sérieux que lorsqu'elles se soumettront à une critique aussi rigoureuse et précise que celle sur laquelle se fondent les sciences les plus orthodoxes. Avant qu'un médicament reçoive l'autorisation de mise sur le marché, il doit subir une série de tests, tous plus rigoureux et plus exigeants. Il est donc légitime qu'une technique, quelle qu'elle soit, qui se présente comme alternative, se prête elle aussi à ce genre de vérification expérimentale sérieuse.

On découvrira alors que les succès — pourtant bien réels dans nombre de cas — que ces méthodes obtiennent reposent en fait souvent sur ce qu'on pourrait appeler une « illusion partagée » : sur la confiance du malade et sur celle de son thérapeute. C'est donc au pouvoir thérapeutique de l'illusion qu'est en fait consacré ce livre, au rôle de l'illusion dans la guérison. Mais qu'importe l'illusion, serait-on tenté de penser, pourvu que l'on retrouve la santé. Il importe peu qu'une thérapeutique soit la fantaisie du moment tant qu'elle est efficace pour soulager et parfois guérir. Qu'importe que le malade guérisse de ses troubles intestinaux avec des granules homéopathiques plutôt qu'avec des antispasmodiques ou des anxiolytiques. L'homéopathie ou l'acupuncture sont bien moins dangereuses à long terme que les tranquillisants par exemple. Fermons les yeux et apprécions le résultat ! Seulement voilà, guérir par l'homéopathie ou l'acupuncture implique d'adhérer à la « loi des semblables » ou au mythe du Yin et du Yang. C'est là que l'illusion peut devenir pernicieuse. Tant mieux si elle guérit en séduisant. Mais pour ce faire, elle doit aussi abuser l'esprit. Les effets pervers sur la pensée sont donc loin d'être négligeables. Bon nombre de progrès scientifiques sont dus à une erreur ou au hasard, mais aucun ne résulte d'une illusion. Si pour guérir, on doit abdiquer toute lucidité, est-il sûr que l'on gagne au change ? Sans parler des illusions qui, nullement apaisantes, sont en fait de vraies mystifications et sont dangereuses...

Loin de nous, cependant, l'idée de fustiger les médecines douces. Elles peuvent avoir leur place dans l'art difficile de la thérapeutique. Loin de nous également la volonté de remplacer certaines illusions par d'autres. Après tout, il n'est pas sûr que les psychothérapies qui reçoivent l'agrément des autorités de la médecine la plus orthodoxe soient plus « scientifiques » que la magnétothérapie ou l'hypnotisme. Mais comment se retrouver dans le fatras de sciences et de pseudo-sciences, de réalités et de mythes, d'illusions et de certitudes qui entourent cette question ? Comment savoir « raison garder » ? Pour nous, il n'est pas d'autre alternative qu'une information honnête et, autant que faire se peut, objective.

L'enjeu est d'importance. D'un côté, en effet, les progrès scientifiques accomplis par la médecine moderne nous ont fait oublier que l'art de guérir ne se résume pas uniquement à prescrire tel produit pour telle maladie et seulement celle-là, et ce pour tout le monde. La démarche thérapeutique peut parfaitement emprunter des chemins fort différents, autrement plus complexes que ceux qu'imagine un positivisme hérité des siècles passés. De l'autre, les remises en question auxquelles est aujourd'hui soumise la médecine « officielle » et les attentes toujours plus extrêmes qu'elle a fait naître jettent le doute sur son pouvoir thérapeutique. C'est désormais la notion même d'efficacité en médecine, et celle d'acte thérapeutique, qui est en question. S'interroger sur les médecines douces et s'efforcer de les évaluer, ce n'est ni se faire nécessairement leur propagandiste ni les dénoncer au nom de l'orthodoxie. C'est d'abord et avant tout contribuer à rappeler à la médecine sa mission : soigner, soigner des individus qui souffrent.

Chapitre 1

Des illusions qui guérissent

À la lumière des acquis de la science médicale moderne, il est facile de se gausser des absurdités physiologiques et thérapeutiques proférées par les penseurs du passé, par exemple ceux de l'Antiquité gréco-latine. Pourtant, la médecine est un creuset où bouillonnent et fusionnent les rêves les plus fous et les vérités les plus indiscutables. À ce titre, elle reflète la réalité sociologique et l'imaginaire des civilisations. L'incomparable richesse des siècles passés contient aussi bien les ferments qui ont donné naissance à la médecine scientifique moderne que des théories qui nous semblent aujourd'hui grotesques. Les deux vont de pair. Mais surtout, à toutes les époques, le désir de guérir a trouvé à se satisfaire par des voies qui nous paraissent dérisoires, à nous autres froids rationalistes. Aux yeux des Grecs, le centaure Chiron pouvait guérir. Les pouvoirs de l'illusion ne datent donc pas d'hier. Loin de là.

Les médecines antiques

Mythes de la médecine primitive

Aussi loin que l'on puisse remonter dans le temps, les premiers textes concernant la médecine révèlent l'intrication très étroite de cet art avec la religion et la magie. En effet, la plupart des civilisations primitives pensaient que la maladie était une malédiction, un châtiment des dieux qui frappait celui qui avait violé, volontairement ou non, le code social et moral.

La civilisation de la cité de Sumer en Mésopotamie, vraisemblablement encore plus ancienne que la plus vieille civilisation hiéroglyphique égyptienne, a connu son apogée entre le quatrième et le troisième millénaire av. J.-C. Aux environ de 2500 av. J.-C., elle a été supplantée par la civilisation des Akkades, qui a édifié le premier empire du monde par unification des cités-États du Sud. C'est toutefois la civilisation sumérienne qui a inventé, environ cinq mille ans av. J.-C., le tout premier système d'écriture. D'abord idéographique, l'écriture sumérienne, en raison de l'usage généralisé de la tablette d'argile et du stylet, est progressivement devenue cunéiforme (en forme de coins). Bon nombre des tablettes qui nous sont parvenues concernent la médecine. Elles ont été traduites et interprétées par Oefele. Plus de quarante d'entre elles se rapportent à l'interprétation des rêves. Le médecin (« celui qui connaît les eaux », l'eau ayant une grande importance dans l'exorcisme) interprétait les rêves et utilisait la magie mais, pour ce qui est de l'époque la plus ancienne de cette civilisation, rien ne prouve qu'il détenait une fonction sacerdotale.

Les Babyloniens et les Assyriens qui avaient conquis la Mésopotamie intégrèrent dans leur culture celle des Sumériens. Astronomes et mathématiciens avisés, ils attribuèrent aux astres et aux chiffres un rôle particulièrement important dans l'art de guérir. L'étude des tablettes babyloniennes a montré que cette civilisation assignait à certains petits animaux le rôle de porteurs de maladies et les vénérait comme des divinités. Ainsi, dans la mythologie babylonienne, le dieu de la peste apparaissait-il sous les traits d'une mouche. Le médecin, outre l'astrologie et l'oniromanie, disposait de divers moyens magiques pour établir le diagnostic dont dépendaient pronostic et traitement : l'empyromanie (interprétation des mouvements de la flamme et du feu), la lécanomanie (interprétation des formes obtenues par le mélange d'huile et d'eau) et surtout l'hépatoscopie par examen du foie des animaux sacrifiés.

Divinités de la médecine égyptienne

Comme le souligne A. Castiglioni dans son *Histoire de la médecine,* « dans la mythologie égyptienne, qui subit de notables et continuelles variations suivant les centres et les endroits, les divinités dispensatrices de la santé jouent un rôle important. Toujours est-il que tous les dieux sont un peu guérisseurs... » Toth, qui guérit Horus d'une piqûre de scorpion, peut être considéré comme l'un des premiers dieux guérisseurs. Il est souvent invoqué pour l'une des plus fréquentes maladies égyptiennes : l'ophtalmie. Mais le véritable dieu de la médecine chez les Égyptiens, c'est Imhotep. Vraisemblablement ministre et médecin du roi Zoser de Memphis, vers 3000 av. J.-C., Imhotep fut l'objet d'un très important culte en l'honneur duquel de très nombreux temples et sanctuaires furent érigés.

Le papyrus Ebers, qui a vraisemblablement appartenu à

l'un de ces sanctuaires, nous dit : « Ici commence le livre pour la préparation des médecines pour tout le corps d'une personne [...] Le Seigneur du Tout m'a donné les paroles aptes à chasser les maladies de tous les Dieux et les souffrances de tout genre des mortels [...] Qu'Isis consente à me guérir comme elle a guéri Horus de tous les maux que lui a causés son frère Seth quand il a tué son père Osiris. Ô Isis, toi qui es la grande magicienne, guéris-moi de toutes les mauvaises choses et des maladies démoniaques et mortelles qui se précipitent sur moi, comme tu as délivré et guéri ton fils Horus. » Mais à côté de cette pratique incantatoire de l'art de guérir, ce papyrus propose des traitements tout à fait empiriques : « Pour guérir l'inflammation des yeux, tu feras moudre des baies de genièvre de Byblos, tu les mettras tremper dans l'eau, tu les appliqueras sur les yeux du malade et il guérira de suite. »

Figures mythiques de la médecine gréco-latine

Les divinités grecques ayant pouvoir de guérir étaient extrêmement nombreuses et variées. Au début de cette civilisation, tous les dieux possédaient cette faculté. Ce n'est que dans un second temps qu'une certaine spécialisation apparut parmi les dieux de l'Olympe. L'inventeur de l'art de guérir reste Apollon, « qui chasse tous les maux » *(Alexicacos)*. Parfois il est identifié à Péon, médecin des dieux. Cependant, d'autres dieux, tels Aphrodite, Pan et Perséphone, furent aussi vénérés pour leurs pouvoirs bénéfiques sur la santé des mortels.

Si la mythologie voit en Apollon l'inventeur de l'art de guérir, elle s'accorde également pour reconnaître dans le centaure Chiron le véritable fondateur et maître de la médecine. Ainsi Asclépios (Esculape), fils d'Apollon et dieu de la médecine, passait-il pour un élève de Chiron, comme nous l'apprend Homère. Les traitements d'Asclépios associaient plantes médicinales, bains, massages, conseils d'hygiène de vie, exorcismes et parfois interventions chirurgicales. L'essentiel des guérisons spectaculaires qu'il suscitait avait lieu dans son temple à Épidaure. Là, de nombreux prêtres médecins officiaient, et les guérisons se produisaient souvent la nuit, durant le sommeil du malade. Quelques patients reconnaissants faisaient graver le récit de leur guérison sur des tablettes, dont certaines nous sont parvenues.

La mythologie médicale romaine subit grandement l'influence de celle de la Grèce. Cette tendance pouvait aller jusqu'au culte de dieux d'emprunt. Ainsi, en 291 av. J.-C., suite à une très grave épidémie, le serpent sacré d'Asclépios fut amené à Rome et un sanctuaire du plus pur style grec fut construit dans l'île du Tibre. La mythologie romaine de l'art de guérir se caractérisait également par la spécialisation très poussée des interventions divines. Carna, l'une des déesses guérisseuses les plus anciennes de Rome, protégeait les fonctions vitales de l'homme, comme l'atteste un passage des *Fastes* d'Ovide. De même la déesse Angina guérissait-elle les maux de gorge, Angitia les morsures venimeuses, Febris les fièvres, Paventia les maladies nerveuses, Scabies les dermatoses. Lucine protégeait les menstruations et l'accouchement, Uterina, Cunina, Mena et Rumina les diverses fonctions de la vie sexuelle.

Comme la médecine grecque, la médecine romaine fut d'abord **théurgique** et sacerdotale : incantations, prières, supplications, processions et sacrifices constituaient les moyens familiers d'invocation de la puissance divine. Progressivement, elle devint magique. Schématiquement, la religion régit les rapports entre l'homme et les dieux dépositaires de la toute-puissance ; la magie, au contraire, niant l'influence divine, affirme la toute-puissance de l'homme qui peut agir sur le cours des événements au gré de sa volonté, à l'aide de divers moyens hautement symboliques. Pline écrivait ainsi : « Il est incontestable que la magie doit sa naissance à la médecine et que, veillant en apparence au maintien de la santé, elle s'est introduite comme une thérapeutique plus haute et plus sainte. » La magie s'exerçait alors par le biais d'incantations, de cérémonies et de rituels divers, d'observations des astres, de fumigations d'herbes secrètes, philtres et potions. À cette époque, la plupart des recettes de la médecine populaire romaine sont d'origine magique et Pline prétend que l'usage de l'amulette est apparu à Rome sous l'influence de la pratique médicale.

Nous avons pris comme exemples les médecines mésopotamienne, égyptienne et gréco-latine afin de montrer que la pratique antique de l'art de guérir reposait avant tout sur une conception théurgique, magique et religieuse des rapports de l'homme au monde ; nous aurions pu tout autant choisir les médecines hébraïque, perse, inca, indienne ou chinoise. L'important est de comprendre que toutes ces médecines *pouvaient guérir*, comme l'atteste un nombre considérable de témoignages écrits par des malades guéris.

De l'Antiquité à la Renaissance

Il serait erroné de penser que la médecine antique était entièrement sous l'emprise des religieux et des magiciens. En effet, dès les temps les plus reculés, on trouve trace d'une pratique laïque et empirique de l'art médical. Ce courant, d'abord très restreint, a pris une importance de plus en plus grande pour atteindre son apogée en Grèce, quatre à cinq siècles av. J.-C. Hippocrate et son école ont alors bouleversé les fondements de la médecine.

La médecine hippocratique

Au point culminant de la civilisation hellénique, « Périclès donne aux arts une impulsion nouvelle, [...] Thucydide entreprend son immortelle histoire et [...] le génie de Phidias sculpte dans le marbre les formes pures de la beauté idéale » (A. Castiglioni). Les œuvres du *Corpus* hippocratique (*Du Médecin, De l'Anatomie, De la Diète, Du Pronostic, Des Aphorismes, Des Épidémies*, etc.) auront un immense retentissement parmi les praticiens et les philosophes. Hippocrate et son école deviendront les parangons scientifiques et éthiques de la pratique de l'art de guérir.

En effet, l'approche qui préside aux écrits hippocratiques constitue un immense pas en avant dans l'histoire de la pensée médicale. Cette démarche rationnelle peut se résumer aux principes suivants : tout observer, étudier le patient plutôt que la maladie, se livrer à une estimation honnête, seconder la nature. Dès cette époque, l'art hippocratique de guérir affirme la prééminence des vertus curatives de la nature sur les élucubrations thérapeutiques de l'homme. Il écarte toute figure mythique.

Mais assez vite, malgré les grandes œuvres synthétiques de Platon, puis d'Aristote, et les découvertes anatomiques d'Érophile, puis d'Érasistrate, la pensée du maître est fragmentée en une multitude d'écoles. Son enseignement est perverti par les interprétations de ses successeurs. Une chape dogmatique tombe sur la médecine rationnelle, qui se perd en controverses futiles autour des préceptes hippocratiques. Il reste que la médecine a commencé à s'affranchir de la tutelle religieuse et mythique.

L'époque de Galien

Cet étonnant mélange de connaissances empiriques, parfois expérimentales, et de spéculations théoriques atteint son apogée avec le grand Galien, au IIe siècle de l'ère chrétienne. Né à Pergame, grand centre culturel d'Asie mineure, alors sous domination romaine, Galien s'établit à Rome où il devint le médecin le plus renommé de tout le bassin méditerranéen. Travailleur infatigable et observateur zélé, c'était aussi un mégalomane. Comme l'écrit A. Castiglioni : « Galien sait tout, a réponse à tout. Il voit les origines de tous les maux, indique le traitement de toutes les maladies ; il incarne, le premier, peut-être, dans l'histoire, l'individualité du médecin qui se considère comme omniscient et dont toute parole exhale le sentiment de son autorité. » Il n'empêche, Galien a assimilé la quasi-totalité du savoir médical de son temps. Son œuvre est sous-tendue par une démarche téléologique : pour lui, la finalité de toute chose est préétablie. C'est pourquoi il est parfois amené à modifier en fonction de ses idées préconçues ce qu'il a observé.

Galien est aussi resté à la postérité comme celui qui a perfectionné la composition de la thériaque [1], antique préparation constituée d'une multitude d'ingrédients et d'abord utilisée contre les morsures de serpents. Il porta les constituants de l'illustre breuvage à plus de soixante-dix, de sorte

---

1. La thériaque aurait été préparée pour la première fois par Andromaque, médecin de Néron au Ier siècle de notre ère. Électuaire dont le nom dérive du grec *thèrion*, qui signifie « bête venimeuse », elle fut d'abord destinée à combattre tous les poisons et fut obtenue par adjonction de chair de vipère aux autres substances contenues dans l'antidote composé par Mithridate, roi du Pont. La thériaque fut toujours la panacée idéale : plus elle contenait de composants, plus elle pouvait guérir de maladies. Sa composition, qui fut constamment modifiée par les plus grands noms de l'histoire de la médecine du Ier au XIXe siècle de notre ère, figurait toujours dans le *Codex* de 1895 !

que cet antidote universel demandait de nombreux mois pour être fabriqué et devait vieillir, à l'instar de nos plus fameux bourgognes, plusieurs années avant d'être utilisé. En partie grâce à Galien, la thériaque devint la panacée du Moyen Âge.

La naissance des trois grandes religions monothéistes, judaïque, chrétienne et islamique, a profondément marqué les pratiques médicales. Ainsi est-il fort probable que le monothéisme affiché de Galien, associé à son téléologisme aristotélicien, ait permis l'acceptation puis l'intégration de son système par les médecines arabe et hébraïque.

L'époque médiévale : l'emprise religieuse

La pratique de la médecine durant les premiers siècles de l'Occident chrétien allait vite redevenir le monopole des religieux de l'Église catholique. La guérison serait alors due aux saints guérisseurs, qui se multiplièrent à l'image des pains et des poissons du lac de Tibériade, plutôt qu'en utilisant les préceptes hippocratiques. Mais qu'importe ! Que les médecins soient prêtres, magiciens ou laïcs, certains malades ne continuaient-ils pas à guérir ?

On considère en général le Moyen Âge comme le retour de l'obscurantisme primitif, après l'extrême richesse culturelle de l'Antiquité gréco-latine. Si une telle assertion est vraisemblablement exagérée, il n'en demeure pas moins vrai que, mis à part les travaux de l'école de Salerne, le Moyen Âge ne fut guère propice aux progrès médicaux. À de très rares exceptions près, la médecine médiévale était avant tout monastique et se contentait de répéter et de commenter l'œuvre de Galien. Le haut Moyen Âge a vu le développement d'une pharmacopée à nette prédominance végétale et l'introduction, par exemple, du mercure dans l'arsenal thérapeutique. Mais la prière, les exorcismes, les huiles saintes, les reliques des saints et l'imposition des mains constituaient l'essentiel d'une pratique médicale dominée alors par l'Église.

En 1260, à la suite de l'école de Salerne, Arnaud de Villeneuve introduisit dans l'art de guérir l'eau-de-vie, qu'il appela « eau de l'immortalité ». Grisé par les propriétés chimiques de ce composé, il en fit une véritable panacée : « Cette liqueur tirée du vin, mais n'en ayant ni la nature, ni la couleur, ni les effets, mérite le nom d'eau de vie parce qu'elle fait vivre longtemps... Elle prolonge la santé, dissipe les humeurs superflues, ranime le cœur et conserve la jeunesse, seule ou avec quelque autre remède convenable, elle guérit l'hydropisie, la colique, la paralysie, la fièvre quarte, la pierre... »

À la même époque, Albert le Grand, fervent d'Aristote et voyageur infatigable, passionné de physique et d'alchimie, faisait connaître la potasse caustique à la chaux, la céruse, le minium, les acétates de plomb et de cuivre et se voyait attribuer par ses contemporains la paternité du *Petit* et du *Grand Albert,* recueils de magie blanche et noire, qui allaient devenir plus tard de grands succès de librairie et dont sont encore issues bon nombre des recettes actuelles de la médecine populaire.

Mythes de l'explosion culturelle de la Renaissance

Comme le souligne fort justement R. Ruillière dans son *Histoire de la médecine,* la Renaissance fut avant tout un état d'esprit. Or un état d'esprit ne naît pas d'une année sur l'autre. C'est pourquoi les historiens ne s'accordent pas sur la date de la fin de la période médiévale. Certains choisissent 1453, année de la prise de Constantinople, d'autres 1492, année de la découverte du Nouveau Monde par Christophe Colomb.

Si la Renaissance italienne a précédé de près d'un siècle la Renaissance médicale, celle-ci est avant tout liée à l'invention de l'imprimerie, qui a joué le rôle que l'on sait dans la diffusion du savoir. Cependant que Gutenberg inventait les caractères métalliques mobiles pour la presse à imprimer, le premier amphithéâtre d'anatomie apparaissait à Padoue en 1490, Vésale publiait en 1543 le *De humani corporis fabrica*, premier traité moderne d'anatomie, et Ambroise Paré révolutionnait la pratique de la chirurgie.

L'art de guérir fut dominé à cette époque par l'étonnante personnalité de Théophraste Bombastus von Hohenheim, dit Paracelse (1493-1541). D'une intelligence pénétrante, d'un tempérament impétueux et romantique avant l'heure, Paracelse fit table rase du savoir médical antique et voulut repartir à zéro en créant par l'observation, mais aussi l'intuition, son propre système médical. Précurseur génial et symboliste ésotérique, il rompit avec la tradition en utilisant le premier, pour transmettre son enseignement, la langue vernaculaire et non le latin, comme il était alors d'usage, et il introduisit l'utilisation des composés chimiques en thérapeutique ainsi que de nouvelles formes de préparations médicinales, comme les extraits et les teintures, mais aussi la doctrine des signatures.

Paracelse, à la suite de Crollius, développait l'idée que la forme et la couleur du remède pouvaient indiquer l'organe qu'il était susceptible de traiter. Ainsi le suc jaune de la grande chélidoine, dont la couleur évoque celle de la bile, était-il bon pour le foie ; la pulmonaire, dont la forme de la feuille rappelle celle du poumon, pour la bronchite ; les taches colorées de la peau du lézard indiquaient-elles cet adorable reptile dans le traitement des tumeurs malignes ? Mais rien ne nous permet de penser que Paracelse ait proposé la noix pour guérir les maladies du cerveau ou le haricot dans celles du rein !

Magies médicales du XVIIIe au XXe siècle

Grandes découvertes et persistance
des mythes au XVIIe siècle

Alors qu'à l'aube de ce siècle Shakespeare écrivait *Hamlet* et que Galilée inventait le télescope, Severino réalisait la première trachéotomie et Harvey découvrait la circulation du sang. Ce siècle fut incontestablement marqué par un intense bouillonnement culturel : Velasquez et Rembrandt, Cervantès et Molière, Newton et Leibniz, Bacon et Descartes, Spinoza et Locke occupaient le devant de la scène. Ce siècle vit la réalisation de deux inventions qui allaient, en faisant reculer les frontières de l'observation humaine, apporter un éclairage entièrement nouveau sur la conception humaine du monde. L'une est l'invention de la lunette astronomique par Galilée aux environs de 1610 qui tend vers l'infiniment grand, l'autre est l'invention du microscope par Antoine Van Leeuwenhoek et consacre, à partir de 1675, la découverte de l'infiniment petit (globules rouges du sang et spermatozoïdes).

Enfin, le XVIIe est le siècle des prémisses de l'utilisation de la méthode expérimentale en médecine, par Harvey, tout d'abord, pour démontrer que le sang circule et par Régnier de Graaf, ensuite, dans ses célèbres études sur le suc pancréatique (1664). Cette méthode ne fera que se développer au cours du XVIIIe siècle pour atteindre son apogée au XIXe.

Dans ce contexte, l'imaginaire n'est pas absent. Il se manifeste essentiellement, à côté des croyances anciennes, religieuses et profanes, par l'apparition de systèmes médicaux théoriques et dogmatiques qui ont largement inspiré la verve moqueuse de Molière (on connaît la formule *Clysterium donare, postea seignare, ensuita purgare* [2]) et qui ne sont pas sans rapport avec la persistance des ratiocinations scolastiques médiévales [3].

Dans ce mélange inextricable de raison et de mythes, une figure domine indubitablement : celle de Van Helmont. Entre l'école iatro-mécanique de Santorio, qui voulait appliquer à la médecine, et parfois avec un certain succès, les méthodes de la physique, alors en progrès constants, et l'école iatro-chimique de Sylvius, qui ramenait l'art médical à certaines conceptions de la chimie alors naissante [4], Van Helmont, génie déchiré par des passions contraires et des doutes obsédants, ballotté entre magie et mysticisme, fit table rase des connaissances médicales de son temps et partit sur les traces de Paracelse. Érudit d'une intelligence hors du commun, qui se déclarait lui-même illuminé par Dieu, il balaya l'ensemble des connaissances médicales accumulées depuis les temps antiques pour les remplacer par une cosmogonie personnelle issue de son imagination. Comme le note fort justement A. Castiglioni, on peut considérer ses idées « comme des spéculations physiologiques, qui furent longtemps pour les médecins un objet d'étude et d'admiration [et qui] ne sont autre chose qu'une

---

2. « Donner un clystère, puis saigner, ensuite purger » : lavements, saignées et purges constituaient alors l'essentiel des moyens thérapeutiques de l'art de guérir enseignés par la faculté. Ainsi Louis XIII reçut-il en un an 215 lavements, 212 purgations et 47 saignées.

3. Ce qui fait dire à Molière par la bouche de Sganarelle : « Je tiens que cet empêchement de l'action de sa langue est causé par de certaines humeurs, qu'entre nous autres savants nous appelons humeurs peccantes [...] Qui est causé par l'âcreté des humeurs engendrées dans la concavité du diaphragme, il arrive que ces vapeurs [...] *Ossabandus, nequeis, nequer, potarium, quipsa milus.* Voilà justement ce qui fait que votre fille est muette. » (*Le Médecin malgré lui*, acte II, scène 4).

4. À titre d'exemple, voici un morceau choisi des idées que pouvait développer Sylvius sur la thérapeutique : « Si tout le sang est noir, cela veut dire que l'acide y prédomine ; si, au contraire, il est rouge, c'est alors la bile. Dans le premier cas, il faut diminuer l'acide dans le corps, dans le second cas diminuer la bile et en atténuer la force. »

architecture baroque qui n'a pas fait faire à la médecine le moindre progrès ».

Mythes et illusions au siècle des lumières

Si l'on voulait résumer par deux mots la teneur de ce siècle de transition, on pourrait dire : chimie et philosophie. En affirmant que les origines de la science doivent être recherchées dans l'intelligence humaine et en élaborant un système critique fixant les limites de cette connaissance, Emmanuel Kant (1724-1804) fut à l'origine d'un courant philosophique dont les principaux partisans (Fichte, Schelling et surtout Hegel) pensèrent que la philosophie était la reine de toutes les sciences. Heureusement, cela se passait en Allemagne. En France, nous avions Diderot, Montesquieu, Rousseau et Voltaire dont la philosophie eut le retentissement social et politique que l'on sait.

La chimie se constitua définitivement en science autonome et son plus illustre représentant fut assurément Antoine-Laurent Lavoisier (1743-1794) qui, en découvrant que la respiration n'est ni plus ni moins qu'une combustion, ruina l'ancienne théorie du phlogistique.

La Raison, la plus remarquable entité de la philosophie des lumières, marqua de son empreinte toute l'évolution de l'art médical. Pourtant, elle fut incapable de contenir l'extension à la fin de ce siècle du mesmérisme et de l'homéopathie, ces deux parangons de l'illusion thérapeutique.

Les démons de la révolution scientifique médicale
au XIXᵉ siècle

Tous les historiens de la médecine s'accordent à reconnaître que celle-ci a fait au cours du XIXᵉ siècle beaucoup plus de progrès qu'au cours des millénaires précédents. Ce fut la médecine française qui, durant la première moitié de ce siècle, brilla d'un éclat particulier. À la suite des travaux de Cullen (1712-1790) et Boissier de Sauvage (1706-1767), ardent défenseur du vitalisme de Stahl, la clinique médicale (étude des signes et de l'évolution des maladies) et la nosographie (classification des maladies entre elles) se développèrent et s'organisèrent avec Philippe Pinel (1745-1826). La classification des espèces morbides trouva une base particulièrement solide grâce à la révolution anatomo-clinique préparée par Cabanis (1757-1808) et Bichat (1771-1802). Conduite essentiellement par Laennec (1781-1826), cette révolution permit de faire correspondre à un ensemble de symptômes une lésion anatomique spécifique d'un organe. La médecine disposait enfin d'un système de classification des entités morbides fondé sur des faits et non des théories.

C'est également au cours de ce siècle qu'obstétrique et chirurgie firent des progrès fulgurants, que les méthodes de dosage de la chimie allaient être utilisées en médecine, que les grandes spécialités médicales et chirurgicales commençaient à s'individualiser et que la méthode numérique de Louis (1787-1872) était la toute première application des statistiques mathématiques à la recherche médicale et allait ruiner, entre autres, l'utilisation forcenée des sangsues en thérapeutique telle que la préconisait Broussais. Mais arrêtons là l'énumération. Et n'oublions pas que c'est au XIXe siècle que la méthode expérimentale est devenue courante en médecine : après Cabanis et Magendie (1783-1855), elle atteignit son apogée avec Claude Bernard (1813-1878).

Dans cette effervescence scientifique qui posa les fondations de notre médecine moderne, dans ce bouillonnement philosophique qui donna naissance aux grandes idéologies politiques que nous connaissons, mythes et illusions n'en continuaient pas moins à inspirer médecins et apothicaires.

Le grand Broussais (1772-1838), du haut de sa chaire et avec l'autorité nécessaire que lui conféraient ses fonctions d'enseignant, stigmatisait avec éloquence, ironie et tonitruance les anciens systèmes médicaux. Mais la passion et la hargne que mettait Broussais dans ses critiques n'avaient d'égales que celles qu'il déployait pour imposer son propre système : selon lui, toutes les maladies étaient dues à une gastro-entérite et nécessitaient d'être saignées par ces charmantes petites bêtes que sont les sangsues [5].

Les progrès accomplis par la chimie organique permirent la découverte d'un nombre impressionnant de nouveaux composés, dont les alcaloïdes, principes actifs des plantes médicinales : la morphine fut isolée de l'opium en 1806, la glycyrrhizine de la réglisse en 1809, la strychnine de la noix vomique en 1818, la vératrine de l'ellébore en 1819, la cocaïne du coca en 1859 et la digitaline de la digitale en 1869. Cependant, l'utilisation en thérapeutique de ces diverses substances demeurait, à de très rares exceptions près (morphine dans les douleurs, colchicine dans la goutte, nitrite d'amyle dans la douleur de l'angine de poitrine, par exemple) soumise largement aux conceptions idéologiques des médecins. Les indications thérapeutiques de ces substances médicamenteuses furent tellement sujettes à caution que l'un des plus grands médecins de la seconde moitié du XIXe siècle, Joseph Skoda (1805-1881), qui poussa le diagnostic clinique à une quasi-perfection, alla jusqu'à nier toute efficacité aux traitements d'alors et à confier ses malades aux bons soins de Dame Nature.

---

5. À titre d'exemple, durant l'année 1833, un an après la terrible épidémie de choléra, les médecins français, alors totalement sous l'influence des idées de Broussais, firent importer quelque quarante et un millions de sangsues. Ce qui valait d'ailleurs, et depuis longtemps, à Broussais le gentil surnom de « vampire français » que lui donnèrent ses confrères d'outre-Rhin. Même la cuisine et la mode étaient marquées par ses idées !

Ce XIXe siècle au cours duquel la phtisie consumait les poumons fut avant tout le siècle du sirop. Reichenbach a extrait la créosote du goudron en 1832. Quelques années plus tard le gaïacol, également extrait du goudron, constituera, avec la créosote, et pour de nombreuses années, les meilleurs antituberculeux de cette époque. Par la suite, le gaïacol entrera dans la composition de très nombreux sirops réputés dans le traitement des affections des voies respiratoires. Les plus efficaces possédaient déjà de fortes odeurs aromatiques qui participaient, en grande partie, à leur vertu thérapeutique. Les apothicaires de ce XIXe siècle fabriquèrent ainsi des tonnes de ces sirops aux effluves balsamiques qui n'avaient pas d'autre efficacité que celle que voulait bien leur attribuer le consensus ambiant.

Un grand médecin et grand scientifique de ce siècle fut à l'origine d'une illusion thérapeutique particulièrement étonnante et vivace puisqu'elle persiste encore de nos jours, surtout dans les milieux populaires, mais aussi dans certains milieux médicaux. En découvrant que certaines glandes sécrétaient des substances ayant des effets physiologiques, le successeur de Claude Bernard et précurseur de l'endocrinologie moderne, Charles Edward Brown-Séquard (1818-1894) introduisit une nouvelle méthode thérapeutique qui consistait à traiter les déficiences d'un organe par des extraits de l'organe incriminé. Ayant constaté que la vieillesse se caractérisait essentiellement par un net fléchissement de l'activité sexuelle, il pensa tout naturellement qu'elle était due à une insuffisance de l'activité des glandes génitales et qu'il suffirait d'apporter à l'organisme des extraits de ces glandes pour, sinon lui assurer une éternelle jeunesse, du moins retarder l'apparition des stigmates psychiques et physiques de l'âge. Principal sujet de ses expériences, il s'administra par voie intramusculaire des extraits de testicules de chiens et de cobayes, ce qui entraîna, à ses yeux, un regain d'ardeur juvénile, mais surtout des abcès aux points d'injection. Fort de ces premiers résultats, il fit part de sa découverte à la communauté médico-scientifique de son époque dans un article intitulé « Expériences démontrant la puissance dynamogène chez l'homme d'un liquide extrait de testicules d'animaux ». De nos jours, cette illusion persiste lorsqu'on prescrit des injections de testostérone (hormone sécrétée par les testicules) chez des patients dont l'âge ne leur permet plus d'honorer correctement leur compagne ou des extraits embryonnaires pour lutter contre les outrages esthétiques ou physiologiques qu'inflige la vieillesse.

On le voit, le XIXᵉ siècle, si riche en progrès scientifiques, donna aussi naissance à d'ahurissantes mythologies dans l'art de guérir. L'une d'entre elles mérite qu'on s'y arrête : c'est le thermalisme. Si l'art de soigner par les eaux (ou crénothérapie) remonte à l'Antiquité gréco-latine et même très vraisemblablement bien au-delà, il est incontestable que c'est le XIXᵉ siècle qui l'a en quelque sorte institutionnalisé : ainsi un médecin inspecteur était-il chargé du contrôle des sources et de l'hygiène et certains médecins se spécialisèrent-ils en médecine thermale. Point important, ce fut à cette époque que les diverses stations s'attribuèrent une spécificité thérapeutique (Plombières pour l'intestin, Vichy pour le foie, Royat pour le cœur et... Lourdes pour les miracles). Les médecins hydrothérapeutes commencèrent à disserter sur les effets thérapeutiques de l'eau thermale en fonction de sa composition chimique.

On pourrait gloser longtemps sur les significations symboliques que peut prendre le fait, pour guérir, de se tremper dans l'eau. Retour dans l'utérus maternel ou purification de son corps ? Chacun peut y aller de son interprétation, mais on ne saurait ignorer que, de nos jours, le thermalisme est toujours une thérapeutique reconnue et utilisée alors que la spécificité d'action de l'eau thermale en fonction de sa composition chimique est largement une vue de l'esprit et que l'efficacité thérapeutique spécifique de la crénothérapie n'est toujours pas démontrée [6].

Arrivés au terme de notre voyage historique, nous aurions pu consacrer un chapitre particulier aux mythes et aux illusions thérapeutiques de la médecine moderne. Il eût été, assurément, aussi copieux que son prédécesseur et peut-être même plus [7]. Le patient qui souffre ou le malade confronté à la mort ont avant tout besoin d'être soulagés, écoutés, compris à défaut d'être guéris. Cette fonction apostolique, selon l'expression de M. Balint, se nourrit souvent de rêves et de fantasmes, de mythes et d'illusions, d'essais et d'erreurs. C'est un fait que l'on ne peut nier. Les connaissances modernes nous permettent de dissiper facilement les errements passés. Puissent-elles nous servir aussi à savoir utiliser l'illusion pour guérir sans être dupes. C'est précisément parce que nous avons aujourd'hui les moyens de traquer les erreurs qu'il nous faut être impitoyables avec celles qui peuvent être dangereuses. Alors nous pourrons faire leur part aux illusions qui nous servent.

En notre siècle rationaliste, il est des formes de médecine qui, bien que plus ou moins contradictoires avec les principes de la science la plus sérieuse, ont acquis droit de cité. Parmi elles, l'homéopathie jouit d'une réputation sans égale. Raison de plus pour lui demander des comptes...

---

6. Comme pour toute thérapeutique dont l'efficacité n'est pas scientifiquement évaluée (en cela le thermalisme ressemble terriblement à l'homéopathie), les avis des médecins sont fort partagés. Certains y croient de façon inconditionnelle, certains restent sceptiques et, bien sûr, d'autres sont de farouches opposants. Mais il est aussi des naïfs et des gens intéressés qui ne sont guère disposés à rechercher puis à entendre la vérité. Le lecteur qui pourrait légitimement mettre en doute notre point de vue concernant le thermalisme pourra lire l'excellent ouvrage de P. Schilliger et G. Bardelay, *La Cure thermale* (Paris, Frison-Roche, 1990). A l'instar des publications habituelles de la revue *Prescrire*, il expose de façon exhaustive et rigoureuse les divers éléments du dossier, permettant ainsi à tout honnête homme de pouvoir se faire une idée.

7. Sur ce point, on lira avec profit *Idées folles, idées fausses en médecine* de Petr Skrabanek et James McCormick, Paris, Odile Jacob, 1992.

Chapitre 2

La naissance et les principes
de l'homéopathie

De nombreux livres sont consacrés à la naissance et à l'histoire de l'homéopathie. À de très rares exceptions près, ils ont tous été écrits par des médecins ou des pharmaciens homéopathes convaincus ou par des profanes convertis. Ce sont pour la plupart plutôt des hagiographies écrites à la gloire du maître que des ouvrages d'histoire dignes de ce nom. Le phénomène n'est pas nouveau. Depuis bientôt deux siècles qu'elle est née, l'homéopathie a suscité de vives polémiques entre ses ardents défenseurs et ses opposants farouches. Presque toujours, les mêmes arguments reviennent.

La révélation

Le parcours mouvementé
de Christian Frédéric Samuel Hahnemann

Fils de Johanna et de Christian Gottfried Hahnemann, Samuel naquit le mardi 10 avril 1755, quelques minutes avant minuit dans la ville de Meissen en Saxe. Cette petite cité de quatre mille habitants jouissait depuis 1710 environ d'une solide réputation dans la fabrication de la porcelaine. Comme bon nombre d'autres membres de la famille Hahnemann, le père de Samuel était peintre dans l'une de ces manufactures réputées.

D'une famille modeste, le jeune Samuel montra, dès son enfance, des aptitudes intellectuelles qui le firent remarquer par l'un de ses professeurs. C'est ainsi qu'il devint assistant du Pr Müller à l'École princière de Saint-Afra, où il demeura jusqu'à sa vingtième année. Déjà très versé dans les langues et pénétré de culture classique, il fut toujours un auxiliaire précieux pour son maître.

Au printemps 1775, avec seulement vingt thalers en poche, l'unique viatique que son père lui ait jamais donné, il décida de quitter Meissen pour aller poursuivre ses études à Leipzig, l'une des villes universitaires allemandes les plus renommées de l'époque. Il put assister gratuitement à tous les cours de l'université grâce à l'intervention bienveillante d'un homme important. Il assura alors sa subsistance en donnant des leçons d'allemand et de français. C'est également à cette époque qu'il traduisit de l'anglais quelques ouvrages médicaux, domaine pour lequel il commençait à se sentir une prédilection particulière.

Au terme de deux années d'études, il quitta Leipzig pour Vienne, qui était en train de devenir l'un des grands centres médicaux d'Europe. Le Dr Quarin, médecin de l'impératrice Marie-Thérèse et directeur de l'hôpital des Frères de la Miséricorde, apprécia très vite le zèle et les dons du jeune Hahnemann, qui l'accompagnait souvent lors de ses consultations en clientèle privée. C'est grâce à lui que Hahnemann devint le médecin privé et le bibliothécaire de Bruckenthal, alors gouverneur de Transylvanie, à Hermannstadt. Le 16 octobre 1777, Bruckenthal, dignitaire maçonnique de haut rang, fit recevoir Hahnemann dans la loge « Saint André aux trois lotus ». C'est pourquoi la signature de Hahnemann est parfois suivie de la mention « Br » (*Bruder,* en allemand, signifie « frère »).

La vie à Hermannstadt, ville frontière entre la culture européenne et l'influence orientale, plaisait particulièrement à Hahnemann. Néanmoins, en désaccord avec les apothicaires et les médecins de la région, il dut partir pour Erlangen. C'est là, durant l'été 1779, qu'il soutint sa thèse de médecine : *Conspectus adfectuum spasmodicorum aetiologicus et therapeuticus* (Aspect étiologique et thérapeutique des affections spasmodiques). Il s'installa tout d'abord à Hettstadt. Mais la santé florissante des populations vivant sur les pentes orientales du Harz ne lui assurait pas une clientèle suffisante pour subvenir à ses besoins. Il quitta donc cette ville au printemps 1781 pour s'installer cinquante kilomètres plus loin, à Dessau. Il concrétisa alors son amour de la chimie pharmaceutique en épousant la belle-fille de l'apothicaire de la ville, Henriette Kuchler. Cependant, Hahnemann était tourmenté par des ennuis d'argent et par une pratique médicale qui le décevait de plus en plus.

Son odyssée ne faisait que commencer. Elle allait l'emmener, pour des raisons souvent troubles mais sûrement liées à ses dissensions avec la médecine officielle, d'une ville d'Allemagne à l'autre. Après Dessau, il s'installa à Gommern, où il s'intéressa de plus en plus à la chimie et prit connaissance des travaux du Français Demachy. Ces derniers avaient essentiellement pour but de montrer les possibilités d'application pratique de la chimie à l'industrie. Hahnemann traduisit ces ouvrages et ajouta des développements personnels, des notes et des observations en fonction de ses propres expériences.

C'est à cette époque que sa verve polémique commença à s'exprimer dans ses écrits. Qu'il s'agisse de chimie ou de médecine, sa plume acerbe et ironique fustigeait les préjugés et les idées reçues. Bien sûr, malgré la pertinence de ses prises de position, il ne se fit pas que des amis.

1790 : *l'année de la révélation*

La pratique de la médecine l'avait beaucoup déçu. Les moyens utilisés à l'époque lui paraissaient, en effet, faire souvent plus de mal que de bien et il ne pouvait se résoudre à de telles incertitudes. Le plus clair de son temps était donc consacré à ses travaux de traduction, plus particulièrement dans le domaine de la chimie et de la pharmacie.

D'aucuns prétendent que les grandes découvertes sont souvent dues au hasard et ne surviennent que chez les esprits préparés. Hahnemann ne paraît pas échapper à la tradition. Nombre de ses écrits montrent en effet que, malgré sa prise de conscience aiguë de l'incurie et de l'inefficacité globale de la thérapeutique à son époque, il était convaincu que Dieu, dans son immense sagesse, avait dû prévoir une loi générale pour guérir les hommes. Il appartenait, à lui Hahnemann, de la découvrir.

L'étincelle survint en 1790. Travailleur sagace et infatigable, Hahnemann traduisait le *Traité de matière médicale* de l'Écossais William Cullen. À cette époque, cette discipline, qui recouvre l'étude de la composition, de la préparation et des propriétés des substances médicamenteuses, était au carrefour de la chimie, de la pharmacie et de la médecine. Elle ne pouvait manquer de passionner Hahnemann.

En cette fin du XVIIIe siècle se préparait en médecine une révolution scientifique sans précédent. Néanmoins, il faut bien reconnaître que l'art de guérir ne disposait, à cette époque, que de fort peu de médicaments vraiment efficaces et utiles. L'écorce de quinquina, puissant fébrifuge, était l'un d'eux. C'était sûrement, avec l'opium, l'un des remèdes végétaux les plus utiles de la pharmacopée d'alors.

Alors qu'il traduisait le chapitre consacré aux vertus thérapeutiques du quinquina, Hahnemann fut frappé d'étonnement par les thèses de Cullen. En effet, ce dernier prétendait que l'effet fébrifuge de l'écorce de quinquina était dû à une action tonifiante qu'elle développait sur l'estomac. Cette explication théorique ne convint nullement à Hahnemann. Un an auparavant, il avait traduit un ouvrage de physiologie écrit par le Suisse Haller, qui conseillait d'étudier les effets des médicaments chez des sujets sains. Il est vraisemblable que cette suggestion a, plus ou moins consciemment, fait son chemin dans l'esprit de Hahnemann. L'idée d'expérimenter les substances médicamenteuses chez l'homme sain trouva ainsi l'occasion d'être mise en pratique.

Ainsi, en 1790, Hahnemann ingéra-t-il plusieurs grammes par jour d'écorce de quinquina. Mais laissons-lui plutôt la parole pour relater cette expérience : « En combinant les amers et les astringents les plus forts, nous pouvons obtenir un composé qui, à petites doses, possède ces deux propriétés beaucoup plus que l'écorce. Et pourtant, de toute éternité, un tel composé ne constituera jamais un spécifique de la fièvre [1] [...] Je pris, durant plusieurs jours, à titre d'expérience, quatre drachmes de bon quinquina, deux fois par jour. Mes pieds et le bout de mes doigts devinrent d'abord froids ; je devins las et somnolent ; ensuite mon cœur commença à palpiter ; mon pouls devint dur et rapide ; une anxiété intolérable et des tremblements (mais sans frisson) ; une lassitude dans tous les membres ; puis des pulsations

---

1. Hahnemann veut simplement dire qu'il serait possible de mélanger des substances beaucoup plus amères et astringentes que l'écorce de quinquina et possédant donc une action « tonifiante » sur la paroi gastrique beaucoup plus importante que cette dernière, mais que, pour autant, un tel mélange n'aurait aucune action favorable sur la fièvre.

dans la tête, rougeur des joues, soif ; bref tous les symptômes habituellement associés à la fièvre intermittente apparurent successivement, sans pourtant le réel frisson. Pour résumer : tous ces symptômes qui pour moi sont typiques de la fièvre intermittente apparurent successivement, tels que la stupéfaction des sens, une sorte de raideur de toutes les articulations, mais au-dessus de tout, l'engourdissement, une sensation désagréable qui semble avoir son siège dans le périoste de tous les os du corps. Tout parut. Cette crise durait chaque fois de deux à trois heures et se reproduisait quand je répétais la dose et pas autrement. J'arrêtai le remède et je me retrouvai une fois de plus en bonne santé. »

Ce texte est une partie de la note que Hahnemann écrivit dans sa traduction de l'ouvrage de Cullen pour contredire ce que ce médecin affirmait. Cette note est considérée, vraisemblablement à juste titre, comme la première formulation du « principe de similitude », qui jouera ensuite un rôle central dans la pensée de Hahnemann. Dans ce même ouvrage, quelques pages après, il écrivait : « L'écorce péruvienne, qui est utilisée comme remède contre la fièvre intermittente, agit parce qu'elle peut produire des symptômes similaires à ceux de la fièvre intermittente chez l'homme sain. » La « loi de similitude », pierre angulaire de l'homéopathie, venait de naître en 1790.

Le « principe de similitude » fait son chemin

Les six années qui suivirent la publication de ce texte capital furent parmi les plus noires de la vie de Hahnemann. Le maître de Meissen déménagea à de nombreuses reprises : Gotha, Molzschleben, Göttingen, Pyrmont, Braunschweig, Wolfenbuttel, Koenigslutter furent de bien piètres asiles pour lui et sa famille.

Malgré tous ces ennuis, Hahnemann n'en continuait pas moins son travail de traducteur et de compilateur. De 1793 à 1795, il écrivit un énorme dictionnaire de pharmacie en quatre volumes. Véritable travail de bénédictin, cet ouvrage traitait de la composition, du mode de préparation et des principales propriétés des remèdes de son époque et fut l'une des grandes références pharmaceutiques de son temps.

De 1790, date de son annotation au *Traité de matière médicale* de William Cullen, à 1796, date de la publication dans le *Journal* de Hufeland [2] de son « Essai sur un nouveau principe pour découvrir les vertus curatives des substances médicinales, suivi de quelques aperçus sur les principes admis jusqu'à nos jours », Hahnemann ne cessa de confronter son intuition au verdict de l'expérience. Aussi expérimenta-t-il sur lui-même et sur certains membres de sa famille les poisons les plus violents de son temps (l'arsenic, la belladone, la digitale, la fève de saint Ignace, la grande ciguë, le mercure, la noix vomique, l'herbe aux sorcières, etc.). À ses yeux, les résultats qu'il obtenait ne pouvaient que confirmer la justesse de ses conceptions.

C'est ainsi qu'il écrivait : « Dans les articles que j'ai ajoutés à la *Matière médicale* de Cullen, j'ai déjà fait observer que le quinquina administré à fortes doses provoque chez les sujets impressionnables, jouissant d'ailleurs d'une bonne santé, un véritable accès de fièvre qui offre beaucoup de ressemblance avec celui de la fièvre intermittente, et que c'est probablement à cette propriété qu'il doit de surmonter et de guérir ainsi cette espèce de fièvre. L'expérience que j'ai maintenant me permet d'affirmer positivement cette assertion. » Les deux grands principes de la thérapeutique homéopathique sont contenus dans ces phrases : *tous les sujets sains n'ont pas la même sensibilité*

---

2. Hufeland était un médecin allemand de grand renom qui avait créé un journal dans lequel étaient publiées les découvertes médicales de l'époque.

à l'action d'un remède (telle substance médicamenteuse n'aura aucun effet chez tel sujet, alors qu'elle pourra gravement perturber tel autre) et *un remède ne peut guérir que s'il est capable de produire chez un sujet sain un ensemble de symptômes le plus semblable possible à celui pour lequel il est utilisé chez le malade.* La thérapeutique analogique possédait ainsi en 1796 une base empirique qui paraissait solide. Elle prendra le nom d'homéopathie en 1807.

De 1796 au printemps 1799, Hahnemann et sa famille allaient vivre trois ans de paix et de tranquillité à Koenigslutter. Le maître allait ainsi pouvoir poursuivre ses recherches dans une relative sérénité. Mais le havre ne fut que de courte durée et Hahnemann reprit ses pérégrinations pour se fixer à Torgau en 1805. Cette année-là, il fit paraître sa première *Matière médicale* [3] proprement dite. Les *Fragments sur les effets positifs des médicaments observés chez l'homme sain*, publiés à Leipzig en deux volumes, regroupent les pathogénésies de vingt-sept remèdes.

Par la suite, le rythme des publications de Hahnemann concernant l'homéopathie augmenta considérablement. Que ce soit sous forme de livres ou d'articles publiés dans le *Journal* de Hufeland ou l'*Allgemeine Anzeiger der Deutschen*, cette production abondante attira l'attention et l'intérêt de nombreux étudiants et médecins.

L'*Organon* et le temps des premiers disciples

L'*Organon de la médecine rationnelle* parut en 1810 à Leipzig. Il exposait en deux cent soixante et onze para-

---

3. La matière médicale homéopathique est le recueil des diverses pathogénésies des remèdes, c'est-à-dire de l'ensemble des symptômes qu'ils sont susceptibles de produire chez l'homme sain.

graphes, comme cela se pratiquait volontiers à l'époque pour les ouvrages de philosophie, la quintessence de la pensée du maître. Cet ouvrage, qui connut six éditions, est toujours considéré par les homéopathes contemporains comme la bible de l'homéopathie. Hahnemann y fustigeait avec indignation les principes de la médecine de son temps pour leur substituer les siens. D'emblée, le livre suscita polémiques et enthousiasme dans les milieux étudiants.

La publication de l'*Organon* et l'autorisation qu'Hahnemann obtint en 1812 pour faire des conférences, deux fois par semaine, à l'université de Leipzig lui permirent d'exposer plus largement ses idées et de s'entourer de jeunes étudiants qui montraient beaucoup d'intérêt pour ces idées nouvelles. Que ce soit Stapf, Hartmann, Gross, Hornburg, Langhammer, Ruckert ou Wislicenus, chacun d'eux propagea les idées du maître et surtout participa, comme sujet d'expérience, à la réalisation de nombreuses pathogénésies nouvelles qui allaient augmenter la matière médicale homéopathique alors en plein essor.

En ces temps profondément troublés par les conquêtes napoléoniennes, Hahnemann et ses disciples n'en continuaient pas moins leurs recherches avec passion et acharnement. Ainsi, de 1811 à 1821, Hahnemann fit publier les six volumes de sa *Matière médicale pure,* qui contient les pathogénésies de soixante-cinq remèdes. De ces soixante-cinq remèdes, vingt-deux proviennent des *Fragments...* publiés en 1805, mais avec des pathogénésies augmentées (certains, en effet, avaient été à nouveau expérimentés par les disciples de Hahnemann) et les quarante-trois autres sont nouveaux, ce qui peut donner une idée de l'ampleur du travail réalisé en une dizaine d'années.

L'un des premiers disciples, Constantin Hering, fut converti à la nouvelle doctrine d'une manière qui mérite d'être contée. Hering naquit avec le siècle précédent. Il fit ses études de médecine à Dresde, puis à Leipzig où il eut pour maître Robbi. Ce dernier, comme Clarus, était un adversaire farouche et acharné de l'homéopathie. Un éditeur lui avait demandé d'écrire un ouvrage contre cette thérapeutique. Robbi laissa à Hering, alors son assistant, le soin de se documenter sur les travaux et les idées de Hahnemann. D'abord étonné et sceptique sur ce qu'affirmait Hahnemann, Hering refit certaines des expériences du maître et fut conquis par la justesse de ses opinions. Il fit courageusement part de ses conclusions à Robbi et devint un fervent adepte et défenseur des thèses de l'homéopathie. Un arrière-cousin, qui vivait en Guyane et était venu en Saxe, lui vanta les merveilles naturelles du Nouveau Monde : Hering se décida à s'embarquer pour ces contrées en 1827 avec le naturaliste Weinhold. C'est ainsi que, s'établissant à Paramirabo, puis à Philadelphie, il exporta la nouvelle doctrine aux Amériques. En 1835, il fonda à Allenstown, près de Philadelphie, l'Académie d'Amérique du Nord pour la médecine homéopathique et en 1848, à Philadelphie même, le Collège médical Hahnemann. Ce fut en grande partie grâce au zèle et à la puissance de travail de Hering que l'homéopathie connut un développement prodigieux et un immense succès en Amérique du Nord [4].

Le groupe de médecins qui s'était constitué autour de Hahnemann travaillait et écrivait énormément : expérimentations de nouveaux remèdes chez le sujet sain, confrontation des résultats de cette expérimentation à ceux obtenus chez le malade, développement de certains points de la doctrine. Hahnemann et ses disciples entretenaient une correspondance très fournie avec des médecins étrangers qui, au hasard de leur lecture ou sur la foi de témoignages

---

4. À titre d'exemple, vers 1860, les États-Unis comptaient : 13 000 médecins homéopathes, 56 hôpitaux homéopathiques d'une capacité de 35 à 1 400 lits, 9 hôpitaux homéopathiques pour femmes d'une capacité de 30 à 100 lits, 9 hôpitaux psychiatriques homéopathiques d'une capacité de 150 à 2 000 lits.

de patients guéris par la nouvelle méthode, s'y intéressaient. Certains firent même le voyage en Allemagne pour étudier sur place la nouvelle doctrine. Cela explique l'essor rapide de l'homéopathie en Europe et bien au-delà.

L'extension de l'homéopathie dans le monde

Dès le début du XIXe siècle, les théories de Hahnemann furent connues dans le monde entier. Ainsi, l'homéopathie pénétra en Autriche et en Hongrie en 1817, au Brésil en 1818, en Italie en 1821, en Russie en 1823, en Belgique et en Pologne en 1824, en Suède en 1826, en Angleterre en 1827, en Espagne en 1829, en France et en Suisse en 1830, aux Pays-Bas vers 1834 et au Canada vers 1850.

C'est Sébastien Gaétan Salvador Maxime, comte Des Guidi, qui introduisit l'homéopathie en France, via Lyon, en 1830. Apparemment rien, sauf peut-être un goût prononcé pour l'anatomie, ne prédestinait ce professeur de mathématiques féru de sciences exactes à devenir médecin homéopathe. En 1828, ayant épuisé toutes les ressources de la médecine, il conduisit sa femme gravement malade aux eaux de Pouzzoles, près de Naples. L'état de la comtesse s'étant aggravé, un médecin ami proposa de consulter le Dr Romani, qui pratiquait avec succès la nouvelle doctrine homéopathique. N'ayant en fait guère le choix, Des Guidi accepta et l'état de santé de sa femme s'en trouva grandement amélioré. Enthousiaste pour la nouvelle thérapeutique, le comte suivit les cours d'homéopathie que donnaient les Drs Romani et De Horatiis à Naples. Il compléta sa formation en allant passer quelque temps chez Hahnemann à Coethen, où le maître acheva la guérison de la comtesse.

Le comte Des Guidi rentra à Lyon en octobre 1830 où

il reprit ses fonctions d'inspecteur d'académie. Malgré ses tâches universitaires, les malades le consultaient de plus en plus nombreux et les guérisons étonnantes qu'il obtenait assuraient sa renommée. Ainsi le nom du comte Des Guidi franchit-il rapidement les limites de la ville ; des médecins de toute la France lui écrivirent de plus en plus souvent pour lui demander conseil.

Grâce au zèle et à la renommée de Des Guidi, l'homéopathie fut introduite aux quatre coins de la France et des pays francophones par des médecins qui l'avaient rencontré. Ainsi le Dr Pétroz constitua-t-il un groupe de médecins homéopathes à Paris, Dufresne à Genève, Mabit à Bordeaux. Les résultats du prosélytisme de Des Guidi en faveur de l'homéopathie peuvent se chiffrer : de cinq ou six médecins homéopathes en France en juin 1832, ils passèrent à vingt-cinq en septembre 1833 et au double deux ans après.

L'essor de l'homéopathie devint manifeste, en France, essentiellement à partir de 1832, et ce, malgré les imprécations des milieux médicaux « officiels ». En 1830, le principe des dilutions infinitésimales heurtait autant le sens commun qu'aujourd'hui. En effet, la loi formulée en 1811 par le chimiste italien Amadeo Avogadro apportait un argument de poids aux détracteurs de l'homéopathie [5]. Utiliser des médicaments qui ne contenaient plus rien relevait plus du charlatanisme que de la science ! Les opposants d'alors ne manquèrent pas d'utiliser des images frappantes pour ridiculiser la nouvelle médecine : la dilution homéopathique c'est comme une goutte de substance active dans le lac de Genève !

---

5. En 1811, Amedeo Avogadro émit l'hypothèse, à la suite des travaux de Gay-Lussac, qu'un volume déterminé d'un gaz quelconque contient toujours le même nombre de molécules. En 1814, André Marie Ampère, qui ignorait le mémoire du chimiste italien, tira de la loi de Gay-Lussac et de ses propres observations les mêmes conclusions que celles d'Avogadro. La loi d'Avogadro-Ampère, qui concerne que les gaz, fut étendue aux liquides et aux solides : une certaine quantité de ces substances ne contient qu'un nombre fini et spécifique de molécules.

Si les milieux médicaux traditionnels et « officiels » demeuraient en général hermétiques, voire hostiles, à la nouvelle doctrine, quelques médecins, et non des moindres, se convertirent à l'homéopathie au vu des résultats obtenus chez certains de leurs patients. Ainsi Mabit à Bordeaux et Imbert-Goubeyre à Clermont-Ferrand, tous deux professeurs à l'École de médecine, devinrent-ils de farouches partisans de la nouvelle thérapeutique.

Un des éléments déterminants expliquant l'extension de l'homéopathie fut sûrement la comparaison des résultats obtenus par traitements homéopathique et allopathique ou concernant la mortalité du choléra lors de l'épidémie de 1832 : il y avait nettement moins de morts chez les malades traités par homéopathie [6]. Si les tenants de l'école officielle déniaient toute valeur à ces statistiques, ces dernières constituaient en revanche un argument promotionnel de poids pour les défenseurs de la « cause homéopathique ».

Malgré l'opposition des milieux « officiels », la « cause de l'homéopathie » gagna, au cours du XIXe siècle, du terrain dans tous les pays du monde. Des associations se constituèrent, des journaux exclusivement réservés à la pratique homéopathique virent le jour, des dispensaires tenus par des médecins homéopathes ouvrirent leurs portes, et même, à la suite de multiples souscriptions, des hôpitaux homéopathiques furent construits, comme l'hôpital Saint-Jacques à Paris et Saint-Luc à Lyon.

---

6. Comparer des chiffres vieux de plus d'un siècle et demi expose, rétrospectivement, à de lourdes erreurs. On peut, en effet, parfaitement penser à la lumière des connaissances actuelles que ce n'est pas l'homéopathie qui guérissait les cholériques mais bien plutôt l'allopathie qui les tuait. Cela n'est point absurde lorsque l'on songe que le grand Broussais conseillait de traiter les patients ayant le choléra par des sangsues. Ainsi ajoutait-il aux risques de déshydratation liés à la maladie, ceux liés au traitement. Cet argument plein de bon sens fut parfois utilisé à cette époque par certains médecins, des plus traditionnels, qui doutaient de l'efficacité des traitements qu'ils utilisaient : pour eux, l'homéopathie guérissait parfois mieux que l'allopathie non parce qu'elle faisait plus de bien mais tout simplement moins de mal !

Le lecteur féru d'homéopathie et d'histoire trouvera peut-être quelque peu rapide ce survol historique. Cependant, c'est à dessein que nous nous en sommes tenu aux traits marquants du passé de cette thérapeutique qui, aujourd'hui encore, continue à être pratiquée comme au temps de sa naissance. Nous aurions pu nous intéresser aussi par le menu aux rapports, le plus souvent ombrageux mais parfois teintés d'estime réciproque, entre la nouvelle doctrine et la médecine classique. Étudier minutieusement les prises de position des individus et des corps constitués, disséquer leurs comptes rendus, gloser indéfiniment sur leurs motivations eût été, à notre avis, peine et temps perdus. Les homéopathes d'aujourd'hui déplorent que les critiques qui leur sont adressées n'aient pas changé depuis bientôt deux siècles. C'est vrai. Mais justement parce que les tenants de l'homéopathie n'ont jamais répondu avec la rigueur qui s'impose.

Chapitre 3

Pourquoi les médecines douces
ne sont pas « scientifiques »

> *L'histoire de la science, à l'instar de celle de toutes les idées humaines, est faite de rêves irresponsables, d'obstination et d'erreur. Mais la science est l'une des rares activités humaines – et sans doute la seule – où les erreurs sont systématiquement critiquées et, bien souvent, avec le temps, rectifiées.*
>
> Karl Popper, *Conjectures et réfutations.*

À l'époque même où Hahnemann inventait l'homéopathie et faisait de la « loi de similitude » le dogme central de sa doctrine thérapeutique nouvelle, la médecine commençait à se dégager vraiment de sa gangue d'ésotérisme, de sacré, de magie et d'illusions pour devenir une discipline scientifique. L'histoire de l'émergence et du développement de cette approche rationnelle de la maladie et de son traitement démontre à l'évidence que les principes sur lesquels sont fondées les médecines douces, contrairement à ce qu'affirment leurs partisans, n'ont de scientifique que le nom. Pour mieux le comprendre, un examen rapide de ce qu'est la démarche scientifique s'impose.

Le paradoxe des cerveaux en cuve

Savoir si ce que nous percevons au travers de nos sens correspond à la réalité extérieure ou à une illusion a toujours constitué l'un des problèmes les plus cruciaux de la philosophie. Dans l'une de ses *Méditations*, René Descartes se demandait déjà si le monde extérieur, y compris son propre corps, n'était pas une illusion créée par un malin génie résolu à le tromper. Dans les années trente de notre siècle, cette interrogation a retrouvé un intérêt considérable auprès des philosophes de la connaissance à la suite des expériences réalisées par le célèbre neurochirurgien américain Wilder Penfield. Ce dernier avait opéré le cerveau d'une jeune fille souffrant d'une forme grave de crises épileptiques. Le lobe temporal était à nu et la patiente était totalement consciente. Afin de repérer avec précision l'origine des crises, Penfield introduisit une électrode dans le lobe temporal de la malade : celle-ci se retrouva dans une prairie baignée de soleil et revécut un moment de sa vie qui s'était produit sept ans auparavant. Ces images et ces sensations avaient tous les attributs de la réalité. Elle était pourtant sur une table d'opération du Montreal Neurological Institute, une électrode fichée dans le lobe temporal. En poursuivant ses recherches, Penfield constata que certaines régions du cerveau étaient associées à certains souvenirs et qu'il suffisait d'exciter l'une de ces zones pour que le patient revive un souvenir bien déterminé.

Ces expériences furent à l'origine du « paradoxe des cerveaux en cuve » : vous pensez être assis dans un fauteuil en train de lire ce livre ; en fait, il n'en est rien. Vous pouvez n'être qu'un cerveau baignant dans une cuve remplie de substances nutritives, quelque part dans un laboratoire. Par l'intermédiaire d'électrodes reliées à ce cerveau, un savant pourrait envoyer des impulsions électriques simulant exactement ce que vous croyez être en train de faire. Vous pouvez, bien sûr, retourner le problème dans tous les sens, il n'existe aucun moyen de prouver que ce que vous vivez et ressentez à l'instant n'est pas une illusion liée aux diverses excitations d'un cerveau en cuve. On retrouve bien les questions posées par Descartes, qui se demande si les êtres qu'il perçoit autour de lui et même son propre corps ne sont pas des fantômes manipulés par un dieu trompeur.

Ce point de vue a donné lieu à maintes interrogations sur la constitution et le fonctionnement du savoir humain. Descartes lui-même aborda le problème de la connaissance selon une démarche très semblable à celle qu'Euclide avait utilisée pour élaborer sa géométrie plusieurs siècles auparavant. Toute la géométrie euclidienne est en effet déduite d'un ensemble de cinq axiomes. Un axiome est une assertion si évidemment vraie que personne ne peut imaginer un monde dans lequel elle serait fausse. L'exemple le plus classique est l'axiome qui postule que par deux points il ne passe qu'une droite et une seule ou que par un point pris hors d'une droite, il ne peut passer qu'une parallèle et une seule à cette droite... contrairement aux médecines parallèles, lesquelles sont fort nombreuses. Sur cette base, la démarche de l'esprit consiste à déduire une suite d'énoncés dont la validité dépend de celle de l'axiome de départ.

L'autre mécanisme fondamental de la constitution de la connaissance est l'induction. C'est le mécanisme par lequel la pensée élabore une loi générale à partir d'un fait particulier. Vous observez un corbeau, puis deux, puis trois... puis mille corbeaux et vous constatez qu'ils sont tous noirs. Vous énoncez alors que tous les corbeaux sont noirs. La science et le bon sens sont tous deux fondés sur l'induction. Si tous les corbeaux sont noirs, il n'est pas absurde d'imaginer l'existence de corbeaux blancs ; la simple observation de l'un d'entre eux infirmerait radicalement la loi générale selon laquelle « tous les corbeaux sont noirs ». Néanmoins, un tel corbeau n'a jamais encore été observé et l'énoncé « tous les corbeaux sont noirs » demeure encore vrai, même si ce n'est pas en vertu d'une nécessité logique : il ne peut exister de carré à cinq côtés, mais des corbeaux verts peuvent exister. C'est pourquoi, bien qu'indispensable à la connaissance du monde physique, l'induction est une démarche beaucoup moins solide que la déduction.

La « loi de similitude » de l'homéopathie repose entièrement sur un tel mécanisme. Pour prouver la fausseté de l'énoncé « tous les corbeaux sont noirs », il suffit d'observer un corbeau de couleur différente. Dès lors, il est très simple de montrer que la « loi de similitude » ne constitue pas un énoncé universel, puisque dans certains domaines il est évident qu'elle ne correspond pas à la réalité des faits. Il suffit de dire que bon nombre de médicaments actuels guérissent des maladies qu'ils sont bien incapables de produire chez le sujet sain : par exemple, les médicaments hypotenseurs utilisés dans le traitement de l'hypertension artérielle n'ont jamais induit d'hypertension chez le sujet sain.

En fait, c'est le couple formé par ces deux mécanismes fondamentaux, l'induction et la déduction, qui est le principal moteur de la connaissance scientifique. L'induction permet les généralisations nécessaires à l'élaboration des théories, la déduction logique permet la formulation d'hypothèses soumises à leur tour aux cribles de l'expérience selon l'énoncé hypothético-déductif bien connu : si ma théorie est vraie, alors dans telles circonstances je pourrai observer tel phénomène. Ces divers éléments constituent les assises les plus solides de la méthode scientifique expérimentale.

La médecine devient une science

Durant des siècles, la prière des prêtres et les philtres des sorcières furent les principaux outils thérapeutiques de ceux qui avaient fait profession de soigner. Toutefois, avec le temps, des pratiques médicales empiriques émergèrent de l'emprise religieuse et magique fondées d'abord sur le hasard puis sur l'expérience. L'utilisation des premières drogues, comme l'opium, s'inscrit dans ce registre empirique. À partir du XIXe siècle, cet empirisme commença à être érigé en méthode. On le doit à Claude Bernard, bien sûr, mais aussi à François Magendie, son maître.

Magendie et la révolution de la pensée médicale

L'historien des sciences et épistémologue T. S. Kuhn soutient la thèse que le développement des sciences ne repose pas sur l'accumulation progressive du savoir ; elle procède par révolutions au cours desquelles on assiste à une remise en cause des concepts anciens, à l'apparition de nouveaux concepts, modifiant ainsi le paradigme dominant dans lequel se moulaient les faits et théorisations scientifiques. Cette conception s'applique admirablement bien à l'œuvre de François Magendie, qui est à l'origine d'une véritable révolution médicale.

Au début du XIXe siècle de nombreuses théories s'affrontaient en médecine. Parmi elles, il faut accorder un intérêt particulier au vitalisme. Cette théorie stipulait que les propriétés de la matière vivante (sensibilité, contractilité, etc.) ne pouvaient être réduites aux lois physico-chimiques régissant la matière inanimée. Bon nombre de médecins célèbres qui allaient apporter leur contribution au développement de la médecine moderne partageaient cette théorie. Assurément, le plus célèbre d'entre eux était Xavier Bichat. Loin d'être rétrograde, Bichat, anatomiste et chirurgien de formation, a élaboré une nouvelle théorie qui faisait des tissus (couches cellulaires différenciées caractéristiques de chaque organe) le siège des maladies. Il a ainsi ouvert la voie à l'anatomie pathologique.

Malgré ces découvertes importantes, Bichat était vitaliste : il pensait que les lois régissant la matière inerte ne pouvaient s'appliquer aux phénomènes vitaux. De telles conceptions mettaient Magendie hors de lui. En effet, le vitalisme lui semblait une idée préconçue. Et des idées préconçues en médecine, à cette époque, il y en avait de nombreuses. Même chez des esprits aussi savants et éclairés que Pinel ou Corvisart.

Le but déclaré de Magendie était de démontrer l'existence de phénomènes physiques et chimiques chez les êtres vivants. À cette fin, il devait introduire en physiologie et en pathologie les principes qui avaient déjà fait leurs preuves dans la recherche physico-chimique, c'est-à-dire la méthode expérimentale. Ainsi, pour Magendie, physique et chimie étaient non seulement les principaux modèles de la physiologie mais également ses deux bases essentielles. Avec une indéfectible insistance, il affirmait que seuls les faits sont les fondements de la science et qu'il est indispensable de les mettre en lumière puis d'en accroître le nombre. Ensuite, et seulement ensuite, il sera nécessaire de les mettre en relation afin de dégager les lois qui les régissent. Mais de telles lois devront en permanence être soumises au verdict suprême de l'expérience.

Néanmoins, si la physique et la chimie constituent les assises les plus solides pour l'étude des phénomènes de la vie, la physiologie n'en possède pas moins une spécificité intrinsèque : les lois de la physique et de la chimie s'appliquent aux organismes vivants mais ne peuvent rendre entièrement compte de l'ensemble des phénomènes de la vie. Et à l'instar de la loi de gravitation universelle de Newton, Magendie a cherché en vain à mettre en évidence une force vitale. Son matérialisme s'est teinté de vitalisme !

Enfin, il considérait que la pathologie n'était ni plus ni moins qu'une physiologie pathologique. La physiologie pathologique étant au malade ce que la physiologie est à l'organisme sain.

Ainsi Magendie se démarquait-il très clairement des deux grands courants médicaux contemporains : la classification botaniste de Philippe Pinel, qui voyait dans les maladies des entités ontologiques, et la clinique anatomo-pathologique de Laennec, qui faisait de la maladie une atteinte spécifique d'un organe sans prendre en compte les divers mécanismes qui avaient été mis en jeu pour aboutir à une telle lésion organique.

Claude Bernard et la méthode expérimentale

Si Claude Bernard doit beaucoup à son maître Magendie, il n'en possède pas moins une originalité de pensée des plus remarquables. Il naquit en 1813 à Saint-Julien, petit village situé près de Villefranche-sur-Saône. Après s'être consacré à des études de pharmacie et avoir pratiqué quelques digressions littéraires en écrivant des tragédies, il s'orienta vers la médecine, obtint son doctorat en 1843, puis devint l'élève et l'assistant préféré de Magendie au Collège de France. Expérimentateur doué d'une habileté extraordinaire et d'une rigueur de pensée peu commune, Claude Bernard se sépara de Magendie car il ne pouvait admettre, comme l'affirmait son maître, qu'il fût nécessaire de détruire toutes les connaissances qui n'étaient pas prouvées par l'expérience.

Les concepts de Claude Bernard sur l'expérimentation animale et médicale ont été amplement développés dans son ouvrage fondamental, la célèbre *Introduction à l'étude de la médecine expérimentale*, parue en 1865 et qui est encore un ouvrage de référence pour l'étudiant en épistémologie. Dès le début, Claude Bernard écrit : « Pendant la période empirique de la médecine, qui sans doute devra se prolonger encore longtemps, la physiologie, la pathologie et la thérapeutique ont pu marcher séparément, parce que, n'étant constituées ni les unes ni les autres, elles n'avaient pas à se donner un mutuel appui dans la pratique médicale. Mais dans la conception de la médecine scientifique, il ne saurait en être ainsi ; sa base doit être la physiologie. La science ne s'établissant que par voie de comparaison, la connaissance de l'état pathologique ou anormal ne saurait être obtenue sans la connaissance de l'état normal, de même que l'action thérapeutique sur l'organisme des agents anormaux ou médicaments ne saurait être comprise scientifiquement sans l'étude préalable de l'action physiologique des agents normaux qui entretiennent les phénomènes de la vie [...] Mais la médecine scientifique ne peut se constituer, ainsi que les autres sciences, que par voie expérimentale, c'est-à-dire par l'application immédiate et rigoureuse du raisonnement aux faits que l'observation et l'expérimentation nous fournissent. La méthode expérimentale, considérée en elle-même, n'est rien autre qu'un raisonnement à l'aide duquel nous soumettons méthodiquement nos idées à l'expérience des faits [...] Le raisonnement sera toujours juste quand il s'exercera sur des notions exactes et sur des faits précis ; mais il ne pourra conduire qu'à l'erreur toutes les fois que les notions ou les faits sur lesquels il s'appuie seront primitivement entachés d'erreur ou d'inexactitude. C'est pourquoi l'expérimentation, ou l'art d'obtenir des expériences rigoureuses et bien déterminées, est la base pratique et en quelque sorte la partie exécutive de la méthode expérimentale appliquée à la médecine. Si l'on veut constituer les sciences biologiques et étudier avec fruit les phénomènes si complexes qui se passent chez les êtres vivants, soit à l'état physiologique, soit à l'état pathologique, il faut avant tout poser les principes de l'expérimentation et ensuite les appliquer à la physiologie, à la pathologie et à la thérapeutique. L'expérimentation est incontestablement plus difficile en médecine que dans aucune autre science ; mais par cela même, elle ne fut jamais dans aucune plus nécessaire et plus indispensable. Plus une science est complexe, plus il importe, en effet, d'en établir une bonne critique expérimentale, afin d'obtenir des faits comparables et exempts de cause d'erreur. C'est aujourd'hui, suivant nous, ce qui importe le plus pour les progrès de la médecine. » Ce texte contient en substance l'essentiel de la méthode expérimentale et indique l'importance primordiale que lui accordait le physiologiste dans la compréhension des phénomènes de la vie.

L'*Introduction à l'étude de la médecine expérimentale* est issue de la réflexion d'un savant qui a pris le temps, peut-être forcé par la maladie, de s'interroger sur les méthodes qu'il avait utilisées et qui lui permirent de faire les découvertes physiologiques à l'origine de notre médecine moderne. L'une des plus importantes découvertes de Claude Bernard est assurément celle de la fonction glycogénique du foie. Partant de la constatation que le sang d'animaux nourris exclusivement de viande contient néanmoins du sucre, Claude Bernard a découvert que le foie est capable de fournir du sucre à l'organisme, alors même que l'alimentation ne lui en apporte pas. Cette découverte très importante lui a révélé l'importance physiologique du foie, véritable usine chimique de synthèse et de transformation des déchets, dans la régulation du milieu intérieur.

La méthode expérimentale peut se résumer à trois propositions fondamentales. 1) Le médecin, qui a laissé son imagination à la porte du laboratoire, observe des faits. 2) De retour chez lui, et ayant retrouvé son imagination, il met en relation les faits observés et formule des hypothèses. 3) Le médecin retourne ensuite à son laboratoire, laisse à nouveau son imagination à la porte et vérifie par des expériences – qui ne sont pas autre chose que des observations provoquées – la pertinence de ses hypothèses en les soumettant à la réalité des faits.

Depuis plus de cent ans que François Magendie puis Claude Bernard ont établi les fondements de la méthode expérimentale, cette dernière a permis à la médecine de réaliser les progrès que nous connaissons. Si elle est devenue scientifique, c'est avant tout grâce aux apports inestimables de la méthode expérimentale. Les succès qu'elle a obtenus dans le traitement des maladies infectieuses, cancéreuses, cardio-vasculaires, etc., sont là pour nous le rappeler.

Les médecines parallèles
ou le retour à la pensée magique

Les connaissances médicales actuelles s'intègrent dans un système de savoir cohérent et immédiatement utilisable ; ces connaissances ont été validées, sans aucune exception, grâce à la rigueur de la méthode expérimentale. Néanmoins, le scientifique est parfois confronté à des phénomènes qui n'entrent pas toujours dans le moule conceptuel hypothético-déductif. C'est particulièrement vrai dans les domaines de recherche qui veulent repousser les frontières du savoir et où la délimitation entre connu et inconnu est floue. Néanmoins, c'est toujours le verdict de l'expérimentation qui aura le dernier mot. Il serait absurde et prétentieux de penser que la science a tout expliqué et que nos connaissances sont définitivement fixées. Comme l'écrivait fort justement J. Ruffié, « aucune découverte n'est définitivement explicative : toutes ont soulevé plus de problèmes qu'elles n'en ont résolu. Une théorie ne doit pas devenir un dogme. La science ne constituera jamais un moyen d'atteindre la certitude : c'est ce qui la différencie de la religion ».

Lorsqu'on considère les schémas conceptuels qui viennent étayer les diverses médecines parallèles, on est frappé par le fait que ceux-ci se rapprochent beaucoup plus de la magie que de la connaissance rationnelle. La « loi de similitude » de l'homéopathie, les déséquilibres énergétiques de l'acupuncture, les déplacements vertébraux ou ostéo-articulaires de l'ostéopathie apparaissent incontestablement, à la lumière des thèses précédentes, comme des reliquats moyenâgeux d'une conception magique du monde.

Il est facile d'affirmer que ce que l'on pense ou que ce que l'on prétend est scientifique. On donne ainsi à ses propos un certain poids, proportionnel au vernis pseudo-scientifique dont ils sont revêtus. En effet, il n'est pas toujours évident, en présence d'un énoncé, d'évaluer de prime abord son degré de scientificité.

Trouver des critères pertinents a toujours été la principale quête des scientifiques férus d'épistémologie. À l'âge moderne, c'est sans doute Karl Raimund Popper qui a apporté la solution la plus satisfaisante. Physicien et philosophe d'origine autrichienne, membre éminent et actif du cercle de Vienne, Popper avait eu au début du siècle l'intuition que le marxisme et la psychanalyse étaient nettement moins scientifiques que la théorie de la relativité qui venait d'être formulée par Albert Einstein. Pourtant, aux yeux de leurs partisans, marxisme et psychanalyse recevaient chaque jour de nombreuses confirmations alors qu'il n'en existait aucune pour la théorie de la relativité. Néanmoins, aux yeux de Popper, la théorie de la relativité, malgré son absence de confirmation expérimentale, lui paraissait beaucoup plus scientifique que les deux autres théories.

Popper était l'ami du psychologue freudien dissident Alfred Adler, qui prétendait rendre compte du fonctionnement psychique à la lumière de la notion de complexe d'infériorité, qu'il venait d'inventer. Nombreuses furent les discussions passionnées que Popper eut avec Adler au sujet du fonctionnement psychique de l'enfant et des problèmes liés à l'éducation. Un jour, alors que Popper soumettait à la sagacité d'Adler un cas qui semblait s'écarter quelque peu du modèle adlérien, ce dernier, sans avoir vu l'enfant, interpréta les faits pour les faire entrer dans son moule théorique. Comment pouvez-vous être sûr de cela ? demanda Popper à Adler. Tout simplement parce que j'ai constaté mille cas semblables, lui répondit Adler. Cela vous fait donc le mille et unième, rétorqua Popper.

La théorie d'Adler était, au fil des jours, vérifiée par l'observation quotidienne alors que la théorie de la relativité n'avait toujours pas reçu l'ombre d'un début de confirmation. C'est alors que la réponse à ce problème apparut clairement aux yeux de Popper. Ce qui faisait la scientificité d'une théorie n'était nullement le nombre de confirmations qu'elle avait reçues mais surtout le fait que toutes les tentatives de réfutation dont elle avait été l'objet aient échoué. Le critère poppérien, dit de démarcation, venait de naître. Un énoncé n'est scientifique que s'il est réfutable et la véracité d'une théorie dépend beaucoup plus de sa résistance aux tentatives de réfutation qu'au nombre de ses éventuelles confirmations. Ainsi, la psychanalyse qui se voit confirmée chaque jour par ses différents épigones n'a jamais été l'objet de la moindre tentative de réfutation. Par essence irréfutable, au même titre que l'astrologie, elle n'entre pas, selon ce critère de démarcation, dans le champ de la science.

L'apport épistémologique de Karl Popper est inestimable. La pertinence de son critère de démarcation ou de falsification permet un repérage simple des assertions pseudo-scientifiques. Par exemple, l'énoncé : « Il existe dans cette pièce un fantôme qui se cache dès qu'on l'observe » n'est pas un énoncé scientifique, car il est impossible de le réfuter. Il s'agit d'un énoncé pseudo-scientifique. En revanche, l'énoncé : « Il existe dans la pièce où je vis une modification très particulière de la loi de gravitation puisque lorsque je lâche un objet, celui-ci, au lieu de tomber, monte en l'air », bien que fort curieux, est testable et donc du registre de l'investigation scientifique.

Dès lors, il est clair que les ratés de la pensée rationnelle à l'origine des théorisations pseudo-scientifiques des médecines alternatives recouvrent strictement les mêmes phénomènes et les mêmes mécanismes que ceux qui sont en jeu par exemple dans le domaine de la parapsychologie [1]. Ainsi, la croyance à l'effet pharmacodynamique des remèdes homéopathiques est strictement du même ordre que la croyance aux fantômes et la croyance aux méridiens de l'acupuncture et aux échanges énergétiques recouvre les mêmes illusions que la croyance à la transmission de pensée.

La plus grande illusion qui baigne le cerveau de nos pseudo-scientifiques parallèles est celle qui a étayé durant

---

1. La parapsychologie prétend étudier scientifiquement certains phénomènes qualifiés de paranormaux (télépathie, perception extrasensorielle, maisons hantées, etc.). Il n'est pas, ici, de notre propos de nous attarder sur l'absence totale de preuves scientifiques convaincantes de l'existence de tels phénomènes. L'extrême naïveté des expérimentateurs et l'habileté de certains charlatans illusionnistes rendent largement compte du contenu du dossier. Notre ami Henri Broch, biophysicien à l'université de Nice, rationaliste impénitent et démythificateur talentueux, a consacré deux ouvrages fondamentaux à ces sujets : *Le Paranormal* et *Au cœur de l'extra-ordinaire*. Nous conseillons vivement au lecteur intéressé par une approche scientifique et critique authentique de la parapsychologie de se reporter à ces deux ouvrages.

des siècles la pensée scolastique moyenâgeuse : l'illusion du *post hoc ergo propter hoc*, formule qui signifie littéralement « après cela, donc à cause de cela ». Cette erreur de la pensée, qui a fait longtemps prendre la contingence de deux événements pour une relation de cause à effet, est toujours très opérante chez nos pseudo-scientifiques alternatifs. Ce patient était malade. Je lui ai prescrit tel traitement. Il a guéri. Cette guérison est donc la conséquence de mon traitement. Or il existe bien d'autres raisons à la guérison d'une maladie que la prescription d'un traitement. Cette faute de raisonnement qui fait prendre un fait pour la conséquence d'un autre alors qu'il n'existe qu'une relation temporelle entre les deux est l'un des principaux éléments de la pensée magique qui opère toujours énergiquement dans notre domaine. Même s'il existe une corrélation statistique entre deux variables x et y cela ne signifie nullement que y soit la conséquence directe de x.

Cette erreur de jugement qui établit une relation de cause à effet à partir d'une simple corrélation statistique a été appelée « effet cigogne » par Henri Broch. Le nom de cette aberration conceptuelle provient de l'exemple fort démonstratif qu'il donne : un épidémiologiste alsacien, après une enquête fort rigoureuse, vient de montrer que le nombre d'habitants de Strasbourg augmente proportionnellement au nombre de cigognes présentes. Conclusion du travail : puisque le nombre d'habitants de cette ville est directement proportionnel au nombre de cigognes, nous avons enfin la preuve scientifique formelle que ce sont les cigognes qui apportent les nouveau-nés. Si le nombre de cigognes dépend du nombre d'habitants, c'est peut-être, tout simplement, parce que s'il y a plus d'habitants, il y a plus de maisons, donc de toits, donc de cheminées, donc de nids...

Deux autres mécanismes que l'on retrouve très souvent dans les médecines alternatives, au même titre que dans la parapsychologie, est l'affirmation péremptoire de « l'homme qui a vu l'homme qui a vu l'ours » et l'argument d'autorité. « L'homme qui a vu l'homme qui a vu l'ours » est l'un des mécanismes essentiels de la constitution et du développement d'une rumeur, phénomène particulièrement bien étudié par Jean-Noël Kapferer. L'information initiale, plus ou moins valide, est reprise et le plus souvent déformée par les successeurs. Ainsi, et à titre d'exemple, la littérature homéopathique n'est qu'une accumulation de données, plus ou moins imaginaires, qu'ont recopiées sans aucun sens critique et sans aucune vérification les divers protagonistes. Il en va bien sûr de même pour les autres médecines parallèles. Les cas ne manquent pas de faits princeps – ou d'illusions de fait – rapportés par un auteur, puis recopiés, souvent déformés, par les autres dans le seul but de les intégrer à un moule théorique préexistant. Remarquons simplement, à ce propos, l'acharnement mis par les tenants de la pseudo-science pour essayer de justifier les bévues initiales.

L'argument d'autorité est très souvent lié au mécanisme précédent. Faire prendre des vessies pour des lanternes est d'autant plus facile que celui qui profère les absurdités a une position sociale et scientifique élevée. L'opinion du professeur Machin sur l'existence des fantômes ou l'efficacité des granules homéopathiques a sûrement beaucoup plus de poids que celle de mon épicier. D'ailleurs, les différents médias ne donnent jamais la parole à mon épicier.

L'amalgame théorique est une méthode très en faveur dans la pseudo-science. Ne pouvant expérimentalement fournir des faits convaincants, les pseudo-scientifiques n'ont de cesse de justifier leur délire à la lumière des acquis les plus récents de la physique quantique ou de la mathématique des catastrophes. C'est ainsi que l'on entend parfois dire que la mémoire aquatique du granule homéopathique n'était pas théoriquement justifiée par les interactions faibles de la mécanique quantique.

À ce propos, nous avons toujours été très surpris par le hiatus qui existe entre les capacités intellectuelles que nécessite la connaissance des théories physiques et mathématiques actuelles et l'indigence scientifique de l'argumentation de nos pseudo-scientifiques. Car le problème actuel des médecines parallèles n'est pas de justifier leur illusion conceptuelle en empruntant aux disciplines authentiquement scientifiques certains aspects théoriques mais, bel et bien, de fournir des faits expérimentaux incontestables.

Procédant ainsi du fait non vérifié ou invérifiable, de la rumeur, de l'argument d'autorité et de l'amalgame, la pseudo-science médicale parallèle clame haut et fort la scientificité de ses positions. On croit rêver ! Que les fabricants de granules et les vendeurs d'illusions redoutent qu'une vérification scientifique, authentique et rigoureuse, montre que le roi est nu et leur fasse ainsi perdre de substantiels bénéfices explique sans doute la véhémence de leurs revendications lorsqu'une certaine presse grand public ose écrire la vérité [2].

Enfin, il n'est pas possible de faire l'impasse sur une méthode très fructueuse dans la production de faits scientifiques en ce domaine : la fraude. Si la fraude n'est nullement l'apanage de la recherche en médecine alternative ou en parapsychologie, si elle existe dans tous les secteurs de la recherche scientifique [3], elle est plus particulièrement présente dans ces deux domaines. Il est certain que les enjeux économiques que représente la vente d'il-

---

2. Nous faisons ici référence à la revue *Que choisir santé ?*, qui, dans son numéro de l'été 1992, a donné une analyse objective de ce qu'est l'homéopathie et de ce que l'on peut raisonnablement en attendre. Par ailleurs, cette revue a rapporté les prises de position contre le remboursement des médicaments homéopathiques par l'Assurance maladie soutenues par son directeur général et son médecin-conseil national. Bien évidemment, l'industrie pharmaceutique homéopathique a crié au scandale par la voie des médias à sa botte et le ministre lui-même – en l'occurrence R. Teulade – s'est empressé de faire savoir qu'un tel déremboursement n'était pas à l'ordre du jour.
3. Il suffit pour s'en convaincre de lire le remarquable ouvrage de William Broad et Nicholas Wade, *La Souris truquée. Enquête sur la fraude scientifique*.

lusions ne peuvent pas ne pas pousser les services marketing des laboratoires fabricants à exercer des pressions sur les chercheurs.

Si nous n'avons aucune preuve, dans le domaine qui nous intéresse, de l'existence de fraudes majeures essentiellement représentées par l'invention pure et simple de données et l'invocation d'expérimentations qui n'ont jamais été réalisées, nous avons, en revanche, de fortes présomptions quant à l'utilisation d'une méthode beaucoup plus subtile : la sélection de données. Cette pratique consiste à trier et à ne prendre en compte dans l'ensemble des résultats d'une expérience que ceux qui vont dans le sens de ce que l'on veut prouver et à rejeter les autres sans, bien sûr, le mentionner dans le rapport final. Divers témoignages nous amènent à penser qu'il s'agit d'une façon de procéder très courante dans le domaine des médecines parallèles.

On le voit, la démarche générale sur laquelle reposent les médecines douces, comme l'homéopathie, n'a rien de scientifique. Elle se fonde au contraire sur des raisonnements que les épistémologues comme les logiciens ne peuvent que condamner. Mais qu'importe pourvu qu'on ait la santé, diront nombre de patients. La plupart des malades se moquent bien de savoir s'ils sont soignés « scientifiquement » ou non. Ce qui compte, c'est la guérison. C'est pourquoi l'évaluation des médecines douces doit s'attacher non seulement à leurs fondements logiques ou épistémologiques, mais surtout à leur efficacité très concrète.

Chapitre 4

Qu'est-ce qu'un remède efficace ?

Naguère, l'étude des médicaments était polarisée sur leurs seules caractéristiques biochimiques. La connaissance de leurs propriétés effectives et de leur utilisation thérapeutique reposait seulement sur ce que l'on savait de leurs effets sur l'animal de laboratoire et sur l'expérience accumulée par les médecins. Les Anglo-Saxons ont apporté un sang nouveau à la pharmacologie, quelques années avant la Seconde Guerre mondiale. Une nouvelle science est apparue, qui tente de préciser de manière rigoureuse les effets des médicaments : la pharmacologie clinique. La pratique intensive de cette discipline doit permettre d'aller plus loin dans la connaissance de l'acte thérapeutique lui-même.

La maladie et les médicaments

Hommes d'affaires grippés et retraitées rhumatisantes

M. X, individu hyperactif, présente depuis deux jours un syndrome d'irritation rhino-pharyngée qu'il attribue à un coup de froid. Peu habitué à consulter les médecins, il traite ce trouble passager par le mépris et en guérit effectivement au bout de cinq jours. M. Y, jeune cadre dynamique, atteint d'un syndrome assez similaire, lui aussi peu enclin à la consultation médicale, attend que ce désagrément passe tout seul, ce qui ne manque pas d'arriver au bout de huit jours. L'évolution naturelle du trouble de M. X dure donc trois jours de moins que celle, tout aussi naturelle, de M. Y. Si M. X avait reçu un traitement (vitamine C, aspirine, essences de plantes, décoction de thym ou remèdes homéopathiques), on n'aurait sans doute pas manqué d'attribuer le raccourcissement apparent de la durée du trouble aux heureux effets du traitement prescrit.

Mmes Z et W sont toutes deux retraitées et fréquentent le même club de scrabble. Rhumatisantes depuis de nombreuses années, elles ont curieusement toutes deux une sainte horreur des médecins et des médicaments. Elles se contentent de prendre quelques comprimés d'aspirine lorsqu'au cours d'une poussée rhumatismale la douleur devient par trop pénible. Un jour, le hasard veut qu'elles subissent en même temps les affres d'une nouvelle poussée. Pour cette raison, Mme Z ne peut fréquenter le club pendant quinze jours et Mme W est absente durant un mois. Lorsqu'elles se retrouvent au club et discutent longuement de leurs problèmes de santé, elles constatent qu'elles ont toutes deux consommé, pour toute la durée de leur trouble, à peu près le même nombre de comprimés d'aspirine. Cela signifie donc que la crise de rhumatismes de Mme Z a duré deux fois moins longtemps que celle de Mme W mais a été deux fois plus douloureuse.

Ainsi, selon que l'on prenne en compte la durée de la douleur ou son intensité – et en supposant que Mme Z et Mme W, en plus de l'aspirine, aient reçu le même médicament de « fond » comme cela se fait souvent dans cette affection, celui-ci aurait pu avoir des effets différents : plus efficace sur la douleur et moins sur la durée ou vice versa.

Or, comme dans l'exemple des syndromes grippaux de M. X et de M. Y, la différence dans l'évolution de la crise rhumatismale et dans l'intensité de la douleur chez Mme Z et chez Mme W ne tenait qu'à la variabilité biologique naturelle des individus et des affections. Hormis, peut-être, les vrais jumeaux, jamais deux individus, atteints de la même affection, ne présentent strictement les mêmes symptômes. Jamais la maladie n'évolue de la même manière. Ainsi, lorsqu'un malade prend un médicament pour une affection habituellement sans grand caractère de gravité, il n'est pas évident que l'amélioration de son état soit due au médicament absorbé. En effet, bon nombre des pathologies courantes et bénignes s'améliorent et guérissent spontanément en des délais variables selon l'individu concerné.

L'idée qu'on se fait du médicament...

Elle joue un rôle primordial dans l'efficacité du remède. Pour illustrer ce phénomène, prenons un exemple désormais classique. L'illustre prix Nobel de chimie, Linus Pauling, était persuadé que l'absorption quotidienne de vitamine C protégeait, entre autres, de la grippe. Forts de cette certitude, des millions d'individus ingérèrent des tonnes d'acide ascorbique et crurent de cette façon, et en toute bonne foi, se protéger des nuisances épidémiques du virus hivernal. Un grand essai fut planifié au cours duquel la moitié des patients reçut de la vitamine C et l'autre un médicament factice durant la période hivernale. Au bout du compte, les patients qui avaient reçu de la vitamine C subirent autant d'épisodes grippaux que ceux qui avaient reçu le médicament fictif.

Un autre essai concernant l'effet de la vitamine C dans

la prévention du rhume fut également conduit en double aveugle contre placebo. Mais là, les investigateurs constatèrent que cette vitamine avait eu une petite influence bénéfique sur la durée et la sévérité des rhumes. Devant de tels résultats, les chercheurs se demandèrent alors si les patients n'avaient pas pu, malgré la procédure du double aveugle, se rendre compte (par la différence de goût entre la vitamine et son placebo par exemple) de la nature exacte du produit qu'ils absorbaient. Ils firent donc une enquête minutieuse, digne de Sherlock Holmes, et s'aperçurent qu'un certain nombre de patients croyaient avoir deviné le produit qu'ils ingurgitaient. Quelle ne fut pas leur surprise de constater que les choses étaient loin d'être aussi simples et qu'en fait les patients qui avaient noté une amélioration de leur rhume étaient ceux qui avaient reçu le placebo et croyaient avoir pris la vitamine. Tandis que ceux qui avaient pensé recevoir le placebo alors qu'ils avaient, en fait, reçu la vitamine n'avaient noté aucune amélioration. Outre l'inefficacité préventive de l'acide ascorbique, cette magnifique étude soulignait l'importance de l'imagination dans les effets des médicaments.

Histoire des essais des médicaments

L'utilisation traditionnelle et empirique de nombreux médicaments repose sur la bonne vieille méthode des « essais et erreurs ». Hasard de l'observation et confrontation à la pratique constituent les deux mécanismes de base de l'usage des plantes comme remèdes, par exemple. Jusqu'au XVIIᵉ siècle, l'étude des effets des médicaments repose toujours sur le même schéma : une observation au cours de laquelle le médecin étudie l'effet d'un médicament chez son patient et, en fonction des résultats, tire des conclusions qu'il essaie ensuite, plus ou moins, de corroborer chez un autre malade. Au cours du XVIIIe siècle apparaissent deux concepts essentiels de la pharmacologie moderne : l'idée de comparaison et l'idée de placebo.

Lind, Franklin et Lavoisier

James Lind (1716-1794) était chirurgien de la marine britannique. Frappé par les ravages que causait alors le scorbut parmi les marins au long cours, il eut l'idée, en 1747, de comparer les effets de diverses préparations chez des marins atteints de scorbut à la suite d'un long périple en mer. Il prit douze patients à un stade de la maladie aussi identique que possible. Parmi ceux-ci, deux absorbèrent environ un litre de cidre par jour, deux autres un élixir à base de vitriol, deux autres du vinaigre, deux autres des oranges et des citrons et deux autres encore un électuaire alors recommandé par un chirurgien hospitalier. Seuls les deux marins qui avaient ingurgité oranges et citrons furent guéris. Malgré ces résultats éclatants, Lind n'en continua pas moins à conseiller comme traitement principal du scorbut et selon les théories en vogue à son époque... le changement d'air. Il est vrai, à la décharge de Lind, que les médecins d'alors, ignorant la cause précise du scorbut, avaient noté une forte corrélation entre le risque d'attraper la maladie et le temps passé en mer. De là à penser que l'air marin avait un effet délétère...

En cette fin de siècle, la doctrine du magnétisme animal de Mesmer faisait de nombreux adeptes dans les milieux les plus cultivés de la France prérévolutionnaire. Louis XVI, particulièrement sceptique, décida le 5 mai 1784 de nommer deux commissions chargées de l'examen scientifique des assertions du médecin viennois. La première commission comprenait cinq membres de l'Académie des sciences (Bailly, de Bory, Franklin, Lavoisier et Le Roi) et quatre membres de la faculté de médecine (Borie, Darcet, Guillotin et Sallin). Dans ces expériences, les membres de la commission voulurent prendre en compte divers facteurs psychologiques pouvant expliquer les phénomènes constatés. Pour cela, divers subterfuges furent utilisés afin de contrôler la subjectivité des sujets participant aux divers essais. Par exemple, une femme à qui l'on fit croire qu'elle était magnétisée à travers une porte derrière laquelle le magnétiseur ne se trouvait pas, présenta une crise typique ; des sujets à qui l'on faisait croire que certains arbres avaient été magnétisés présentaient les mêmes manifestations que d'autres sujets soumis à des arbres « réellement magnétisés ». La conclusion du rapport fut on ne peut plus claire : « Ayant enfin démontré par des expériences décisives que l'imagination sans magnétisme produit des convulsions et que le magnétisme sans imagination ne produit rien, ils ont conclu... que rien ne prouve l'existence du fluide magnétique animal. » La seconde commission de la Société royale de médecine conclut dans le même sens : « Les effets produits par ce prétendu moyen de guérir sont tous dus à l'imitation et à l'imagination. »

Pour la première fois dans l'histoire de la médecine, des expérimentateurs prenaient en compte la subjectivité des sujets qui participaient à l'expérience. L'étape suivante allait être l'emploi du remède fictif, c'est-à-dire du placebo, pour essayer de faire la part du facteur psychologique dans l'amélioration du patient soumis à une thérapeutique quelconque.

Les premiers placebos...

La toute première utilisation d'un simulacre de traitement, dans une perspective scientifique, a vraisemblablement été faite par un médecin anglais : Haygard (1740-1827). À la fin du XVIIIe siècle, en Angleterre, sévissait la mode des « tracteurs de Perkins », sorte de baguettes métalliques réputées exercer une action électrique bénéfique sur un grand nombre de maladies. Ces baguettes miraculeuses étaient tellement en vogue qu'un Institut du perkinisme fut créé à Londres et bon nombre de médecins de grande notoriété y apportèrent leur caution. Pour évaluer la valeur thérapeutique réelle de ces baguettes magiques, Haygard traita cinq patients, à leur insu, non par les vraies baguettes métalliques mais par une imitation en bois. Quatre des cinq malades allèrent beaucoup mieux. Le lendemain, il utilisa les vraies baguettes métalliques et obtint des résultats identiques. Il écrivait dans la seconde édition de son livre, publiée en 1801, où il rapporte ses expériences : « De ceci nous apprenons une importante leçon de médecine : la merveilleuse et puissante influence des passions de l'esprit sur l'état et les troubles du corps. Cela est trop souvent négligé dans le traitement des maladies... »

Louis et le numérisme

Pierre Charles Alexandre Louis (1787-1872) était un clinicien d'une extraordinaire renommée qui fut le maître d'un grand nombre d'étudiants étrangers, particulièrement américains. La sûreté de son diagnostic, l'étendue de ses connaissances médicales alliée à un esprit critique vis-à-vis des doctrines et des systèmes médicaux expliquent, sans aucun doute, la grande influence qu'il eut sur ses étudiants. Adepte convaincu de l'observation sans préjugé, il refusait toute théorie mais n'en demeurait pas moins persuadé de la nécessité d'une synthèse. C'est ainsi qu'il introduisit les statistiques en médecine sous le nom de « méthode numérique » ou « numérisme ». Certes, il n'était pas le premier médecin à les utiliser mais il fut le premier à vouloir en faire la base de la médecine. Et c'est grâce à cette méthode que Louis put notamment démontrer, après de multiples observations sur la tuberculose et la typhoïde dont il fit une description fort précise, l'absurdité du système de Broussais.

Bien évidemment la méthode numérique de Louis telle qu'elle fut utilisée à l'époque n'a plus grand-chose à voir avec les méthodes statistiques de la médecine moderne. Mais Louis fut, en ce domaine, un génial précurseur. Il eut, en effet, l'immense mérite de soumettre les faits d'observation à une approche purement mathématique qui allait éviter toute dérive explicative théorique et permettre une quantification scientifique de ces faits. Si la pharmacologie actuelle ne peut se passer de statistiques, Louis y est très vraisemblablement pour quelque chose...

Les rayons N, l'effet Hawthorne
et l'effet Rosenthal

Les histoires des rayons N et de l'effet Hawthorne paraissent nous amener fort loin de la pharmacologie. En fait, il n'en est rien. Et si ces deux histoires concernent des domaines fort différents de ceux du médicament, il n'en demeure pas moins que les leçons que l'on peut en tirer intéressent le pharmacologue clinicien au premier chef.

René Blondlot et les rayons N

René Blondlot était correspondant de l'Institut et professeur de physique à l'université de Nancy. Homme d'une grande rigueur scientifique et d'une grande probité morale, il était respecté par ses pairs et admiré de ses élèves. Physicien reconnu, il était l'auteur de nombreux travaux d'audience internationale.

En 1903, Blondlot travaillait sur la polarisation des rayons X et sur divers autres phénomènes lumineux. À partir de diverses expériences en ces domaines, il découvrit une « nouvelle espèce de radiations » émises par le tube à rayons X qui avaient la propriété d'accroître l'éclat d'une étincelle de faible intensité. Les résultats des recherches de Blondlot furent l'objet de diverses communications sous forme de notes à l'Académie des sciences. Ainsi, de 1903 à 1904, année où Blondlot reçut de l'Académie le prix Leconte pour ses travaux, des dizaines de notes furent publiées dans les *Comptes rendus de l'Académie des sciences* sur cette découverte.

Ce fut le 25 mai 1903 que Blondlot appela « rayons N » – en hommage à sa ville, Nancy – les rayons qu'il venait de découvrir. La liste de leurs propriétés physiques grandissait au fil de ses publications. Par exemple, si un corps tel que le sulfure de calcium avait été préalablement rendu phosphorescent, Blondlot constatait que l'exposition de ce corps aux rayons N augmentait l'éclat de sa phosphorescence. Ces nouvelles radiations avaient également le pouvoir de rendre l'œil humain plus sensible à la lumière ; il suffisait ainsi de « diriger vers ses yeux les rayons N émis par une brique ou un caillou préalablement insolés » pour voir assez nettement les détails habituellement indistincts d'une horloge placée dans la pénombre. Le 29 février 1904, Blondlot annonça la découverte d'« une nouvelle espèce de rayons N », qu'il appela rayons N1 et qui avaient la propriété, contrairement aux rayons N, de diminuer l'éclat d'une source de faible intensité lumineuse.

Comme le note fort justement Jean Thuillier, tous les résultats obtenus par Blondlot étaient conformes aux normes scientifiques communément admises et furent accueillis avec beaucoup d'ouverture d'esprit et d'intérêt par la communauté scientifique. La découverte quelques années auparavant des rayons X et de la radioactivité naturelle avait incontestablement créé un climat favorable à l'obtention de résultats expérimentaux troublants. De plus, la découverte de ces nouveaux rayons avait été confirmée par d'autres physiciens qui, à l'instar de Blondlot, en étudiaient minutieusement les diverses propriétés dans l'atmosphère sereine, mais obscure, de leurs laboratoires.

En fait, le coup fatal aux rayons N fut porté par R. W. Wood, célèbre physicien américain, qui publia dans le numéro du 29 septembre 1904 de la prestigieuse revue *Nature* les conclusions de la visite qu'il rendit au laboratoire nancéen de Blondlot. Comme les résultats de Blondlot étaient essentiellement fondés sur l'interprétation de données sensorielles éminemment subjectives (variation de la brillance d'une étincelle par exemple), Wood, dès la première expérience, proposa un protocole très simple. Celui-ci consistait à interposer, à l'insu de Blondlot, un objet opaque aux rayons N ; à charge pour le physicien nancéen de déterminer, en observant l'étincelle, les moments durant lesquels Wood avait interposé cet objet sur le trajet des rayons. Cette expérience simple fut un échec pour Blondlot : lui-même ou ses assistants étaient incapables de reconnaître, autrement que par le hasard, les moments où Wood interceptait le rayonnement. Pour Wood, il était ainsi quasi certain que les résultats de Blondlot étaient « purement imaginaires ». Après un an d'expériences sur ce sujet, aucun résultat décisif ne permettait de convaincre un observateur quelque peu sceptique. Pour trancher définitivement, Wood demandait la mise sur pied d'expériences beaucoup plus rigoureuses durant lesquelles il était impératif que les expérimentateurs ignorent ce qu'ils devaient voir.

Mais cette histoire ne s'arrête pas là. Pour donner plus de valeur à leurs assertions, Blondlot et ses assistants avaient photographié les phénomènes qu'ils observaient. Ainsi, de très nombreux clichés avaient été tirés et venaient souvent donner du poids à leurs affirmations, particulièrement dans leurs publications dans les *Comptes rendus de l'Académie des sciences*. Avaient-ils observé une modification de la brillance d'une étincelle sous l'influence des rayons N qu'ils l'objectivaient en montrant deux photos où l'étincelle présentait des brillances manifestement fort différentes ?

Aux yeux de Wood, même l'argument de soi-disant objectivité que pouvaient conférer les photographies aux observations de Blondlot ne tenait pas. En effet, le temps d'exposition influence considérablement la luminosité de l'objet photographié. Or le temps d'exposition dépendait de la seule volonté des expérimentateurs qui pouvaient parfaitement, et tout à fait inconsciemment, le modifier. De plus, et là encore de façon inconsciente, Blondlot pouvait choisir au sein des multiples photographies du même phénomène celles qui allaient le plus dans le sens de ce qu'il voulait montrer.

La bonne foi de Blondlot ne fut jamais mise en cause par Wood ni même par les nombreux scientifiques qui n'arrivaient pas à retrouver ce que le physicien nancéen avait observé. Pour de nombreuses raisons physiques (variations naturelles de la luminosité d'une étincelle par exemple) et psycho-physiologiques (nécessité de travailler dans la pénombre où l'accommodation de l'œil humain entraîne des modifications de la brillance des objets observés, entre autres) René Blondlot avait considéré comme un phénomène nouveau ce qui relevait en fait de nombreux artefacts d'observations, d'illusions sensorielles et surtout d'autosuggestions plus ou moins inconscientes. Ainsi, les rayons N n'ont jamais existé, si ce n'est dans la tête de Blondlot et de certains autres scientifiques français.

Des erreurs d'observation peuvent être à l'origine d'hypothèses fantaisistes que des expériences peu rigoureuses ne démentiront pas. L'illusion prend alors le pas sur la réalité objective et peut conduire à une théorisation fantasmagorique d'apparence pseudo-scientifique. Telle est la leçon que tout pharmacologue devrait tirer des rayons N de Blondlot.

L'effet Hawthorne

C'est à Hawthorne, banlieue de Chicago, qu'était installée une usine de matériel électrique appartenant à la Western Electric Company qui passa, dans les années 1920, à la postérité à la suite de l'observation d'un bien étrange phénomène qui porte désormais le nom d'« effet Hawthorne ». Il existe ainsi dans l'histoire de l'humanité des événements d'une importance telle qu'ils modifient profondément la conception que peut avoir l'homme de son univers. Ce qui se passa, à cette époque, à Hawthorne, fait indubitablement partie de ce genre d'événements. La direction de la Western Electric Company voulut savoir si un meilleur éclairage des ateliers de fabrication du matériel électrique pouvait augmenter la productivité des ouvriers. Pour cela, les responsables comparèrent la productivité d'un atelier témoin où l'éclairage n'avait pas été modifié à celle d'un atelier où l'éclairage avait été augmenté et à celle d'un atelier où il avait été diminué. Ils constatèrent que la productivité avait incontestablement augmenté de façon significative mais identique... quel que soit l'atelier considéré ! Ainsi, que les ouvriers aient travaillé dans un atelier plus ou moins éclairé, l'éclairage n'avait eu, en soi, aucun effet sur la productivité. Qu'avait-il donc bien pu se passer pour expliquer un tel « zèle » ? Les divers préparatifs pour réaliser l'expérience et sa conduite, qui nécessitait une observation rigoureuse de la production, avaient vraisemblablement modifié les conditions de travail habituelles des ouvriers. Ceux-ci, sentant bien qu'il se passait quelque chose d'anormal et qu'ils étaient observés, avaient changé – plus ou moins consciemment – leur productivité journalière. Quelle leçon pour la thérapeutique ! Si le fait de participer à un essai de médicament (ou de toute autre thérapeutique) modifie déjà en soi le comportement du patient et ses éventuelles réactions au traitement qu'il reçoit, on mesure bien ici toute la difficulté à apprécier en toute objectivité les effets des traitements.

L'effet Rosenthal

Robert Rosenthal, psychologue américain de l'université de Harvard, entreprit entre 1960 et 1965 une série d'expériences systématiques ayant pour but de montrer que les préjugés de l'expérimentateur pouvaient avoir une influence sur les résultats de l'expérimentation. Ainsi, des étudiants en psychologie, connaissant l'existence de souches de rats doués et maladroits, devaient conditionner ces rats et mesurer la rapidité des différents apprentissages qu'ils étudiaient. Par un subterfuge expérimental, Rosenthal réussit à convaincre certains étudiants que leurs rats étaient très doués et d'autres que leurs rongeurs étaient particulièrement stupides. Bien évidemment, tous les rats testés étaient strictement de même niveau. À la fin de l'expérience, les étudiants qui pensaient avoir eu affaire à des rats doués trouvaient des résultats supérieurs à leurs condisciples apparemment plus malchanceux. Une des explications formulées pour rendre compte de cette différence fut que les étudiants qui pensaient expérimenter sur des rats intelligents devaient être plus patients et tolérants que les autres. Rosenthal obtint des résultats similaires en remplaçant les rats par des élèves et les étudiants par des instituteurs. Il fit ainsi croire à des instituteurs ayant accepté de participer à une expérience que certains élèves, en réalité choisis au hasard, avaient réussi un test censé évaluer l'épanouissement intellectuel et pas les autres. Après quelques mois d'enseignement, les élèves présentés comme doués à l'instituteur avaient davantage progressé que les autres. Rosenthal parla à cette occasion d'« effet Pygmalion ».

Les recherches de Rosenthal furent très bien accueillies au sein de la communauté scientifique et stimulèrent considérablement les esprits. Une découverte est définitivement consacrée lorsque des chercheurs indépendants observent les mêmes faits ou obtiennent les mêmes résultats. C'est ainsi qu'une dizaine d'expériences analogues furent réalisées par des chercheurs indépendants entre 1969 et 1973 aux États-Unis. Beaucoup de chercheurs ne purent mettre en évidence l'« effet Pygmalion » ; d'autres, plus rares, obtinrent des résultats allant dans ce sens mais beaucoup moins spectaculaires que ceux enregistrés par Rosenthal. En voulant démontrer l'influence des idées préconçues sur les résultats expérimentaux, Rosenthal se serait-il fait prendre au piège de son propre effet ? Il est certain que si les préjugés de l'expérimentateur modifient les résultats de son expérience, il est difficile d'apporter la démonstration scientifique de l'existence d'un tel phénomène : si l'expérimentateur a des préjugés favorables, il obtiendra des résultats positifs, et s'il n'a pas de préjugés du tout, il n'obtiendra rien. Nous sommes en plein paradoxe ! D'ailleurs, l'effet Rosenthal fait désormais partie du catalogue des paradoxes que les épistémologues prennent plaisir à manipuler.

Quoi qu'il en soit, même si cet effet demeure particulièrement difficile à mettre rigoureusement en évidence, il n'en reste pas moins vrai que l'utilisation de méthodes permettant, sinon de le prendre en compte, au moins d'éliminer son influence est une très sage précaution. L'ensemble des méthodes utilisées en pharmacologie clinique concourt à réduire les erreurs liées aux phénomènes que nous avons précédemment évoqués. Sans entrer dans les détails de toutes ces techniques, il est cependant indispensable d'en connaître les grandes lignes afin de bien en comprendre la nécessité pour le problème qui nous préoccupe.

Les règles du jeu pharmacologique

Aux temps héroïques de la découverte des grands médicaments, anti-inflammatoires et antibiotiques par exemple, durant la première moitié du XXe siècle, les médecins n'avaient pas besoin d'utiliser des méthodes sophistiquées d'observation pour apprécier les effets thérapeutiques de leurs nouveaux médicaments. Avant la découverte de la streptomycine la quasi-totalité des méningites tuberculeuses étaient mortelles. Dès l'utilisation de ce nouvel antibiotique, la plupart des patients atteints de cette terrible maladie guérissaient. L'efficacité de la streptomycine ne faisait donc aucun doute. Il en fut ainsi pour beaucoup de maladies infectieuses qui virent leur mortalité se réduire dès la découverte de l'antibiotique spécifique. De même, les neuroleptiques, en réduisant l'agitation des malades mentaux, ont radicalement changé le comportement de ces patients et leurs conditions de vie au sein des hôpitaux psychiatriques.

Mais de telles révolutions dans l'art de guérir sont rares. Ce sont justement celles qui sont habituellement portées au pinacle par les historiens de la médecine. En fait, surtout au cours des dernières années de son histoire, la thérapeutique a le plus souvent progressé à très petits pas. À si petits pas même qu'il est parfois bien difficile de savoir si la mise sur le marché d'un nouveau médicament représente un réel progrès. Mais n'anticipons pas...

L'essai clinique contrôlé

Les méthodes que recouvrent les essais cliniques contrôlés ne sont, bien évidemment, pas apparues du jour au lendemain dans l'histoire de la pharmacologie. Les diverses techniques utilisées ont ainsi été progressivement mises au point par les chercheurs dans le seul but d'améliorer la qualité scientifique des résultats obtenus.

La première de ces méthodes est la technique dite du « double aveugle ». Elle a pour but essentiel de maîtriser dans l'évaluation des effets d'un médicament la subjectivité du malade et de l'expérimentateur. Il est en effet illusoire de penser qu'il est possible de connaître les effets thérapeutiques d'un médicament chez un malade sans avoir recours à une comparaison. On ne peut apprécier ses effets que par comparaison avec un autre traitement, à un placebo ou à... l'absence de traitement. Un patient qui sait qu'il participe à l'expérimentation d'un nouveau médicament peut aller mieux de ce simple fait. C'est l'effet Hawthorne que nous avons déjà abordé. Il est donc impératif que le patient ne sache pas ce qu'il reçoit afin d'éliminer tout effet d'ordre purement psychologique.

De la part du médecin il en va de même. Souvent, en

effet, la nouveauté est synonyme d'efficacité. Il est incontestable, et l'expérience le montre largement, qu'un médecin qui accepte de pratiquer un essai avec un nouveau traitement y met beaucoup d'espoir (... d'autant plus s'il en est l'inventeur) et a tendance à surestimer les résultats qu'il obtient. Il est donc impératif que le médecin ne sache pas non plus ce que reçoit son patient afin d'éliminer les erreurs d'appréciation induites par sa propre subjectivité.

Médecins et patients sont ainsi également rendus « aveugles » quant à la nature exacte du produit absorbé, d'où l'expression « double aveugle ». Il est bien entendu que si patient et médecin ne savent précisément pas ce que l'un reçoit et l'autre prescrit, chacun des protagonistes agit en parfaite connaissance de cause. L'expérimentateur informe son patient des conditions précises de l'essai – en particulier qu'il a une chance sur deux de recevoir le médicament ou le placebo –, des avantages qu'il peut retirer de ce nouveau traitement et des risques connus qu'il encourt. Ce que la plus élémentaire morale médicale aurait dû garantir, la loi dite Huriet l'impose depuis décembre 1988.

Les trente dernières années de l'histoire de la pharmacologie montrent clairement le bien-fondé de cette méthode. Beaucoup de nouveaux médicaments qui avaient donné à leurs débuts de grands espoirs dans des essais qui n'avaient pas été réalisés en double aveugle ne se sont, en fait, pas avérés plus efficaces que des placebos. Tel a été le cas de l'oxyferriscorbone sodique dans le traitement de l'ulcère gastroduodénal et de la méphénésine dans celui de l'anxiété. Mais il ne faut pas croire que cette méthode dite du double aveugle – la seule à notre connaissance qui permette d'éliminer radicalement les artefacts induits par la subjectivité du patient et de l'expérimentateur – soit d'utilisation aisée. Lorsqu'il s'agit d'apprécier les effets d'un traitement médicamenteux, cette technique est relativement simple à mettre en œuvre. Néanmoins, donner la même forme, le même goût, la même couleur, la même consistance à un placebo afin que ce dernier ressemble à s'y méprendre au vrai médicament est parfois difficile et nécessite des artifices techniques sophistiqués. En effet, la rigueur scientifique que la technique du double aveugle procure à une expérience dépend avant tout des modalités pratiques de son application. Que médicament et placebo n'aient pas strictement le même goût, par exemple, et tout est à refaire.

Parfois aussi, l'apparition d'effets indésirables risque de « lever l'aveugle ». Prenons deux exemples classiques pour bien montrer les conséquences redoutables d'un tel phénomène. L'imipramine est un médicament qui a largement démontré son efficacité dans le traitement des formes graves de la dépression. Mais il est souvent responsable de sécheresse de la bouche et de constipation. Par ailleurs, l'imipramine constitue, dans le monde des antidépresseurs, l'étalon auquel est comparée toute nouvelle molécule. Supposons maintenant qu'un nouvel antidépresseur soit comparé, selon la technique du double aveugle, à l'imipramine. Les patients qui reçoivent, en fait, l'imipramine vont souvent se plaindre de constipation et de sécheresse de la bouche. Le médecin investigateur peut ainsi les distinguer des autres patients qui reçoivent le nouveau médicament et qui ne présentent pas ces troubles. Et selon que lui-même est favorable au nouveau médicament ou à l'ancien, le recueil des résultats est plus ou moins consciemment entaché de ses *a priori*. Le double aveugle n'aura pas servi à grand-chose !

Le second exemple se situe dans le même domaine : celui des antidépresseurs et de la dépression. Bon nombre de molécules nouvelles, à potentialité antidépressive, sont comparées, au cours du même essai, à l'imipramine et au placebo. Autrement dit, dans ce cas, le tiers des patients reçoit de l'imipramine qui les constipe et assèche leur bouche, l'autre tiers du placebo, et le dernier tiers le nouveau médicament qui ne possède pas ces fâcheuses propriétés. Le médecin investigateur risque donc de repérer les patients qui reçoivent de l'imipramine et selon ses *a priori* vis-à-vis de ce médicament (certains pensent que c'est le plus efficace et d'autres le plus mal toléré) il risque d'avantager ou de désavantager un groupe par rapport à l'autre. Et la technique du double aveugle, qui a été utilisée en l'occurrence pour maîtriser la subjectivité, aura raté son but.

En somme, la méthode du double aveugle ne garantit pas en soi la maîtrise de la subjectivité. Seule son application pratique rigoureuse permet d'éviter les artefacts. Que penser alors de l'emploi du double aveugle dans les traitements qui ne font pas appel au médicament (chirurgie, psychothérapie, thermalisme par exemple et, dans le domaine qui nous intéresse, acupuncture, hypnose, manipulations vertébrales et ostéopathie) ? Dans ces cas, il est parfois impossible d'utiliser cette technique. Parfois, le patient ne peut ignorer la nature exacte du traitement qu'il suit. C'est vrai en psychiatrie par exemple. Parfois, c'est le médecin que l'on ne peut « aveugler » : chirurgien qui opère, acupuncteur qui plante ses aiguilles, ostéopathe qui manipule.

Prenons l'exemple classique de l'acupuncture. La difficulté essentielle dans l'évaluation scientifique rigoureuse de ses effets tient à la qualité du double aveugle. On pourrait facilement imaginer de comparer l'acupuncture classique à une acupuncture placebo (au cours de laquelle le médecin piquerait de faux points) afin de pouvoir déterminer si l'amélioration du patient est due à la puncture des points ou à un puissant effet placebo. Or, dans ce cas de figure, l'acupuncteur connaîtra toujours la nature exacte des points qu'il pique. Il est fort possible qu'il pique avec plus de conviction les vrais points que les faux, de sorte que l'amélioration du patient puisse être plus en rapport avec la conviction du médecin qu'avec l'effet spécifique du traitement. Comme nous le verrons plus loin, ce problème crucial dans l'évaluation de l'acupuncture n'a jamais trouvé de solution satisfaisante.

Une autre solution a été proposée par certains méthodologistes. Elle consiste à faire appel à un observateur aveugle, c'est-à-dire à un médecin neutre, ignorant de la nature du traitement, dont le seul rôle est de mesurer les divers paramètres cliniques permettant d'apprécier l'évolution de l'état du patient. Si cette technique assure indubitablement une plus grande objectivité dans le recueil des données – puisque le médecin qui observe n'est pas celui qui traite –, elle ne règle pas pour autant le problème de l'influence psychologique du médecin qui effectue le traitement. La technique du double aveugle ne peut donc pas être utilisée pour évaluer certaines médecines parallèles. L'absence d'outils adaptés les rend pour l'instant impossibles à évaluer de manière rigoureuse.

Si la méthode du double aveugle est relativement bien acceptée dès l'instant qu'on en explique la nécessité, il n'en va pas de même de deux autres méthodes souvent utilisées en pharmacologie clinique : l'attribution des traitements par tirage au sort et l'analyse statistique des résultats. Le doyen Pierre Cornillot, responsable de la création à la faculté de Bobigny d'un enseignement universitaire de médecines douces, est un ardent et talentueux adversaire de la méthode du tirage au sort. Grand humaniste et brillant orateur, il ne rate pas une occasion de vilipender en public cette technique. Pensez donc, remettre aux mains du hasard le choix d'un traitement ! Le cheval de bataille du doyen Cornillot est un essai qui a été effectué sur plus de quatre cent mille enfants : après tirage au sort, la moitié reçut un vaccin antipoliomyélitique et l'autre moitié un placebo. Au terme de l'essai, l'analyse des résultats montra que les enfants qui avaient reçu le vaccin eurent moins de polio que les autres. C'était à l'évidence une éclatante démonstration de l'efficacité du vaccin. Aux yeux du doyen Cornillot, cet essai va à l'encontre de la plus élémentaire morale médicale.

L'évolution d'une affection varie d'un individu à l'autre, qu'ils soient soumis ou non à un traitement. Cette variabilité importante ne peut être prise en compte que grâce à l'utilisation d'une méthode mathématique particulière : les statistiques. Les méthodes statistiques appliquées à la médecine ont pour but essentiel de quantifier rigoureusement le risque de se tromper. Plus ce risque est petit plus on approche, sans jamais l'atteindre, de la certitude. Ainsi, lorsqu'on compare les effets de deux traitements différents, les calculs statistiques permettent de chiffrer précisément le risque d'erreur qui réside dans le fait de constater, au vu des résultats, qu'un des deux traitements est supérieur à l'autre. Or l'emploi des tests statistiques qui, lors de la comparaison de deux traitements, permettent de calculer cette marge d'erreur, nécessite que l'attribution des traitements ait été faite par tirage au sort. C'est la première nécessité : la nécessité mathématique.

Lorsqu'on compare deux traitements sur deux groupes de sujets, il est indispensable que ces sujets soient les plus comparables possible et ne diffèrent que par le traitement qu'ils reçoivent. Il est par exemple impératif que chaque groupe comprenne un nombre de sujets identiques en sexe, âge, gravité de la maladie et en tout facteur dont on sait qu'il peut jouer un rôle dans l'évolution de cette maladie. Or le tirage au sort est la meilleure méthode pour constituer des groupes de patients comparables ; elle est impérative pour apprécier les effets d'un traitement. Enfin, le tirage au sort est l'unique méthode qui garantit l'indépendance de l'investigateur vis-à-vis de l'attribution du traitement. On peut, en effet, parfaitement penser qu'un investigateur privilégie un traitement plutôt qu'un autre pour certains patients et ainsi choisir les patients en fonction du traitement qu'ils vont recevoir. Ce qui introduit, à terme, une erreur considérable dans l'interprétation des résultats. C'est la seconde nécessité du tirage au sort : la nécessité méthodologique.

Enfin, il existe une troisième nécessité au tirage au sort : elle est d'ordre éthique. En effet, la mise en route d'un essai comparant deux ou plusieurs traitements ne peut se justifier que si les médecins ne connaissent pas l'efficacité et la tolérance précises de ces traitements. La plupart des essais effectués comparent, en fait, un traitement connu à un nouveau traitement dont on espère une meilleure efficacité, ou, tout au moins, à efficacité égale, une meilleure tolérance. Y a-t-il donc, dans ces conditions et uniquement dans ces conditions, méthode plus morale pour choisir un traitement que le tirage au sort ?

L'essai que critique tant le doyen Cornillot a été réalisé dans les années cinquante, après la découverte du vaccin antipoliomyélitique Salk. À cette époque, la poliomyélite faisait des ravages et il n'existait aucun traitement efficace. Seule la vaccination pouvait laisser espérer une solution. Une fois le vaccin mis au point après de très nombreuses expérimentations chez l'animal, il était nécessaire de l'essayer chez l'homme. Si les médecins d'alors avaient beaucoup de raisons de penser que ce vaccin serait efficace et bien supporté, ils n'avaient aucune certitude. Seul un essai chez l'homme permettait de répondre à ces questions. Pour bien saisir la nécessité scientifique et par conséquent morale d'un tel essai, il suffit de raisonner par l'absurde. Supposons que le vaccin Salk ait été inefficace mais surtout dangereux. Il aurait fallu beaucoup de temps pour qu'on prenne conscience de cela, et beaucoup d'enfants auraient été vaccinés en toute bonne foi. Cet essai a en fait permis de donner une réponse précise et rapide. En effet, au bout des quinze mois que dura l'essai 33 des 200 745 enfants qui avaient reçu le vaccin furent atteints d'une forme paralytique de poliomyélite contre 115 des 201 229 qui avaient reçu le placebo. Aucune autre méthode n'aurait permis de le savoir sans risque important d'erreur.

Ainsi, la prétendue immoralité du tirage au sort n'est vraiment qu'apparente. Ce qui est immoral, en fait, c'est de ne pas l'employer. En effet, un essai clinique ayant pour but d'évaluer les effets d'un traitement qui n'utilise pas cette méthode donne des résultats grevés d'erreurs et sans aucune valeur scientifique. Or un essai élaboré pour répondre à une question doit se donner tous les moyens pour que les résultats obtenus soient fiables. Le tirage au sort constitue l'une des méthodes assurant la validité scientifique des résultats d'un essai.

C'est pourquoi depuis une vingtaine d'années les méthodes de la pharmacologie clinique se sont progressivement imposées à tous ceux qui n'ont d'autre but que d'assurer le maximum de rigueur scientifique aux résultats de leurs recherches. Bien entendu, ces techniques ne se résument pas à l'attribution des traitements par tirage au sort, en double aveugle, et avec l'analyse statistique des résultats à la clé. Il en existe de nombreuses autres, plus ou moins sophistiquées, qui peuvent être utilisées en fonction des problèmes spécifiques à résoudre. Mais il est important de bien comprendre qu'en l'état actuel de nos connaissances, il n'en existe pas d'autre permettant de résoudre les problèmes cruciaux posés par l'évolution naturelle des maladies, très variable d'un sujet à l'autre, et le risque d'erreurs liées à la confrontation de deux subjectivités, celle du patient et celle du médecin.

Ainsi l'évaluation rigoureuse de l'efficacité des médecines douces se heurte-t-elle à un curieux paradoxe. Médecines très personnalisées, considérant le patient comme un être unique auquel il convient d'adapter très précisément son traitement, elles ne peuvent être évaluées que par des méthodes traitant du général. Évaluer l'efficacité thérapeutique des médecines douces sans utiliser ces méthodes ne peut qu'aboutir à des résultats sans aucune consistance scientifique. D'un autre côté, mettre en œuvre ces techniques sans prendre en compte la spécificité de chacune de ces médecines et le caractère personnalisé des traitements qu'elles offrent aboutirait également à des résultats sans grande consistance. C'est la principale difficulté qui se présente dès lors qu'on cherche à faire un état des lieux qui soit sérieux.

Chapitre 5

L'homéopathie au regard de la science

L'homéopathie repose sur un principe thérapeutique : celui de similitude. Selon cette « loi », une substance médicamenteuse ne peut guérir un malade que si elle est capable de produire chez le sujet sain le même ensemble de symptômes que celui présenté par le malade. Pour faire comprendre ce postulat, les traités d'homéopathie donnent l'exemple de la piqûre d'abeille et de celle d'ortie. Une personne piquée par une abeille présente une réaction cutanée douloureuse et inflammatoire améliorée par des applications locales d'eau froide. En revanche, si elle est piquée par des orties, les mêmes symptômes locaux sont apaisés par des applications d'eau chaude. En présence d'un patient qui présente des symptômes semblables à ceux produits par l'abeille ou l'ortie mais d'une autre origine, par exemple une urticaire alimentaire, le médecin homéopathe prescrira *Apis mellifica* (abeille entière macérée dans un mélange hydro-alcoolique) si l'urticaire est améliorée par le froid et *Urtica urens* (macération hydro-alcoolique d'ortie) si elle est améliorée par le chaud. Un homéopathe ne prescrira jamais des dilutions d'abeille pour une urticaire améliorée par le chaud. À ses yeux, ce serait l'échec assuré.

C'est l'application la plus rigoureuse possible de ce principe, dans la pratique de son art, qui permet à l'homéopathe de personnaliser au mieux ses traitements.

Pour les scientifiques, ce simple exemple pose déjà deux problèmes essentiels : est-il vrai que toutes les piqûres d'abeille soient soulagées par des applications d'eau froide et celles d'ortie par des applications d'eau chaude ? Deuxième question : en admettant la véracité des faits précédents, ces médicaments sont-ils vraiment efficaces chez le malade ? Pour reprendre l'exemple de la crise d'urticaire, il ne faut pas oublier que cette affection est spontanément et rapidement résolutive et que les démangeaisons désagréables qu'elle entraîne sont très sensibles à des facteurs psychologiques. Les homéopathes appellent « pathogénésie » l'ensemble des symptômes produits par une substance médicamenteuse chez un sujet sain. Le recueil des diverses pathogénésies constitue la matière médicale homéopathique. Sa fiabilité doit être évaluée scientifiquement. De même l'efficacité des remèdes homéopathiques.

Il existe en homéopathie de nombreux courants et de nombreuses chapelles, mais tous possèdent le même dénominateur commun : la référence au principe de similitude. C'est ce seul principe qui retiendra notre attention.

La fiabilité de la matière médicale

La toxicologie côtoie la poésie...

Qui ouvre pour la première fois un traité de matière médicale homéopathique ne peut qu'être surpris par le curieux mélange des genres qui y règne. Le sordide symptôme toxicologique fréquente sans vergogne la plus subtile description poétique. C'est ainsi que les verrues que provoquerait – et guérirait – le trisulfure d'antimoine (*Antimonium crudum*) paraissent réfréner la « sentimentalité au clair de lune ». La diarrhée fétide suscitée par l'anhydride arsénieux (*Arsenicum album*) semble être la rançon de l'avarice. Il paraît curieux que le trisulfure d'antimoine absorbé par un sujet sain puisse le rendre sentimental, particulièrement au clair de lune... Comment un tel symptôme peut-il faire partie intégrante de la pathogénésie d'*Antimonium crudum* ? Comment l'avarice et la méticulosité sont-elles devenues des symptômes d'*Arsenicum album* (l'anhydride arsénieux), au même titre que la diarrhée ou les brûlures gastriques ? Comment le désir de beurre et les tendances psychopathiques de *Mercurius solubilis* (le mercure soluble de Hahnemann) se sont-ils ajoutés à la gingivite hémorragique et à la néphrite hématurique, manifestations classiques de l'intoxication par les sels de mercure ? Comment la poudre de lycopode (*Lycopodium*), réputée inerte, la silice (*Silicea*) ou le sel de cuisine (*Natrum muriaticum*), sans grande action pharmacologique, ont-ils pu être causes de plusieurs centaines de symptômes chez des sujets sains ?

Afin de comprendre ce qui a bien pu se passer pour qu'on en arrive là, il est nécessaire de retourner au tout début, lorsque la matière médicale homéopathique a commencé à se constituer.

De l'écorce de quinquina aux rayons de lune...

Hahnemann a eu l'intuition du principe de similitude en 1790 lorsqu'il a absorbé, deux fois par jour et durant plusieurs jours, 12,6 g d'écorce de quinquina. Il s'est aperçu alors qu'il présentait la plupart des symptômes de la fièvre intermittente, affection contre laquelle était justement utilisée cette écorce. L'idée lui est alors venue d'essayer sur lui les drogues dont disposaient alors médecins et apothicaires. C'est ainsi que lui-même et plus tard ses disciples ont dû subir les affres de l'aconit, de l'arsenic, de la belladone, de la bryone, de la coque du levant, de la digitale, de la fève de saint-Ignace, de la noix vomique et de bien d'autres poisons tout aussi redoutables. Hahnemann et ses élèves notèrent méticuleusement la liste des désagréments qu'ils ressentaient lors de l'absorption de ces diverses substances.

De fait, il ne viendrait à l'idée de personne de nier la sécheresse de la bouche que donne la belladone, les coliques du plomb ou l'excitation de la noix vomique. En outre, nous avons actuellement l'absolue certitude que durant les premières années de la constitution de ce qui allait devenir la matière médicale homéopathique, les remèdes étaient absorbés par les expérimentateurs à des doses pondérables qui ne manqueraient pas d'avoir quelques effets. Hahnemann s'inspirait d'ailleurs largement des données de la toxicologie alors naissante.

C'est à peu près à cette époque que Hahnemann observa que certains sujets sains étaient plus sensibles que d'autres à l'action d'une drogue : ils présentaient plus de symptômes ou des symptômes plus intenses que les autres. Il nota, par exemple et en substance, que les sujets les plus sensibles à l'action de l'anémone pulsatille (*Pulsatilla*) avaient un caractère doux et pleurnichard, tandis que ceux qui présentaient la plus grande sensibilité à l'action de la noix vomique (*Nux vomica*) étaient d'un tempérament plutôt impulsif et coléreux.

Au fur et à mesure de ses nombreux essais, Hahnemann avait de plus en plus la conviction que son principe de similitude constituait la seule « loi » de la guérison. À ses yeux, les substances médicamenteuses qui produisaient tel ensemble de symptômes chez le sujet sain pouvaient parfaitement guérir le même ensemble de symptômes chez le malade. Un jour, il constata que la réduction de la quantité du remède qu'il prescrivait à ses patients ne diminuait en rien son efficacité. Si une infime quantité de remède peut guérir, pourquoi celle-ci ne serait-elle pas capable d'avoir un effet chez le sujet sain ? Ainsi, *a contrario*, après avoir utilisé les doses infinitésimales chez le malade, Hahnemann les utilisa dans l'expérimentation pathogénétique chez le sujet sain. On sait aujourd'hui avec certitude que des remèdes tels que le carbonate de potassium (*Kalium carbonicum*) et le sel de cuisine (*Natrum muriaticum*) furent expérimentés chez l'homme sain à la trentième dilution centésimale (la substance de base étant diluée trente fois au centième). Il en est très vraisemblablement de même pour d'importants remèdes de la matière médicale homéopathique comme l'encre de seiche (*Sepia*), la poudre de lycopode (*Lycopodium*) ou la silice (*Silicea*).

Ayant acquis la conviction que les substances les plus inertes pouvaient devenir thérapeutiques à condition d'être préparées selon le rite hahnemannien, certains successeurs de Hahnemann n'eurent de cesse d'expérimenter chez le sujet sain les produits les plus fantaisistes. C'est ainsi que le remède *Luna* est formé de sucre exposé au rayonnement lunaire, *Sol* au rayonnement solaire, *X-ray* au rayonnement X. On doit reconnaître que Hahnemann avait déjà ouvert la voie, lui qui avait expérimenté les effets de l'aimant chez des sujets en bonne santé et qui avait même poussé ses investigations jusqu'à séparer les effets dus au pôle Nord' de ceux liés au pôle Sud. Mais il est vrai que ces expérimentations pathogénétiques eurent lieu à une époque où la doctrine du magnétisme animal défrayait la chronique.

Ces expérimentations de remèdes fantaisistes à des dilutions qui l'étaient tout autant étaient réalisées, en grande partie, sous l'égide d'homéopathes spiritualistes. Certains eurent une forte influence sur le développement de l'homéopathie dans leur pays. L'exemple le plus caricatural de cette tendance est donné par James Tyler Kent et ses adeptes, aux États-Unis à la fin du siècle dernier. Pourtant, beaucoup d'homéopathes refusèrent d'utiliser les hautes dilutions dans l'expérimentation pathogénétique, parce qu'ils n'admettaient pas que de tels remèdes pouvaient avoir une action chez le sujet sain.

D'innombrables essais ont ainsi été réalisés avec des substances dont certaines étaient pour le moins étonnantes et folkloriques. Certains homéopathes allèrent jusqu'à expérimenter la crème fouettée. Ces substances furent testées à des doses très différentes (parfois à des doses pondérables, parfois à des dilutions incroyables pouvant atteindre le million voire le milliard). La plupart de ces substances furent expérimentées sur un très petit nombre de sujets. Ainsi, la pathogénésie de certains remèdes ne provient que d'un seul sujet !

Dans leur enthousiasme de pionniers qui découvrent de nouvelles terres, les premiers homéopathes notaient tous les symptômes que présentait un sujet soumis à l'action d'une drogue et les considéraient, à l'instar de Hahnemann, comme effectivement dus à l'action de cette drogue. Les pathogénésies des remèdes homéopathiques étaient, en fait, des listes fort impressionnantes de symptômes sans lien apparent les uns avec les autres. Il suffit d'ouvrir une matière médicale de Hahnemann pour s'en convaincre.

Pour rendre utilisables ces recueils de plaintes, les homéopathes donnèrent plus ou moins de valeur à certains symptômes en fonction de leur expérience. C'est ainsi que commencèrent à se mélanger dans les ouvrages de matière médicale les symptômes issus de l'expérimentation pathogénétique proprement dite et ceux provenant de l'expérience clinique de l'auteur, sans compter ceux qui avaient été recopiés, sans aucune vérification, d'autres matières médicales.

Cela peut expliquer l'extrême diversité de la nature des symptômes rencontrés dans les pathogénésies des remèdes homéopathiques. Certains auteurs, d'esprit plus littéraire que scientifique, privilégiant les symptômes psychiques ont une nette tendance à rendre leur description symptomatique romanesque et poétique. Un homéopathe français a d'ailleurs poussé la difficulté jusqu'à écrire une matière médicale en vers... D'autres, plus cartésiens, agrémentent leur description de conceptions physio-pathologiques aussi fumeuses qu'inutiles. En ce domaine, tout semble permis... Dès l'instant que c'est fait avec talent.

Les matières médicales homéopathiques actuelles n'échappent pas à cette confusion. L'important pour leurs auteurs, outre la consécration que procure un tel travail au sein de la profession, est de communiquer leur propre vision des remèdes tout en recopiant gentiment les bêtises des prédécesseurs.

Depuis que l'homéopathie existe, il est classique de prétendre qu'*Apis* n'a jamais soif durant la fièvre. Un homéopathe allemand à l'esprit particulièrement curieux et critique a recherché, dans les années 1920, l'origine précise de cette assertion. Il s'est alors aperçu que cet étonnant symptôme (en général, un malade fiévreux a soif) était dû à une monumentale erreur d'interprétation et n'avait en fait aucune consistance. Il en fit part à ses professeurs, qui l'accusèrent alors de faire du mauvais esprit et de risquer ainsi de discréditer toute l'homéopathie... La leçon n'a pas porté et ce symptôme absurde traîne toujours dans les matières médicales actuellement disponibles. On pourrait prendre bien d'autres exemples pour démontrer sans discussion possible que, contrairement à ce que pensent beaucoup d'homéopathes, la tradition n'a pas toujours raison.

Issue de sources innombrables, la symptomatologie pathogénétique de la matière médicale homéopathique est, on le voit, un ahurissant amalgame de réel et d'imaginaire, de science et de mythes, de certitudes et d'illusions.

Le temps des vérifications

La toute première vérification d'une pathogénésie (ensemble des symptômes produits par une substance médicamenteuse chez un sujet sain) a été réalisée en 1834 par un médecin de l'hôpital de la marine à Saint-Pétersbourg, contemporain de Hahnemann, le Dr Seidlitz. L'histoire mérite d'être contée par le détail.

Un jour de janvier 1834, le Dr Seidlitz reçut une lettre du Dr Dahl, d'Orenbourg, dans l'Oural. Ce dernier lui disait qu'il avait accepté d'expérimenter sur lui un remède homéopathique. Dahl se prétendait sceptique vis-à-vis de l'homéopathie et plus particulièrement à l'égard des prétendus effets physiologiques des doses infinitésimales sur l'organisme humain. Néanmoins, il avait été d'accord pour absorber des globules imprégnés de la trentième dilution centésimale de charbon de bois (*Carbo vegetabilis* des homéopathes) et noter consciencieusement les effets qu'il pourrait éprouver.

C'est le résultat de son essai qu'il raconta au Dr Seidlitz : « Dès le lendemain, je me sentis incommodé ; attribuant encore ce malaise à une coïncidence fortuite, je suspendis de nouveau le médicament pendant cinq jours ; complètement rétabli au bout de ce temps, j'avalai un soir quinze petites pilules et autant le lendemain ; alors j'acquis la certitude que j'éprouvais l'influence du remède ; j'étais dans un état d'anxiété et d'éréthisme difficile à décrire ; j'avais des borborygmes dans le ventre, un goût de colle dans la bouche, des étourdissements, une douleur fixe au-dessus des orbites, et de violents bourdonnements dans les oreilles ; le bruit m'était insupportable et je ne pouvais parler à haute voix. C'est en vain que je voulais me nier à moi-même la nature de mes sensations et secouer le joug des impressions pénibles qui m'accablaient ; il fallut céder à l'évidence. Ne me répondez que par des faits, je vous en supplie ; quant à moi, il en est un que je ne puis plus rejeter, c'est que des doses infiniment petites de charbon végétal ont une action sur l'économie animale. »

La réponse du Dr Seidlitz, chef-d'œuvre d'humour et de rigueur expérimentale, mérite également d'être citée *in extenso* : « Les homéopathes sont comme les membres des sociétés secrètes, ils correspondent entre eux d'un bout du monde à l'autre, et s'instruisent réciproquement des progrès de la doctrine. Aussi de tous côtés j'entends dire : Dahl est converti ! Dahl est devenu homéopathe ! Et cela, depuis que vous avez subi le martyre des décillionièmes de charbon... ; maintenant je vais chercher à l'expliquer, et je ne le puis que de deux manières ; ou bien les prétendus décillionièmes de charbon contenaient quelque médicament énergique qui, agissant directement et allopathiquement, a produit votre malaise, ou bien ce malaise n'est dû qu'à l'état d'agitation morale et d'inquiète curiosité où vous avait mis votre expérience. Qui pourrait nier l'influence des affections morales sur la santé ! Combien de cas de choléra dont la peur était la seule cause !... Vous m'avez engagé à répéter vos expériences, je l'ai fait. Il fallait d'abord me procurer les médicaments ; un médecin avec lequel j'étais fort lié, le Dr Adam, qui depuis sa conversion à l'homéopathie, avait rompu tout commerce avec un collègue qui persistait dans l'impénitence finale, voulut bien, à ma prière, m'apporter lui-même dans un flacon des doses infiniment petites (des décillionièmes) de charbon, et dans un papier, de petites pilules inertes, et sans propriété aucune. Son empressement me frappa, c'était celui d'un apôtre accourant auprès d'un incrédule repentant, et il ne tient qu'aux homéopathes d'ajouter à toutes les propriétés du charbon végétal celle de rapprocher des confrères que les schismes médicaux ont longtemps séparés. Je voulais essayer le médicament sur moi-même et sur plusieurs des infirmiers de mon hôpital, mais comme le temps était très variable, que le baromètre présentait des oscillations fréquentes, je me déterminai à attendre. Cette précaution m'a sauvé d'une erreur semblable à la vôtre, car peu de jours après je fus affecté d'une fièvre catarrhale qui me força à rester au lit ; si vous êtes un vrai croyant, vous me direz peut-être que le flacon agissait sur moi du fond du tiroir qui le recelait, mais j'espère que vous n'en êtes pas encore là. Il y a huit jours, j'ai remis des pilules de charbon aux Drs Goedechen et Netschajeff. Le premier commença ses essais le 13 mars, il y mit beaucoup d'apparat : chaque infirmier avait une feuille sur laquelle il devait faire inscrire heure par heure toutes les sensations qu'il éprouverait : les résultats furent les suivants : Fédor Jefimaff, âgé de dix-sept ans, parfaitement bien portant, prit le 13 au matin huit pilules de charbon ; après une demi-heure il éprouva un mal de tête, des étourdissements, un trouble de la vue, de la chaleur à la face. Ces symptômes disparurent au bout d'une demi-heure... Le 18, même prescription, même résultat, et de plus des bourdonnements dans les oreilles et de la salivation. Deux autres infirmiers, Ivan et Selivanoff, éprouvèrent des effets semblables avec le charbon et avec les pilules inertes ; comme vous ils étaient prévenus ; leur attention à analyser leurs sensations était éveillée, et voilà pourquoi trois autres infirmiers présentèrent les mêmes symptômes avec ou sans charbon. Mais, patience !

Le 27 mars, je voulus faire avec le Dr Goedechen l'*experimentum crucis*. Un des infirmiers prit de nouveau sept pilules de charbon, mais, rassuré par leur peu d'action, il n'éprouva rien du tout. Un jeune homme épais et flegmatique, Semen Karnejeff, n'a jamais rien senti pendant toute la durée des expériences, quelle que fût la dose. Au contraire,

Gavrillo est un garçon d'un tempérament nervoso-sanguin, affecté d'anévrisme du cœur, la moindre impression provoque chez lui des palpitations, de l'injection du visage. Aussi éprouva-t-il non seulement toutes les sensations de ses camarades, mais il vomit son dîner.

Pendant deux jours, on lui avait donné des pilules inertes ; le troisième jour, il refusa de les prendre, disant que l'effet qu'elles produisaient sur lui était trop pénible. Que si des homéopathes objectaient que les effets ressentis par les malades, le jour où ils prenaient des pilules de mie de pain, étaient dus à l'action des pilules de charbon de la veille, nous leur répondrons que le jour où les infirmiers ne prenaient rien, ils n'éprouvaient rien, quel que fût le médicament qu'ils eussent pris la veille.

Le Dr Netschajeff se conduisit d'une manière différente dans sa division, il prit tous les matins six pilules de charbon en présence de ses infirmiers ; au bout de ce temps, il leur demanda s'ils voulaient en faire autant ; ils y consentirent volontiers, et ni le médecin ni les infirmiers n'éprouvèrent le plus léger malaise. Un seul crut avoir plus tendance au sommeil, et une sécrétion salivaire plus abondante qu'à l'ordinaire ; des interrogatoires minutieux ne purent fournir d'autre indice d'une action quelconque. Qui ne voit que l'imagination a seule produit les résultats chez les premiers infirmiers. Des hommes auxquels on distribue des pilules après les avoir rangés en bataille, auxquels on ordonne de veiller sur leurs sensations, ne tardent pas à en ressentir. Les autres voient leur chef prendre lui-même ces pilules, et n'en éprouver aucun effet, et ils n'éprouvent rien. Cela est si vrai que dans une autre division de son hôpital, le Dr Goedechen donne les pilules inertes un jour, deux jours, à des infirmiers, sans y mettre de l'importance ; ils n'éprouvent rien ; il leur donne ensuite des pilules actives, et ils n'en sont pas plus affectés.

L'essai répété deux ou trois jours de suite donne toujours

les mêmes résultats. Nos expériences sont un curieux chapitre à ajouter à celui de l'influence de l'imagination sur les fonctions physiologiques de l'homme... »

Ces larges extraits de la correspondance entre les Drs Dahl et Seidlitz sont d'une importance capitale. Parce qu'ils concernent la toute première vérification historique d'une pathogénésie homéopathique, mais aussi parce qu'ils exposent clairement les risques d'erreur de l'expérimentation pathogénétique. En effet, lorsqu'un individu réputé sain est sujet d'expérience, il note minutieusement tous les symptômes qu'il ressent après avoir absorbé le remède. Or, on ne peut penser que les symptômes ressentis puissent être uniquement dus à la drogue testée. Comme le fait justement remarquer le Dr Seidlitz à son confrère d'Orenbourg, une affection intercurrente ou un simple dérangement passager peuvent produire des symptômes qui n'ont rien à voir avec des effets médicamenteux. Par ailleurs, les conditions expérimentales qui polarisent toute l'attention du sujet sur la moindre anomalie favorisent incontestablement l'apparition de symptômes d'ordre suggestif. Un sujet qui s'attend à éprouver des troubles en éprouve effectivement. Il en éprouve d'autant plus facilement qu'il connaît les effets du médicament qu'il absorbe. Étonnant effet de la suggestion, qui peut entraîner de la diarrhée chez un sujet qui s'attend plus ou moins consciemment à présenter ce symptôme.

D'ailleurs, au tout début de la constitution de la matière médicale homéopathique, certains homéopathes à l'esprit plus critique ne s'y étaient pas trompés : quel que soit le remède expérimenté, certains disciples de Hahnemann se plaignaient souvent des mêmes symptômes. Ce qui pouvait laisser penser que certains symptômes n'étaient pas dus à l'effet du remède sur celui qui l'ingérait mais bel et bien à l'imagination de l'expérimentateur, aiguisée par les conditions mêmes de l'essai.

Il faut reconnaître que Hahnemann lui-même avait eu

conscience de ce risque et qu'il avait formulé des directives expérimentales afin de le pallier. Il recommande ainsi d'« éloigner avec soin les circonstances accessoires capables d'exercer une influence quelconque » et de noter les symptômes observés en évitant « toute espèce de suggestion avec autant de soin qu'on doit en apporter à cette recherche quand elle a pour objet les symptômes des maladies. On s'en tient généralement au récit spontané de la personne mise en expérience, sans rien imaginer, sans rien extorquer en quelque sorte par des questions indiscrètes : il importe surtout de ne rien suggérer, eu égard à la manière d'exprimer les sensations ». Ces pieuses directives n'ont pas toujours été suivies au pied de la lettre. Tant s'en faut. L'auraient-elles été scrupuleusement que la réalité des symptômes n'en aurait pas été certifiée pour autant.

Il est en effet illusoire de croire que de telles directives expérimentales puissent définitivement écarter le risque de parasitage de la symptomatologie pathogénétique par des facteurs purement psychologiques. Ce n'est pas en disant qu'il convient d'éliminer la suggestion qu'on l'élimine...

Certains homéopathes du XIXe siècle prirent conscience de l'importance de ces problèmes. Mais n'ayant aucun moyen de les résoudre, ils préférèrent les mettre de côté. Ce fut Conrad Wesselhoeft, homéopathe américain d'origine allemande, qui s'intéressa le plus à ces problèmes et essaya d'y apporter une solution. Il réexpérimenta ainsi en 1876 le charbon végétal. Il regroupa seize étudiants en médecine à qui il expliqua les buts et l'intérêt de l'expérimentation mais les laissa dans l'ignorance de la nature précise du médicament qu'ils allaient absorber. C'est ainsi qu'il leur donna, à leur insu, un placebo (du simple lactose) avec mission de noter minutieusement tous les troubles qu'ils ressentiraient. L'essai dura six semaines. À son terme, les seize étudiants avaient noté 919 symptômes. 919 symptômes produits par un simple placebo... Bien évidemment,

Wesselhoeft fut particulièrement troublé par les résultats de cet essai, il s'en confia à son ami T. F. Allen – homéopathe américain, auteur de la plus importante encyclopédie de matière médicale homéopathique – qui lui répondit simplement que si de telles choses étaient possibles, cela remettrait en cause les fondements de l'homéopathie... L'affaire en resta là, et malgré son admirable démonstration Wesselhoeft ne fut jamais suivi par l'ensemble de ses collègues.

Pour la première fois dans l'histoire de l'homéopathie, un homéopathe montrait l'importance de phénomènes psychologiques dans les résultats des expérimentations pathogénétiques. Malheureusement, la grande majorité des homéopathes refusèrent de prendre en compte ces problèmes et continuèrent d'expérimenter leurs remèdes sans aucune autre précaution que celles déjà édictées par Hahnemann. Et certains homéopathes n'hésitèrent pas à expérimenter sur eux-mêmes des substances des plus fantaisistes à des dilutions qui ne l'étaient pas moins. Ainsi un dénommé Wolf prit un seul globule imbibé de la millième dilution de *Thuya* et nota tous les symptômes qu'il ressentit durant les deux années qui suivirent ! Dans le domaine de l'expérimentation pathogénétique, la plus incroyable loufoquerie côtoie la candeur naïve et parfois même la plus parfaite malhonnêteté. Et il est souvent bien difficile de faire la part des choses.

Le problème se pose ainsi pour les travaux de l'homéopathe américain Donald MacFarlan. Au cours de la première moitié du XXᵉ siècle, il réexpérimenta, avec une méthode bien à lui, certains médicaments déjà expérimentés par Hahnemann. MacFarlan prétendit qu'il avait expérimenté ces remèdes chez des sujets sains qui ne se doutaient pas qu'ils prenaient des médicaments et qu'ils participaient ainsi à un essai. À ses yeux, cela permettait d'éliminer formellement toute manifestation d'ordre psychologique dans les résultats obtenus. Le rédacteur du journal d'homéopathie dans lequel furent publiés les résultats des études de MacFarlan demanda à ce dernier quelle technique il employait pour disposer d'hommes et de femmes en bonne santé qui expérimentent des drogues sans le savoir. MacFarlan lui répondit de façon laconique qu'il suffisait de faire absorber par des sujets sains un remède à leur insu... S'il est effectivement possible d'empoisonner un individu à son insu, outre le problème moral considérable que cela pose, il nous paraît délicat de se renseigner sur les effets du poison sans éveiller les soupçons de la victime. Autrement dit, comment MacFarlan a-t-il pu recueillir les symptômes éventuellement produits par une drogue chez un sujet qui ne sait pas qu'il l'absorbe, sans que ce dernier en prenne conscience ? On est donc en droit de se demander si cet homéopathe ne prend pas ses désirs pour des réalités ou tout simplement s'il ne cherche pas à nous faire prendre « des vessies pour des lanternes » !

Supposons cependant qu'il soit possible d'obtenir et de recueillir des symptômes sans éveiller la méfiance d'une personne qui absorbe une drogue sans le savoir. Aurait-on pour autant la certitude que les symptômes constatés soient bien dus à l'effet de la drogue ? Pas du tout ! En effet, des auteurs américains ont montré que sur six cent soixante-dix étudiants volontaires, réputés en parfaite santé, seulement 19 % n'avaient jamais éprouvé le moindre trouble au moment où ils participaient à l'enquête. Autrement dit, un sujet sain, qui ne prend aucun médicament, présente souvent des symptômes banals : ils n'ont aucune signification pathologique mais peuvent attirer son attention si jamais il participe à un essai. C'est pourquoi il est difficile d'attribuer l'apparition d'un symptôme chez un individu à l'effet de la drogue qu'il absorbe, même sans s'en douter.

À la fin du XIXe siècle et par suite de l'utilisation généralisée de dilutions infinitésimales pour l'expérimentation pathogénétique, le problème du placebo s'est trouvé posé avec une acuité particulière. On a commencé à se demander si les symptômes que présentait un sujet sain soumis à l'action d'une dilution infinitésimale d'un remède homéopathique ne seraient pas dus aux effets de son imagination plutôt qu'au pouvoir pharmacologique du remède, même dilué et dynamisé. Pour beaucoup d'homéopathes résolus, ce genre de question n'avait absolument aucun sens. Pour d'autres, bien moins nombreux, les implications pratiques d'un tel problème paraissaient les décontenancer ; ils semblaient préférer pratiquer la politique de l'autruche. Enfin, de très rares homéopathes à l'esprit plus critique et au doute plus entreprenant s'associèrent aux objecteurs de l'école classique afin d'en avoir le cœur net.

Ainsi, Paul Martini – grand pharmacologue allemand de la première moitié du XXᵉ siècle – et Ferdinand Hoff – interniste allemand particulièrement renommé de la même époque – participèrent avec des homéopathes à la réexpérimentation, dans les années trente, de remèdes déjà étudiés par Hahnemann. Ils furent parmi les premiers à utiliser en médecine la méthode dite du « simple aveugle contre placebo », qui en était alors à ses débuts. La moitié des sujets recevait le remède (le plus souvent aux premières dilutions décimales) et l'autre moitié le placebo. L'analyse des résultats des essais ainsi réalisés fut particulièrement décevante aux yeux des homéopathes : le placebo était responsable d'une symptomatologie aussi riche que celle du remède homéopathique.

En 1937, Rudolf Hess prit sous sa protection le XIIᵉ congrès international d'homéopathie de Berlin et annonça dans le discours d'ouverture qu'il prononça à cette occasion un vaste projet hospitalo-universitaire de vérifications scientifiques de l'homéopathie. C'est le Dr Fritz Donner, fils et petit-fils de médecins homéopathes, homéopathe lui-même depuis de nombreuses années à la Polyclinique universitaire de l'hôpital Robert Bosch de Stuttgart, qui fut chargé d'assurer la liaison entre les homéopathes et les universitaires. Très impliqué dans ce vaste mouvement d'évaluation scientifique de la médecine homéopathique, Donner participa à de nombreux programmes de recherche dont il fut souvent l'instigateur.

La déclaration de guerre par l'Allemagne nazie en 1939 mit un terme à ces recherches qui demeurèrent, pour la plupart, incomplètes et sans lendemain. Les rares résultats obtenus au cours de ces deux années ne furent jamais publiés. Ce n'est qu'en 1966, alors qu'il était en retraite, que Fritz Donner rédigea un rapport d'une quarantaine de pages, résumé succinct des résultats obtenus avant-guerre. Ce rapport ne fut, lui non plus, jamais publié par la presse homéopathique allemande.

Dans ce texte, Fritz Donner raconte une anecdote particulièrement instructive : « Les essais de médicaments avec placebo de contrôle que j'ai moi-même effectués en leur temps, sur environ deux cents médecins, ont suscité parmi les membres du RGA [ministère de la Santé du Reich], délégués comme observateurs, un intérêt considérable. Parmi les faits curieux survenus à cette occasion, nous n'évoquerons que le cas suivant : une Berlinoise, médecin homéopathe, après avoir reçu du placebo pendant trois jours seulement, ressentit de si violents accès de migraine qu'elle dut mettre fin aux essais. Le " médicament " avait produit sur elle un effet tel qu'elle ne fut plus en état de donner ses consultations à plein temps et qu'elle dut se faire remplacer par un confrère les après-midi. Elle n'avait jamais souffert de migraine auparavant, et n'en souffrit plus par la suite. » Dans une lettre au rédacteur en chef de la plus grande revue homéopathique d'Allemagne, Donner résuma fort bien les résultats auxquels avaient abouti les expérimentations pathogénétiques entreprises entre 1937 et 1939 : « [Hans Wapler, alors rédacteur en chef d'une revue d'homéopathie] refusa même que l'on publie les rapports des deux cents médecins sur des expérimentations de remèdes aux quatrième, sixième et douzième dilutions, qui faisaient apparaître tant de symptômes la première semaine – la semaine placebo – et qui ne révélaient rien de caractéristique par la suite pour les médicaments pris aux dilutions indiquées : car on ne peut publier que des éléments positifs, et seules étaient à ses yeux " dignes d'être publiées " des expérimentations qui faisaient apparaître, à la dilution indiquée, des manifestations clairement en faveur du remède testé. Eh bien, si l'on considère la " propagande pour l'homéopathie " comme le but essentiel des revues, une telle attitude est tout à fait fondée... Seulement, cela a finalement amené le corps médical homéopathique à adopter, en ce qui concerne la valeur des expérimentations de remèdes et l'opinion que l'on se fait ensuite de ces médicaments, des points de vue hyperoptimistes qu'il est bien amer... d'abandonner ensuite. Songez seulement au manque de discernement de nos confrères lorsque Martini se rendit à la même évidence que moi, à savoir que pendant les périodes placebo de nombreux symptômes apparaissaient, ce que personne à l'époque ne voulait admettre. » Ces résultats négatifs durent laisser abasourdis les homéopathes allemands. Ils n'accomplirent plus aucune vérification durant les vingt années suivantes.

Ce n'est qu'au début des années 1960 qu'un autre homéopathe allemand, Rudolf Pirtkien, reprit ce travail de réexpérimentation pathogénétique dans l'espoir d'essayer de trouver une solution au problème de la fiabilité de la matière médicale homéopathique. Les réexpérimentations pathogénétiques de *Bryonia* puis de *Belladona* par Pirtkien à l'hôpital Robert-Bosch de Stuttgart sont sûrement parmi les plus rigoureuses. En effet, elles ont été réalisées en double aveugle contre placebo. Les résultats statistiques ont été particulièrement décevants : *Bryonia* fut responsable de diarrhée et *Belladona* de sécheresse de la bouche, symptômes toxocologiques classiques qui apparurent chez les sujets qui absorbèrent des dilutions très basses, à la limite des doses pondérables ; aux dilutions plus élevées, aucune différence significative n'apparut entre la symptomatologie due au remède et celle due au placebo.

Une expérimentation pathogénétique particulièrement intéressante fut conduite en 1983-1984 par l'un des grands noms de l'homéopathie anglaise : A. C. H. Campbell. Huit sujets âgés de 28 à 43 ans reçurent, durant six jours et selon un ordre tiré au sort, des doses croissantes de teinture mère d'*Arnica*, de *Bryonia* et de *Pulsatilla*. Puis, durant les trois jours suivants, les sujets ne reçurent plus rien. Enfin vint une nouvelle période de six jours pendant laquelle ils absorbèrent un autre remède. Chaque jour, les sujets notaient sur un cahier les symptômes qu'ils ressentaient. Bien évidemment, ils ne savaient pas ce qu'ils absorbaient durant chaque période de six jours. À la fin de cette étude, les carnets journaliers furent remis à deux homéopathes chevronnés qui devaient déterminer, en fonction des symptômes décrits par les sujets, ce qu'avaient effectivement pris ces derniers. On demanda également d'en faire autant aux sujets qui avaient participé à l'expérience. Ni les homéopathes ni les sujets eux-mêmes ne purent correctement identifier les remèdes ingérés.

Quelques autres réexpérimentations de remèdes homéopathiques furent effectuées par des homéopathes soucieux de rigueur. Leurs résultats furent toujours du même ordre : impossibilité de différencier les symptômes produits par le remède homéopathique de ceux produits par le placebo.

La contre-attaque des homéopathes

La plupart des homéopathes ne sont pas restés insensibles à de tels résultats. Certains, vraisemblablement les moins nombreux, ont prétexté que les méthodes modernes d'investigation scientifique n'étaient pas adaptées aux subtilités de la matière médicale homéopathique. D'autres ont fait remarquer que tous les investigateurs qui avaient réexpérimenté des remèdes homéopathiques n'avaient pas tenu compte d'un facteur essentiel : la sensibilité du sujet. Cette objection indiscutable mérite quelques développements.

Si l'arsenic à doses pondérables provoque une gastro-entérite chez la plupart des sujets, des dilutions infinitésimales d'arsenic ne produiraient des symptômes que chez les sujets qui y sont sensibles. Pour les homéopathes, cette sensibilité du sujet à l'action du remède est un facteur primordial qu'il faut d'autant plus prendre en compte dans l'expérimentation pathogénétique que le remède est pharmacologiquement inerte (sel de cuisine, poudre de lycopode, calcaire, etc.). Des centaines de milliers d'écoliers ont sucé, des jours durant, des bâtons de craie ou des mines de crayon sans pour autant présenter les symptômes pathogénétiques de *Calcarea carbonica* (le calcaire) ou de *Graphites* (le graphite) ! Tout simplement parce que la plupart n'y sont pas sensibles, rétorqueront les homéopathes.

Mais qu'est-ce donc que cette sensibilité ? Pour mieux la cerner, prenons un exemple. Pour les homéopathes, un individu sensible à l'action de *Pulsatilla* est blond aux yeux bleus, d'un caractère doux et pleurnichard, réservé et émotif, recherchant l'affection et la consolation. En revanche, un enfant petit et trapu, flegmatique et borné, est plus sensible à l'action du calcaire... Un sujet sensible à l'action d'un remède homéopathique se caractérise donc par un ensemble de signes morphologiques et caractérologiques. Pour qu'un sujet sain présente des symptômes spécifiques du remède durant une expérimentation pathogénétique, il est absolument indispensable que l'individu présente les caractéristiques morpho-caractérologiques qui le prédisposeraient à l'action du remède. Or, aucune des vérifications que nous avons abordées n'a été faite chez des sujets *a priori* sensibles à l'action des remèdes homéopathiques réexpérimentés.

Pour vérifier la pertinence d'une telle objection, il serait nécessaire de réaliser à nouveau des vérifications pathogénétiques uniquement chez des sujets présentant les canons homéopathiques de la sensibilité et rigoureusement sélectionnés par des homéopathes qui se seraient mis d'accord sur les critères à prendre en compte. On voit déjà les problèmes méthodologiques que pose la réalisation pratique de telles études : comment trouver des homéopathes qui se mettent d'accord sur la description du type sensible ? Comment recruter les sujets répondant à ce type sensible ? Qui acceptera de financer de telles études ? En 1985, nous avons contacté divers laboratoires homéopathiques afin de leur proposer un protocole expérimental qui permettrait de répondre rigoureusement à toutes ces interrogations. Aucun d'eux n'accepta de « se mouiller » dans une telle étude...

Pourtant, de deux choses l'une, ou bien les homéopathes considèrent cette sensibilité du sujet à l'effet d'un remède comme l'un des fondements de l'expérimentation pathogénétique, et ils doivent alors en apporter la preuve ; ou bien ils regardent cette sensibilité comme accessoire, et ils ne peuvent ignorer de tels résultats.

D'autres homéopathes, parmi les plus lucides, prenant acte des résultats négatifs de ces réexpérimentations pathogénétiques, ont remis en cause le dogme de la similitude. Pour eux, si l'homéopathie a bien reposé, à ses débuts, sur ce principe de similitude, ce n'est plus le cas désormais. Pour eux, l'expérience clinique qu'ont accumulée, avant eux, des générations de praticiens constitue l'assise empirique la plus sûre, gage de l'efficacité thérapeutique du remède. Ainsi, le principe de similitude se voit renvoyé dans les oubliettes de l'histoire. La matière médicale homéopathique repose avant tout sur l'accumulation de faits d'observation clinique chez des malades traités et guère sur l'expérimentation pure et dure chez le sujet sain. Quant à l'efficacité du remède, elle dépend bien plus du savoir-faire du thérapeute que du sacro-saint principe de similitude. Qu'importe alors le principe sur lequel repose l'homéopathie, puisque, en tout état de cause, la seule chose qu'on lui demande est de guérir et qu'elle semble bien y parvenir. Après tout, qu'importe le mécanisme explicatif de l'efficacité d'un médicament si ce médicament est réellement efficace ! Qu'importe l'universalité de ce principe si les remèdes homéopathiques guérissent vraiment ! L'aspirine n'a-t-elle pas soulagé des millions de malades sans que l'on connaisse son mode d'action ? Si l'*Arnica* à dose homéopathique est si efficace dans le traitement des conséquences des traumatismes, ce n'est peut-être pas parce que administré au sujet sain il produit des symptômes similaires, mais tout simplement parce que l'expérience clinique de nombreux homéopathes en a décidé ainsi. Pourtant, cette soi-disant expérience clinique peut être lourde d'illusions. C'est une illusion de considérer l'évolution naturelle d'une maladie qui guérit toute seule comme le signe de l'effet d'un remède. C'est une illusion également de considérer qu'une amélioration liée en fait à des facteurs psychologiques est due au pouvoir pharmacologique du médicament prescrit.

Pour faire la part entre réalité et illusion, les homéopathes devraient faire appel aux méthodes de l'essai clinique contrôlé. En l'état actuel de nos connaissances, il n'existe aucune autre alternative permettant d'évaluer rigoureusement les effets thérapeutiques spécifiques d'un traitement.

L'évaluation des résultats

Les premières tentatives

La plupart des milieux médicaux traditionnels et universitaires du début du XIXe siècle ont rejeté sans appel la nouvelle doctrine homéopathique. Ce fut, par exemple, le cas du Pr Bouillaud qui déclara, lors d'une discussion sur l'homéopathie à l'Académie de médecine, « qu'il n'[avait] pas fait par lui-même d'expériences homéopathiques et même qu'il croirait s'abaisser en voulant constater expérimentalement d'aussi énormes absurdités que celles avancées par Hahnemann ». Cette position de principe atteignit son apogée en Allemagne lorsque le Pr Simon, détracteur acharné de l'homéopathie, fonda une revue exclusivement destinée à combattre la nouvelle doctrine. Elle s'intitulait *Archives anti-homéopathiques*. Dans la tourmente des passions qui se déchaînèrent contre l'homéopathie, de rares médecins de l'école officielle gardèrent pourtant la tête froide et acceptèrent de la soumettre à l'épreuve de l'expérience.

L'un des tout premiers essais fut réalisé en 1821 par E. Stapf, disciple de la première heure de Hahnemann. Stapf aurait ainsi soigné et guéri quelques patients chroniques de l'hôpital de la Charité à Berlin. La commission alors chargée du contrôle des résultats aurait arrêté l'expérimentation et n'aurait pas autorisé la publication des observations favorables aux traitements homéopathiques. Toujours en 1821, un nouvel essai fut entrepris par un autre disciple de Hahnemann, le Dr Wislicenus, à l'hôpital Garrison de Berlin sous le contrôle de chirurgiens militaires.

Wislicenus aurait obtenu des résultats positifs consignés dans un rapport qui aurait été perdu par les militaires. D'autres essais de traitements homéopathiques sur des malades hospitalisés furent conduits en 1828 à Prague, en 1829 à Tulzyn en Podolie et à Naples, en 1830 à Munich et à Lyon. Toutes ces expériences furent menées de la même façon : un médecin homéopathe prenait en charge quelques patients et les résultats des traitements prescrits étaient contrôlés par une commission constituée en partie d'allopathes et en partie d'homéopathes. Le manque de documents précis nous interdit de nous prononcer sur la valeur de ces divers essais. Les quelques comptes rendus qui en ont été faits dans la presse médicale de l'époque rapportent des résultats contradictoires, positifs aux yeux des homéopathes, négatifs aux yeux des tenants de l'école officielle. Malgré le parti pris de bonne volonté dans la collaboration au départ, les passions ne purent se contenir et perturbèrent considérablement l'objectivité qui aurait dû présider à l'analyse des résultats.

Plus intéressant est l'essai entrepris par Armand Trousseau en 1834 à l'Hôtel-Dieu de Paris. Feignant de prescrire un remède homéopathique en granules, il n'administra à certains malades que de l'amidon ou de la mie de pain. Pour la première fois, une recherche thérapeutique utilisait un placebo. Certains malades furent améliorés par cette préparation inerte. Trousseau conclut que les effets thérapeutiques des remèdes homéopathiques étaient essentiellement d'ordre psychologique : « De cette première partie de nos expériences, il est permis de conclure que les substances les plus inertes, telles que l'amidon, administrées homéopathiquement, c'est-à-dire en agissant sur l'imagination des malades, produisent des effets tout aussi énergiques que les médicaments homéopathiques les plus puissants. »

Un autre essai fut réalisé en 1832 par le Dr Hermann à l'hôpital de Saint-Pétersbourg. L'originalité de cet essai réside dans le fait que la thérapeutique homéopathique fut comparée à la méthode dite expectante (les malades étaient à la diète, recevaient des bains et des lavements ainsi que de la tisane d'orge miellée, mais tout remède réputé actif était exclu). En l'espace de cinq mois, le Dr Hermann traita par l'homéopathie 395 patients atteints de diverses maladies : 341 guérirent, 23 moururent et 31, toujours malades, furent transférés dans d'autres divisions. La méthode expectante fut appliquée à 341 malades dont 260 guérirent et 9 moururent. En somme, les remèdes homéopathiques ne firent pas mieux que la simple abstention thérapeutique.

On peut facilement imaginer que ce premier « essai comparatif » apporta de l'eau au moulin des médecins traditionnels pour qui les succès des traitements homéopathiques devaient, en fait, être mis sur le compte des bons soins de Dame Nature... Cependant, il ne faut pas croire que les expériences effectuées au cours du XIXᵉ siècle furent toutes défavorables à l'homéopathie. Les succès obtenus par cette nouvelle thérapeutique durant l'épidémie de choléra de 1832 puis, plus tard, dans le traitement de la pneumonie furent à l'origine de nombreuses conversions de médecins de l'école officielle. Par exemple, J. Mabit, professeur à l'école de médecine de Bordeaux, étudia puis pratiqua l'homéopathie au vu de ses résultats dans le traitement du choléra. En 1860, P. Jousset, médaille d'or des hôpitaux de Paris, étudia l'effet d'un remède homéopathique (le tartre stibié ou *Antimonium tartaricum*) sur l'évolution de la pneumonie. Pour cela, il compara minutieusement l'évolution de la maladie des patients soumis au traitement homéopathique à celle de patients laissés sans traitement (toujours la méthode expectante). Et P. Jousset de conclure : « Avec l'expectation, la première amélioration dans la maladie ne se montre pas avant le huitième jour ; la résolution commence après le dixième et se termine le plus souvent le vingt-huitième jour. Avec le traitement homéopathique, l'amélioration commence toujours le troisième ou le quatrième jour du traitement [...] ; et la résolution complète de l'hépatisation est habituellement obtenue après huit jours de traitement. »

Si, aujourd'hui, ces résultats sont particulièrement difficiles à interpréter et strictement invérifiables (traiter une pneumonie par homéopathie et non par antibiotiques constituerait une grave faute professionnelle), il n'en demeure pas moins vrai que l'apparente supériorité de l'homéopathie sur la médecine traditionnelle dans le traitement de la pneumonie, mais surtout du choléra fut à l'origine de bon nombre de conversions de médecins classiques. Ce fut aussi en grande partie le moteur de l'extension de l'homéopathie dans toute l'Europe.

Les déconvenues américaines

Si les travaux précédents furent réalisés durant la première moitié du XIXe siècle sous le contrôle de commissions mixtes, constituées à la fois d'homéopathes convaincus et d'allopathes particulièrement sceptiques, les travaux américains furent conduits par des homéopathes à l'esprit critique au cours des premières décennies du XXe siècle. Aujourd'hui encore, l'homéopathie revendique une efficacité étonnante dans les maladies infectieuses de l'enfant. On prétend encore souvent que l'homéopathie réduit la durée de l'évolution, l'intensité des symptômes et la fréquence des complications des maladies infectieuses infantiles. Il en était de même au siècle dernier, particulièrement en ce qui concerne la scarlatine et la coqueluche. Cependant, certains homéopathes américains ont mis en doute la véracité de telles affirmations et ont voulu vérifier par eux-mêmes l'efficacité réelle des traitements homéopathiques.

Chadwell entreprit le premier d'évaluer l'efficacité de

Belladona dans le traitement de la scarlatine. Pour cela, il soigna un jeune malade sur deux par des dilutions de *Belladona* et s'aperçut, à terme, que les cas traités par le remède homéopathique n'évoluaient pas mieux que ceux qui n'avaient pas été traités du tout. Les homéopathes reprochèrent bien évidemment à Chadwell d'avoir soigné tous ses patients par le même remède, ignorant ainsi le principe fondamental de l'homéopathie : la personnalisation du traitement au patient. Quelques années après, C. Wesselhoeft Junior, un autre homéopathe américain, voulut vérifier les résultats de Chadwell dans son service spécialisé dans le traitement des maladies infectieuses infantiles de l'hôpital de Boston. Il observa ainsi 227 patients : la moitié étaient traité par *Belladona* et les autres ne recevaient aucun médicament. À l'instar de Chadwell, Wesselhoeft ne constata pas de différence entre l'évolution des scarlatines traitées par le remède homéopathique et celles qui ne le furent point. Les homéopathes adressèrent à Wesselhoeft le même reproche qu'à Chadwell : l'absence d'individualisation du traitement homéopathique au patient en fonction des symptômes caractéristiques qu'il présentait.

En 1916, le même C. Wesselhoeft Junior mit sur pied une étude similaire pour évaluer la valeur thérapeutique de deux remèdes homéopathiques les plus souvent recommandés dans le traitement de la coqueluche : *Drosera* et *Corallium rubrum*. La moitié des enfants reçut donc les remèdes homéopathiques et pas l'autre. Wesselhoeft, à la fin de l'étude, n'observa aucune différence notable entre les deux groupes. Les coqueluches des enfants traités par homéopathie ne guérirent pas mieux que celles des enfants qui ne le furent pas. En 1938, à la clinique pédiatrique du New York Medical College, le Pr Simonson entreprit des études comparatives chez des enfants présentant des affections des voies aériennes supérieures, en particulier des rhino-pharyngites. C'est ainsi que chez 207 enfants présentant une rhino-pharyngite, 22 reçurent un placebo et 34 des remèdes homéopathiques. Au bout de deux semaines de traitement, 73 % des enfants ayant reçu le placebo et 76 % de ceux ayant été soignés par homéopathie étaient guéris. Dans une autre étude chez des enfants atteints de rhume aigu non compliqué, le Pr Simonson n'observa aucune différence dans la durée de l'affection entre les enfants traités par homéopathie et ceux qui reçurent un placebo.

Confirmations allemandes des déconvenues américaines

Ignorant les travaux de Wesselhoeft sur la coqueluche, deux médecins allemands de la clinique infantile de l'hôpital Rothenburgsort de Hambourg, les Drs W. Bayer et B. Schilsky, voulurent juger l'efficacité de l'homéopathie dans cette affection. À cette fin, deux groupes d'enfants furent constitués : l'un de 68 enfants âgés d'un mois à un an, l'autre de 102 âgés de deux à six ans. Dans chacun de ces deux groupes, un enfant sur deux fut traité par homéopathie, l'autre ne recevant aucun médicament mais simplement des soins hygiéniques. Contrairement aux études précédentes, celle-ci prenait en compte la personnalisation du traitement. Le médecin pouvait en effet choisir le remède homéopathique qui lui semblait le mieux convenir au jeune patient. Les auteurs conclurent qu'« aucune différence n['avait pu] être établie dans les deux groupes quant à la durée de la maladie et la fréquence des complications ».

Lorsque August Bier, l'un des plus éminents chirurgiens allemands, prit publiquement la défense de l'homéopathie en 1925, un mouvement favorable à cette thérapeutique prit alors naissance dans quelques milieux universitaires allemands. Ce mouvement devait aboutir à la création en novembre 1928 d'un chaire d'homéopathie à l'université de

Berlin et, plus tard, à une importante vérification, sur ordre des autorités nazies, de l'efficacité réelle de cette thérapeutique. Le rapport que Fritz Donner écrivit une trentaine d'années plus tard parle de fiasco. Même s'il n'a pas été publié, il est sûr qu'il a joué un rôle pour chasser l'homéopathie des hôpitaux, en particulier à Berlin et à Leipzig.

L'évaluation contemporaine des effets thérapeutiques des remèdes homéopathiques

La littérature homéopathique foisonne d'observations cliniques montrant que tel malade, atteint de tel trouble et présentant tel symptôme, a reçu tel médicament homéopathique et a guéri. Il n'est, bien sûr, pas possible d'accepter pour preuves de l'efficacité thérapeutique de l'homéopathie de telles observations isolées. Il n'est pas question, non plus, de se faire une idée de cette efficacité au vu des résultats des très nombreux essais cliniques non comparatifs qui ont été réalisés par des médecins homéopathes. Ces essais non comparatifs, également appelés essais « ouverts », ont tous été réalisés, plus ou moins, de la même façon : quelques malades, présentant des troubles similaires, sont traités par des remèdes homéopathiques différents selon le principe d'individualisation. Le médecin observe alors le pourcentage de réussite, qui exprime le nombre de patients guéris. Mais, là non plus, la guérison du patient n'est pas forcément due à l'absorption du remède. Ces essais cliniques ouverts regroupent en fait souvent des observations cliniques isolées. Or multiplier les observations n'augmente pas nécessairement la valeur scientifique des résultats. Dans le domaine thérapeutique, il semblerait que les chiffres possèdent une fonction magique : plus le nombre de malades apparemment guéris par un traitement est grand, plus grande est la confiance que placent certains médecins dans l'efficacité de ce traitement. Qu'importe si la méthode qui a abouti à ces résultats ne vaut pas un clou !

Ce n'est que récemment que l'homéopathie s'est résolue à passer sous les fourches caudines de l'essai clinique contrôlé. Un essai clinique contrôlé a pour but d'évaluer rigoureusement l'efficacité d'un traitement en faisant la part entre ce qui revient à l'effet pharmacologique propre du médicament, à l'évolution spontanée de la maladie et à l'effet placebo, les trois facteurs qui jouent un rôle important dans l'apparente guérison d'un patient recevant un traitement. L'un des premiers essais comparatifs de bonne tenue méthodologique a été réalisé par des médecins anglais en 1980. Depuis, à peine plus d'une centaine d'essais ont été conduits de par le monde. Comparé à l'utilisation de l'homéopathie, il s'agit d'un chiffre étonnamment ridicule. Plusieurs raisons à cela.

Tout d'abord, contrairement à l'industrie pharmaceutique « allopathique », les fabricants de médicaments homéopathiques n'ont pas été obligés de constituer des dossiers complets de demande d'autorisation de mise sur le marché (AMM) pour chacun de leurs médicaments. Les autorités administratives, en particulier, n'ont jamais demandé aux laboratoires homéopathiques d'apporter la preuve de l'efficacité de leurs médicaments comme cela se fait pour toute autre spécialité pharmaceutique. Un tel état de choses, à l'évidence, n'a pas favorisé la réalisation d'essais cliniques rigoureux. Ensuite, et jusqu'à une date récente, les grands essais de médicaments étaient menés à l'hôpital. Or les médecins hospitaliers, dans leur immense majorité, n'ont jamais été très motivés par la réalisation, dans leur service, d'essais de médicaments homéopathiques. L'absence d'une législation imposant aux médicaments homéopathiques les mêmes contraintes qu'aux autres médicaments et la difficulté pour les laboratoires homéopathiques de trouver des expérimentateurs expliquent largement l'indigence actuelle de l'évaluation thérapeutique de l'homéopathie. Quelques essais ont malgré tout été réalisés.

L'un des premiers a été conduit en 1980 par une équipe de médecins anglais comprenant des homéopathes et des rhumatologues. Il fit beaucoup de bruit à l'époque car ses résultats, apparemment favorables à l'homéopathie, furent publiés dans une revue internationale de haut niveau. Dans cet essai, quarante-six malades atteints de polyarthrite rhumatoïde furent suivis en ambulatoire à la consultation externe du service de rhumatologie de l'hôpital de Glasgow par deux médecins homéopathes qui les classèrent en deux groupes : ceux qui présentaient une symptomatologie clinique abondante permettant une prescription conforme à la méthode homéopathique et ceux qui présentaient une symptomatologie pauvre rendant la prescription homéopathique difficile. Les patients furent alors examinés par un troisième médecin, totalement indépendant des deux autres et ne participant pas à l'évaluation des effets des médicaments, qui les répartit en deux groupes de vingt-trois. Les patients du premier groupe recevaient, en plus des médicaments « allopathiques » qu'ils prenaient habituellement, des médicaments homéopathiques tandis que les malades du second groupe recevaient des placebos en tous points identiques aux remèdes homéopathiques. D'après les auteurs de l'essai, les patients avaient donné leur accord pour participer à cette étude. Ils savaient qu'elle était conduite en double aveugle contre placebo mais ignoraient que les remèdes testés étaient homéopathiques. Les patients étaient examinés très attentivement par les médecins homéopathes dès qu'ils étaient inclus dans l'étude, puis tous les quinze jours durant un mois, et enfin tous les mois durant cinq mois. Un certain nombre de critères furent choisis pour évaluer les effets du traitement : intensité de la douleur, indice de sensibilité articulaire, force de préhension, circonférence des articulations des doigts, durée de la raideur matinale. Un médecin indépendant des homéopathes mesurait ces divers critères pour chacun des malades qui participaient à l'essai, au début, puis tous les mois durant trois mois. Au terme de l'essai et après dépouillement et analyse des résultats, dix-neuf patients ayant reçu les médicaments homéopathiques virent leur état s'améliorer ; en revanche, seulement cinq personnes parmi celles qui avaient reçu le placebo ressentirent une amélioration. Par ailleurs, les auteurs ne constatèrent aucune différence entre sous-groupes à symptomatologie riche ou pauvre. À la lumière de ces résultats, il semblerait évident que les remèdes homéopathiques aient montré, chez ces patients, une efficacité supérieure à celle du placebo.

Cependant, pour affirmer qu'une différence d'efficacité entre un médicament et un placebo est bien due à l'effet du médicament, il est absolument nécessaire d'être certain que les deux groupes de patients sont, au début de l'étude, en tous points comparables. Si, dans cet essai, les deux groupes de patients étaient comparables quant aux caractéristiques essentielles de leur maladie, on ne sait rien de la répartition exacte, entre les groupes, des traitements classiques qu'ils prenaient. Ces traitements étaient différents (aspirine, dextropropoxyphène, indométacine, ibuprofène, etc.), et il est tout à fait possible que les patients des deux groupes n'aient pas strictement pris les mêmes médicaments.

Pour mieux comprendre le problème, il suffit de raisonner sur une hypothèse. Supposons que parmi l'ensemble des médicaments classiques que continuaient de prendre les malades, l'un d'eux fût nettement plus efficace que les autres. Si le groupe de patients ayant reçu les remèdes homéopathiques prenait des quantités plus importantes de ce médicament classique que les patients du groupe ayant reçu le placebo, il est bien certain que la différence entre les deux groupes était liée à la prise de ce médicament plutôt qu'à l'effet des remèdes homéopathiques. Comme, au début de l'essai, les deux groupes de patients n'étaient pas en tous points comparables, il n'est pas légitime d'attribuer la différence constatée entre les deux groupes aux effets des médicaments homéopathiques. Pour que les résultats de cet essai fussent acceptables, il aurait impérativement fallu que tous les patients de chaque groupe prissent le même médicament « allopathique » (par exemple uniquement de l'aspirine) et à des doses similaires. Pour démontrer l'existence de faits extraordinaires – en l'occurrence, l'effet de médicaments qui ne contiennent rien ou presque –, il est nécessaire de prendre des précautions extraordinaires. C'est d'ailleurs ce manque de précautions méthodologiques rigoureuses qui caractérise l'essentiel des essais contrôlés en homéopathie.

Il serait long et fastidieux de décortiquer chacun de ces essais afin de relever les erreurs et les failles qui rendent incertains les résultats. Nous nous contenterons simplement de prendre quelques exemples parmi les plus significatifs. En 1979, T. Castelain étudia l'action de deux remèdes homéopathiques, *Raphanus* 5 CH et *Opium* 15 CH, sur le délai de la reprise du transit des matières et des gaz après intervention chirurgicale sur l'abdomen. En effet, une intervention sur le tube digestif entraîne la sidération des mouvements intestinaux responsable d'un arrêt du transit. Cet arrêt du transit se traduit par l'absence d'émission des selles et des gaz durant les premiers jours qui suivent l'intervention. La symptomatologie de ce trouble est relativement simple et varie peu d'un patient à l'autre, ce qui ne nécessite pas une prescription très personnalisée des remèdes homéopathiques. C'est pour cette raison que T. Castelain a prescrit le même traitement homéopathique à tous ses patients. Comparée à l'absence de traitement homéopathique, l'association d'*Opium* et de *Raphanus* semblait accélérer la reprise du transit des patients opérés.

Cependant, cet essai n'a pas été réalisé en double aveugle et il n'y a pas eu de tirage au sort. Malgré ces biais méthodologiques, les résultats positifs de cette étude ont stimulé la réalisation d'un essai similaire mais avec une méthodologie plus rigoureuse. Ce second essai a été réalisé en 1982 dans le service de chirurgie générale et digestive de l'hôpital Avicenne de Bobigny. La méthode était celle du double-aveugle contre placebo chez 96 malades ayant subi une intervention chirurgicale de la sphère digestive. La moitié des patients reçut, après tirage au sort, le remède homéopathique (en l'occurrence *Opium* 15 CH), l'autre le placebo. L'effet du médicament était jugé sur le temps écoulé entre la fermeture de la paroi abdominale par le chirurgien et l'apparition des premiers gaz ainsi que des premières selles. Après analyse statistique des résultats, les auteurs constatèrent que le remède homéopathique réduisait de façon significative le délai de la reprise du transit des gaz mais pas celui des selles. Or, s'il est relativement aisé de mesurer, avec une certaine précision, l'heure et la date des premières selles, il en est tout autrement pour l'émission des premiers gaz. Surtout si cette émission a lieu la nuit, durant le sommeil de l'opéré et des expérimentateurs. La différence constatée peut être due plus à l'imprécision du critère de mesure qu'à l'effet du remède homéopathique.

Par ailleurs, le tirage au sort n'était pas parfait, et cette imperfection pouvait également introduire une erreur importante dans l'appréciation des résultats. Pour des raisons que nous ne connaissons pas, une étude similaire a été réalisée l'année suivante, en 1983, dans le service de chirurgie de l'hôpital de Vienne. L'objectif de l'essai était le même que le précédent : apprécier l'effet thérapeutique de trois remèdes homéopathiques (*Arnica* 9 CH, *Opium* 9 CH et *Raphanus* 9 CH) sur la reprise du transit des matières et des gaz chez des patients opérés de l'abdomen. Cet essai, de plus grande envergure que le précédent, puisqu'il a été mené chez deux cents patients, a mis en évidence l'effet favorable des remèdes homéopathiques. Néanmoins, ce travail présentait les mêmes faiblesses méthodologiques que l'étude précédente : l'imprécision pour mesurer l'un des critères d'efficacité, mais surtout l'existence d'une faille dans le tirage au sort.

Ainsi, trois études différentes portant sur le même trouble et utilisant toutes le même remède homéopathique – l'opium – ont donné des résultats convergents : les remèdes homéopathiques seraient efficaces chez des patients qui ont subi une intervention chirurgicale digestive. L'affaire aurait pu s'arrêter là. Ces résultats ont apporté de l'eau au moulin des croyants, mais n'ont pu convaincre les sceptiques.

C'est alors qu'intervint le pouvoir politique en la personne du ministre des Affaires sociales et de la Solidarité nationale, Georgina Dufoix. Lors d'une conférence de presse, le 13 décembre 1985, le ministre annonça la réalisation en milieu hospitalier d'un essai en double-aveugle de remèdes homéopathiques, la constitution immédiate de deux commissions chargées d'établir un programme d'enseignement universitaire de l'homéopathie et de l'acupuncture sanctionné par des diplômes et enfin la naissance d'une Fondation pour l'évaluation des thérapeutiques alternatives qui disposerait d'une clinique d'une centaine de lits à Cannes. Un Groupe de recherches et d'essais cliniques en homéopathie (Grecho) a été ensuite créé. Il était présidé par le Dr Jean-Pierre Muyard, psychiatre et psychanalyste, sympathisant des médecines douces et ami personnel du ministre. Le Pr Daniel Schwartz de l'Unité 292 de l'Inserm, l'un des papes de la statistique, fut associé à la présidence du groupe. Les autres membres de ce groupe étaient : le Dr Jacques Benveniste de l'Inserm, le Dr Yves Coquin, alors fonctionnaire à la Direction de la pharmacie et du médicament ; le Dr Jean-Bernard Crapanne, responsable de la commission Recherche clinique du Syndicat national des médecins homéopathes français et le Dr Bernard Poitevin, alors directeur de la recherche des Laboratoires homéopathiques de France, représentant également le Syndicat national des médecins homéopathes français.

Le Grecho se proposait de vérifier les résultats apparemment positifs obtenus en chirurgie digestive que nous avons précédemment relatés mais aussi de réaliser des essais cliniques en pédiatrie et en dermatologie. Du fait de la dissolution du groupe pour des raisons d'ordre politique en 1986, seul le premier essai a été mené à bien. Le protocole de l'essai a été essentiellement élaboré par le Pr Schwartz et le Dr Poitevin en accord avec les autres membres du Grecho et de l'Association de recherche en chirurgie, ainsi que du Groupe de recherche et d'étude de la paroi abdominale. Autrement dit, cet essai a été mis sur pied en totale collaboration entre scientifiques, universitaires et médecins homéopathes. Le protocole a été soumis, pour avis, à l'Académie de médecine. Le groupe de travail plus particulièrement chargé des médecines alternatives a présenté le 15 octobre 1985 un rapport qui a été adopté à l'unanimité par l'auguste assemblée. L'Académie exprima le regret de ne voir figurer dans le groupe d'étude qui avait établi le protocole ni un spécialiste en chirurgie viscérale, ni un gastro-entérologue, ni un pharmacologue universitaire. Elle formula le souhait que l'expression « loi de similitude » soit placée entre guillemets et que le traitement statistique des résultats prenne en compte le degré de gravité de chaque intervention chirurgicale. Enfin, l'Académie insista sur la nécessité d'un contrôle analytique très rigoureux du solvant et de la pureté des remèdes homéopathiques utilisés.

Les experts statisticiens avaient calculé que pour démontrer une éventuelle efficacité du traitement homéopathique sur la reprise du transit des matières et des gaz après intervention chirurgicale digestive, il fallait compter cent cinquante patients par groupe. Pour trouver un tel nombre de patients en un délai raisonnable, afin que l'essai ne s'éternise pas et que ses résultats soient connus au plus vite, il est nécessaire que plusieurs services hospitaliers y participent. C'est ce que l'on appelle un essai multicentrique. Dans le cas présent, douze centres hospitaliers ont donné leur accord. Ainsi, six cents patients des deux sexes, âgés de plus de dix-huit ans, ayant donné leur consentement et ayant subi une intervention digestive sans risque élevé de complications opératoires furent séparés par tirage au sort en quatre groupes de cent cinquante. Les patients du premier groupe ne reçurent aucun traitement ; ils furent seulement attentivement observés. Les patients du second groupe reçurent, quatre fois par jour, des granules de placebo. Ceux du troisième groupe reçurent des granules d'*Opium* 15 CH et ceux du quatrième et dernier groupe reçurent des granules d'*Opium* 15 CH et de *Raphanus* 5 CH.

L'essai fut bien évidemment réalisé en double aveugle et rien ne permettait de distinguer les malades recevant le placebo de ceux qui avaient droit à des remèdes homéopathiques. L'efficacité des remèdes homéopathiques était essentiellement appréciée par la durée, exprimée en heures, entre la fermeture de la paroi abdominale par le chirurgien et l'émission des premières selles par le malade. Toutes les précautions possibles furent prises pour garantir l'authenticité des résultats. Afin de contrôler la bonne fabrication des remèdes homéopathiques et d'éviter toute accusation de fraude, des experts de la Pharmacie centrale des hôpitaux de Paris surveillèrent toutes les étapes de la préparation des médicaments homéopathiques et du placebo par les laboratoires Boiron. La liste des codes de tirage au sort fut effectuée devant huissier. Enfin, Mme Mayaux de l'Unité 292 de l'Inserm contrôla point par point le bon déroulement de l'essai en vérifiant, par exemple, si les médicaments étaient bien donnés aux patients les week-ends et les jours fériés.

Après dépouillement et analyse des résultats, on constata que le délai de la reprise du transit était le même dans les quatre groupes. La conclusion des auteurs est claire : « Les résultats ne montrent aucune différence qui permette de conclure à l'efficacité de ces produits sur le transit, ni même à un effet placebo [...]. Il importe de noter que les traitements choisis représentent un cas relativement exceptionnel dans la pratique homéopathique puisqu'ils ne sont pas individualisés selon les patients. Les résultats acquis dans le cadre de cet essai ne peuvent donc pas être extrapolés à toute l'homéopathie. »

Jusqu'à cet essai, l'énorme majorité des études censées évaluer l'efficacité thérapeutique des remèdes homéopathiques dépendait, plus ou moins directement, des laboratoires homéopathiques fabricants. Pour la première fois en France, un essai a été planifié, contrôlé et réalisé d'un commun accord entre médecins homéopathes et médecins hospitalo-universitaires, en collaboration avec l'Inserm, et en totale indépendance vis-à-vis de l'industrie pharmaceutique homéopathique. C'est dire l'importance historique et scientifique d'une telle entreprise.

Mais l'intérêt de cet essai va bien au-delà de ses résultats. Il montre surtout l'absence de valeur scientifique de résultats provenant d'études mal faites. Dans un billet de la revue *Prescrire,* le Pr Jean-Pierre Boissel, l'un des plus éminents pharmacologues français, écrivait : « L'expérience a montré que plus un essai était mal planifié et mal conduit, plus il avait de chances de donner des résultats positifs. » Cet aphorisme trouve ici une éclatante démonstration. Un essai clinique extrêmement rigoureux a infirmé les résultats d'essais antérieurs mal conduits. La seconde leçon à tirer de cette histoire est d'ordre épistémologique. Les résultats de cet essai ne peuvent bien évidemment être extrapolés à toute l'homéopathie. Qu'*Opium* et *Raphanus* n'aient pas plus d'effet qu'un placebo dans la reprise du transit ne signifie pas nécessairement qu'un autre remède homéopathique n'est pas efficace pour une autre affection. Au lendemain de la publication des résultats de cet essai par la revue britannique *Lancet,* la presse grand public ne s'est pas privée d'extrapoler à toute l'homéopathie. *Le Monde* titra « Un rapport de l'Inserm : l'homéopathie inefficace » et *Le Figaro* « Homéopathie : efficacité mise en doute ».

Beaucoup plus intéressantes sont les réactions d'homéopathes notoires qui ne prirent pas part à l'essai. Alors que ces derniers avaient salué les résultats positifs des essais antérieurs et les présentaient même comme des preuves de l'effet thérapeutique des remèdes homéopathiques, ils fustigèrent maintenant les homéopathes qui avaient accepté de participer à une telle entreprise. Ils leur reprochaient, par exemple, de ne pas avoir choisi des dilutions adéquates : *Opium* aurait assurément donné de meilleurs résultats en 5 CH qu'en 15 CH. Pourquoi ne pas l'avoir associé à un autre remède homéopathique ? Il est toujours facile, une fois le résultat connu, de prétexter que l'on aurait pu faire mieux en faisant autrement.

Dans ces conditions, on peut légitimement se poser la question de savoir si l'efficacité réelle du médicament homéopathique est scientifiquement vérifiable. Si chaque étude bien conduite donnant des résultats négatifs est remise en question par certains pour des raisons doctrinales, nous ne sommes plus dans le domaine de la science mais de la croyance. En présence de résultats négatifs, un homéopathe pur et dur pourra en effet toujours prétexter que le remède prescrit n'était pas celui qui convenait le mieux au cas du patient. Cet argument a été régulièrement utilisé par les homéopathes pour justifier l'échec du remède homéopathique dans le cadre d'essais contrôlés correctement menés.

Prenons l'exemple d'un essai réalisé à Londres en 1982 chez trente-six patients âgés de 18 à 85 ans et souffrant d'arthrose de la hanche ou du genou. Les malades qui avaient accepté librement de participer à cette étude devaient présenter des signes cliniques et radiologiques indubitables d'arthrose. Par ailleurs, la douleur dont ils se plaignaient devait impérativement correspondre aux caractéristiques de celle pour laquelle les homéopathes prescrivent du *Rhus toxicodendron*. C'est-à-dire une douleur aggravée par le repos et le début du mouvement puis améliorée par la poursuite du mouvement, aggravée par temps froid et humide et améliorée par la chaleur. Malgré ces précautions, le remède homéopathique ne s'étant pas montré dans cet essai plus efficace que le placebo, les homéopathes reprochèrent aux auteurs d'avoir prescrit le même remède homéopathique à tous les patients. Pourtant, les responsables de cette étude (à la fois des rhumatologues et des homéopathes) avaient pris en compte les principales caractéristiques du remède. Les principales bien évidemment, mais pas toutes. En l'occurrence, cinq caractéristiques du remède avaient été prises en compte. Le problème est alors de savoir quel est le nombre minimum de caractéristiques qui indiquent le remède avec certitude, c'est-à-dire celui-là et pas un autre. Ces caractéristiques variant grandement d'un traité de matière médicale à l'autre, la solution n'est pas simple...

Pour que l'on puisse prendre en compte de telles objections, par ailleurs tout à fait légitimes sur le plan homéopathique, il faudrait établir un consensus entre homéopathes de bonne volonté quant à la symptomatologie homéopathique minimum indispensable à la prescription du remède. C'est difficile, mais pas impossible. Et tant pis pour les mystiques qui croient encore à la toute-puissance de leur doctrine thérapeutique.

Cet argument sera, à n'en point douter, à nouveau brandi

par les ardents partisans de l'homéopathie pour fustiger les résultats obtenus dans un essai sur le traitement homéopathique des verrues plantaires. Les verrues représentent, aux yeux de bon nombre de médecins, une excellente indication de l'homéopathie. De plus, un ancien responsable médical du leader mondial des laboratoires homéopathiques a écrit dans l'un de ses ouvrages de thérapeutique homéopathique que cette dernière guérissait environ 80 % des patients porteurs de verrues [1].

C'est pour vérifier une telle assertion que des médecins québécois, responsables de l'Unité de recherche clinique en médecine familiale du Centre hospitalier de l'université Laval, mirent sur pied un essai clinique contrôlé afin d'évaluer l'efficacité réelle d'un traitement homéopathique des verrues plantaires. Ainsi, 174 patients présentant une ou plusieurs verrues plantaires furent recrutés grâce aux médias locaux et participèrent à l'essai. Cet essai fut bien évidemment réalisé en double aveugle : la moitié des patients reçut, après tirage au sort, et durant six semaines, le traitement homéopathique (ce dernier consistait en la prise d'une dose hebdomadaire de *Thuya* 30 CH et en la prise de cinq granules quotidiens d'*Antimonium crudum* 7 CH et de *Nitricum acidum* 7 CH), l'autre moitié reçut le placebo sous forme de granules de sucre non imprégnés. Les auteurs prirent d'importantes précautions méthodologiques afin d'assurer le maximum de valeur à leurs résultats : patients sélectionnés sur des critères cliniques précis, n'ayant reçu aucun autre traitement dans les trois mois précédant leur participation à l'étude, diagnostic des verrues assuré par deux médecins, appréciation de la prise correcte des médicaments, etc. L'efficacité du traitement était appréciée sur le nombre de patients entièrement guéris au bout de six,

---

1. Dr Jacques Jouanny, *Notions essentielles de thérapeutique homéopathique*. Ce livre est le type parfait de texte homéopathique pseudo-scientifique : il mêle affirmations péremptoires et explications physiopathologiques fumeuses.

douze et dix-huit semaines. Les résultats se passent de tout commentaire : 4,8 % des patients du groupe homéopathie et 4,6 % des patients du groupe placebo étaient guéris en six semaines, 13,4 % et 13,1 % respectivement en douze semaines, 20 % et 24,4 % au terme des dix-huit semaines. Nous sommes loin des 80 % de guérison annoncés !

Malheureusement, le traitement des verrues plantaires ne fut pas individualisé selon l'un des principes fondamentaux de l'homéopathie et les résultats sont, à ce titre, tout à fait critiquables. Soulignons cependant que cet essai fut réalisé grâce à une subvention des laboratoires Boiron ; ces derniers n'auraient pas engagé un centime s'ils n'avaient eu la certitude d'un succès fort probable.

En 1991, deux articles sont parus dans des revues médicales de haut niveau, qui font la synthèse des résultats des essais cliniques obtenus en homéopathie. La première publication a été réalisée par deux scientifiques français, C. Hill de l'Institut Gustave-Roussy de Villejuif et F. Doyon de l'Unité 287 de l'Inserm. Leurs conclusions sont identiques aux nôtres : « On ne peut pas considérer que la valeur thérapeutique de l'homéopathie soit démontrée. L'homéopathie n'a pratiquement aucun effet indésirable et soulage essentiellement des troubles par un traitement adapté à chaque patient à la suite d'un interrogatoire minutieux ; elle possède donc toutes les propriétés d'un bon placebo, et son effet peut être seulement un effet placebo. L'homéopathie a, en fait, été évaluée dans des affections particulièrement sensibles à l'effet placebo... » Et les auteurs d'écrire que le grand nombre d'essais indispensables pour prouver un éventuel effet de l'homéopathie aurait un coût financier hors de proportion avec leur utilité et ne modifierait en rien les préjugés favorables ou défavorables des patients et des médecins envers l'homéopathie.

Cette façon de voir n'est pas partagée par trois épidémiologistes néerlandais qui, au vu des mêmes études, auraient plutôt le sentiment que les remèdes homéopathiques peuvent être efficaces, mais qu'une démonstration convaincante et définitive de cette activité nécessite la poursuite de recherches. À leurs yeux, il existe suffisamment de résultats troublants – même si les protocoles de recherche sont loin d'être toujours parfaits – pour que l'on veuille en savoir plus. L'avis opposé de deux équipes de chercheurs réputés pour leur sérieux et qui ont très attentivement analysé le même matériel scientifique montre qu'il est difficile de laisser ses préjugés au vestiaire avant de formuler un jugement objectif.

La mémoire de l'eau

Une polémique scientifique a défrayé la chronique en 1988 : celle de la mémoire de l'eau. Par le passé, de nombreux chercheurs ont cru mettre en évidence l'effet biologique de médicaments homéopathiques à des dilutions telles qu'ils ne contenaient plus la moindre molécule de la substance de base. Mais cette année-là, pour la première fois, une étude montrant que l'homéopathie avait un fondement scientifique a paru dans la revue *Nature*, qui est, avec *Science*, l'une des publications scientifiques les plus renommées. Deux siècles après la « révélation », était-ce la « confirmation » ?

L'article était signé de treize noms, dont celui de J. Benveniste, directeur de l'unité d'immuno-allergologie 200 de l'Inserm. Il était intitulé « De l'antisérum très dilué anti-IgE induit la dégranulation de basophiles humains ». Cet article semblait montrer que des dilutions extrêmes, bien au-delà du nombre d'Avogadro, d'anticorps dirigés contre une classe particulière d'immuno-globuline – les

IgE –, pouvaient avoir un effet biologique sur un modèle expérimental particulier : le test de dégranulation des basophiles [2]. Le texte était accompagné d'un éditorial sibyllin intitulé « Quand croire l'incroyable ? ». Une note de l'éditeur annonçait : « Les lecteurs de cet article peuvent partager le scepticisme des nombreux référés qui ont relu et critiqué les nombreuses versions de l'article durant ces derniers mois. Le résultat essentiel est qu'une solution aqueuse d'un anticorps est capable de provoquer une réponse biologique même si elle est diluée de façon telle qu'il n'existe qu'une chance négligeable de trouver une seule molécule. Il n'existe aucune base physique à une telle activité. De ce fait, et avec la collaboration cordiale du Pr Benveniste, *Nature* a mis en place avec des investigateurs indépendants une vérification des expériences. Un compte rendu de ces vérifications paraîtra sous peu. »

Une petite voix se fait entendre...

Après une nuit de labeur acharné et de cogitations intensives, notre ami Henri Broch proposa début juillet, sur son service Minitel de l'université de Nice, une étude critique très approfondie de l'article paru dans *Nature*. Il

---

2. Le test de dégranulation des basophiles a été mis au point par J. Benveniste lui-même. Il consiste à mettre en présence, *in vitro*, des polynucléaires basophiles (variété de globules blancs jouant un rôle dans les troubles allergiques) d'un patient supposé allergique avec la substance chimique responsable de l'allergie. Ces globules blancs particuliers contiennent dans leur cytoplasme des sortes de vésicules riches en histamine (substance chimique en partie responsable des symptômes liés à l'allergie) lesquelles se vident à l'extérieur du globule blanc lorsque ce dernier est mis en contact avec l'agent allergisant (on dit alors que le globule blanc a dégranulé puisque ses « granules » se sont vidés dans le sang). Les globules blancs qui se sont ainsi vidés de leur contenu ne peuvent plus être colorés par le bleu de toluidine contrairement aux globules blancs qui n'ont pas dégranulé. Cette coloration permet de reconnaître les basophiles qui se sont décolorés des autres et de calculer ainsi le pourcentage maximal de dégranulation par rapport à un échantillon témoin de sang provenant d'un sujet exempt d'allergie. Le test consiste donc à comparer les pourcentages de dégranulation des globules blancs basophiles d'un échantillon sanguin provenant d'un sujet allergique à celui d'un autre qui ne l'est pas.

devait également participer au comité constitué par la revue pour vérifier les assertions de J. Benveniste. Afin de restituer l'intégralité, sans aucune déformation, du témoignage de Henri Broch, voici *in extenso* le texte d'une lettre qu'il nous a adressée et dont le contenu devait servir de substance à un article pour la revue *Prescrire*. Par manque de place, cet article n'a jamais été publié. La lettre de Henri Broch s'intitule « Bref historique laissant de côté de nombreux détails piquants quasiment indescriptibles, qui, sinon, donneraient lieu à un roman-presque-fleuve ». Henri Broch écrivait :

« Fin juin 1988, Claude Benski, secrétaire du Comité français pour l'étude des phénomènes " paranormaux ", me contacte pour me demander d'aller début juillet à Paris rencontrer John Maddox et al. (qui s'y rendront également), afin de participer à l'enquête ou tout au moins participer à une conférence de presse de mise au point : les Anglo-Saxons seraient désireux d'avoir un Français. OK. (C'est Claude, Argentin parlant parfaitement l'anglais, qui assurera toutes les liaisons.)

À partir de là, nombreux contacts téléphoniques tous azimuts. Activités variées : recherches d'informations, essais pour me procurer l'article de *Nature*, achat billet avion et recherche hôtel (épique en cette période surtout avec en plus des impératifs de proximité de lieu !)...

Je réussis à faire " mettre en réserve " une équipe de télévision d'A2 pour traiter ce sujet et assurer le " scoop " (?) de la conférence de presse.

30 juin 1988 : j'apprends par le Pr Charpin (Marseille) que j'ai contacté qu'il n'a pas du tout entériné les travaux de Benveniste mais qu'au contraire il a envoyé un démenti au journal *Le Monde*, qui avait cité son nom, démenti jamais publié bien sûr ! (et que l'Institut Weizmann, cité également, n'est pas dans le coup, etc.) ; les Milanais que j'ai contactés ne sont au courant de rien...

1er juillet 1988 : télex de Henri Broch à John Maddox (rédacteur en chef de *Nature* et responsable de la " contre-expertise ") (université de Nice à MacMillan G.-B., Uninice à Macmil 183 1550) : expliquant qu'en tant que représentant du Comité français à la réunion qui doit avoir lieu à Paris (le 5, 6 ou 7 juillet 1988) avec lui-même et les autres enquêteurs, il me paraît nécessaire d'avoir une copie de l'article du Dr Benveniste et col. *avant* cette réunion.

Je demande l'envoi par courrier urgent ou mieux par le réseau d'ordinateurs Earn (tous les codes nécessaires sont évidemment donnés).

1er juillet 1988 : deuxième télex de Henri Broch à John Maddox. (Uninice à Macmil 183 1615) : autre possibilité pour l'envoi de l'article, la télécopie par le téléfax de l'université.

Aucune réponse obtenue à ces télex.

Randi (illusionniste professionnel dépêché par *Nature* pour participer à l'enquête dans le laboratoire de J. Benveniste), pendant son " enquête " dans le laboratoire Inserm (au passage, début de l'enquête le 4 juillet au matin, alors que le 3 juillet au soir, Randi n'avait toujours pas lu ni même vu l'article en question !) nous parle de *major fraud*, d'une véritable bombe qui allait exploser... Et cela... pour apprendre finalement (quelques heures avant mon départ pour Paris) que, tout compte fait, Maddox, Randi et Stewart ne jugent plus nécessaire la présence d'un Français et annulent même la conférence de presse !

Parallèlement à cela, divers contacts.

– 5 juillet 1988 : la revue *Nature* (abonnement) arrive à l'université de Nice. Je travaille sur la publication de Benveniste et al. l'après-midi et la nuit du 5 au 6 juillet.

– 6 juillet 1988 : mon analyse critique de l'article de *Nature* est disponible, dans le dossier homéopathie, sur le service Minitel 36. 15 code ZET, service officiel de l'université de Nice.

Cette analyse a mis en évidence une faille méthodologique tellement énorme (latitude de positionnement de L/2 pour un signal qui se voudrait de longueur d'onde L !) que l'on peut se demander comment *Nature* a pu publier un tel article.

J'explique très succinctement (ZET est un service national grand public) que la reproductibilité demandée en science fait défaut et que " l'information contenue dans la rythmicité trouvée est tout simplement nulle car cette rythmicité n'existe pas comme pourrait peut-être le montrer très simplement la sommation légitime (au point de vue conceptuel et statistique) des expériences " dont une figure de l'article se veut " représentative d'au moins dix expériences " (les autres courbes n'étant pas fournies).

Je soulève aussi le problème des marges d'incertitude sur les nombres de basophiles présentés ; la conclusion étant " GIGO ", comme disent les informaticiens américains : *Garbage In, Gargage Out* (si l'on met des déchets à l'entrée, cela entraîne évidemment des déchets à la sortie !).

Je montre que l'on est en présence d'un tri des données où bien sûr seuls les résultats positifs sont présentés !

(L'analyse donnée sur ZET le 6 juillet démontrait clairement que la rythmicité prétendument observée était un leurre ; il n'était NUL besoin pour le prouver de faire une commission d'enquête qui découvrira, plus tard, cela dans... les cahiers de laboratoire !)

7 juillet 1988 : télex de Henri Broch à l'AFP. (Uninice à AFP 189 1756) signalant la non-validité des résultats publiés dans *Nature*...

J'espérais (naïvement ?) qu'après cela la " mémoire de l'eau " ne continuerait point à accroître sa résonance médiatique... »

Ainsi, moins d'une semaine après sa publication, Henri Broch montrait que l'article de *Nature* contenait des insuffisances méthodologiques telles que cela ôtait toute valeur aux résultats.

L'enquête de Nature

Deux conditions avaient été exigées par *Nature* pour accepter la publication d'une telle étude : d'une part, la reproduction des résultats par d'autres laboratoires (condition remplie puisque des chercheurs de trois laboratoires étrangers – Canada, Israël, Italie – furent cosignataires de l'article), et d'autre part, le contrôle des méthodes expérimentales par une commission nommée par la revue sur les lieux mêmes du laboratoire du Dr Benveniste à Clamart, en région parisienne.

La composition de cette commission d'enquête peut paraître fort curieuse puisqu'elle était constituée de James Randi, prestidigitateur américain spécialisé dans le dépistage de la fraude lors de l'étude des phénomènes réputés paranormaux (c'est lui qui a démystifié les supercheries d'Uri Geller) accompagné de son assistant, du rédacteur en chef de *Nature*, John Maddox en personne, et de Walter Stewart, biologiste américain particulièrement réputé dans le dépistage des fraudes dans la recherche biomédicale. La constitution d'une telle commission montrait, à l'évidence, que la revue anglaise était décidée à traquer l'erreur méthodologique, voire la fraude délibérée.

Le contrôle a été réalisé durant la première semaine de juillet 1988 et les résultats ont été publiés dans le numéro du 28 juillet 1988 de *Nature*, sous le titre : « Essais de hautes dilutions : une illusion », formule qui résumait bien les résultats auxquels étaient parvenus les membres de la commission d'enquête. Leurs conclusions se résumaient à cinq principaux points :

« Le soin avec lequel les expériences ont été réalisées n'égale pas le caractère extraordinaire des allégations concernant leur interprétation. En particulier les divers protagonistes de cette étude n'ont guère dépensé d'énergie pour rechercher des causes d'erreurs possibles dans le déroulement des expériences (influence des solvants acides à titre d'exemple), pour essayer d'apporter des explications à un certain nombre de résultats négatifs et surtout pour réaliser les diverses manipulations avec une rigueur méthodologique indispensable (lecture conjointe des résultats par deux observateurs totalement aveugles [3]).

Les phénomènes décrits ne sont pas reproductibles, sans que les auteurs de l'étude aient sérieusement cherché à comprendre pourquoi ;

Les données ont été analysées sans tenir compte des erreurs d'échantillonnage prévisibles et inévitables ;

Aucune tentative sérieuse n'a été faite pour éliminer les erreurs systématiques, y compris les biais liés à l'observateur. [Les membres de la commission d'enquête avaient en particulier noté que la plupart des données recueillies dans les cahiers de laboratoire provenaient d'expériences durant lesquelles la même personne avait été responsable de la préparation des dilutions, de la réalisation du test et de sa lecture.]

Le climat du laboratoire a été hostile à une vérification des résultats. »

Reste le problème des résultats retrouvés par d'autres laboratoires. *Nature* n'a pas pu avoir accès aux données du laboratoire de Toronto, car le consentement des auteurs alors injoignables n'a pu être obtenu. Les résultats israéliens ont été obtenus lors du séjour d'une collaboratrice directe de J. Benveniste dans ce laboratoire en mars 1987. Il semblerait qu'il y ait eu alors des problèmes de contamination par des protéines étrangères. Quant aux données italiennes qui sembleraient confirmer celles du laboratoire de J. Benveniste, elles poseraient les mêmes problèmes méthodologiques. Par manque d'informations supplémentaires, *Nature* n'a pu se prononcer plus avant.

Dans sa réponse aux critiques souvent acerbes de *Nature*,

---

3. Au sens méthodologique du terme et non, bien évidemment, à son sens propre. Dans le cas des expériences de J. Benveniste, eu égard au fait que leurs résultats reposaient uniquement sur l'interprétation visuelle, fort subjective donc, d'une décoloration, il aurait été impératif que les observateurs qui comptaient les basophiles décolorés ne sachent absolument pas d'où provenait l'échantillon soumis à leur sagacité. C'est ce que l'on appelle une lecture en aveugle.

J. Benveniste a remis en cause la compétence des investigateurs (il est vrai qu'aucun d'eux n'avait de compétence particulière dans le domaine de l'immuno-pharmacologie de l'allergie, mais cela était-il vraiment nécessaire ?), le sérieux des méthodes utilisées et le climat de suspicion et d'hystérie *(sic)* dans lequel les vérifications auraient été faites (par exemple, Walter Stewart aurait crié ou ri très fort durant certaines expériences, tandis que James Randi aurait amusé la galerie par ses tours de passe-passe). Après avoir stigmatisé les méthodes « inquisitoriales » utilisées par la revue anglaise, J. Benveniste concluait : « La seule façon d'établir définitivement la réalité de résultats discutés est de les reproduire. »

Le temps des premières vérifications

On aurait pu penser que la publication du travail de l'équipe de J. Benveniste et la polémique qui avait suivi la publication de l'enquête de *Nature* allait être le détonateur d'une foule de vérifications expérimentales indépendantes. Il n'en a presque rien été. Seuls trois auteurs indépendants ont publié leurs vérifications des allégations de l'équipe de J. Benveniste sous forme de lettres à la revue *Nature* : H. Metzger et ses collaborateurs ont montré, en utilisant un modèle très voisin de celui de J. Benveniste, que des hautes dilutions d'antésérun anti-IgE de lapin n'ont aucun effet sur la libération de séritonine des basophiles leucémiques du rat ; J. C. Seagrave a montré qu'aucune dilution d'anti-corps supérieure à n(10^{-4}) n'a d'effet sur la libération de sérotonine des mastocytes du rat ; S. Bonini et ses collaborateurs ont reproduit strictement les conditions expérimentales de l'article princeps mais ont utilisé le microdosage de l'histamine libérée plutôt que le comptage des basophiles décolorés [4]. Ils n'ont alors constaté aucun effet des dilutions supérieures à $10 n^{-4}$. Aux yeux de J. Benveniste, ces divers résultats ne remettent pas en cause les siens, car ils ont tous été obtenus avec des protocoles expérimentaux qui n'étaient pas en tous points identiques à celui que son équipe a utilisé.

Les dilutions ont-elles un effet biologique ?

Depuis très longtemps, les homéopathes ont essayé de montrer – par l'expérimentation en laboratoire sur des animaux, des végétaux, des organes et des cellules isolées – l'effet biologique de leurs dilutions infinitésimales. Toutes les expériences réalisées avant les années 1980 (et les toutes premières datent de la fin du XIXᵉ siècle) manquent de rigueur scientifique et leurs résultats traduisent plus les illusions de leurs protagonistes que la réalité de l'action pharmacodynamique des microdoses dynamisées.

L'idée d'une modification de certaines caractéristiques physiques de la solution hydro-alcoolique utilisée pour diluer les substances médicamenteuses homéopathiques ne date pas d'hier et constitue depuis longtemps la seule hypothèse apparemment logique pour rendre compte de l'effet biologique de quelque chose qui ne contient plus rien. La mémoire de l'eau n'est, décidément, pas loin.

Un certain nombre d'expérimentations tendrait à prouver – aux yeux des tenants de la doctrine – que l'effet des dilutions infinitésimales disparaît si on les chauffe ou si on les expose à des ultrasons. Toutes les expériences effectuées

---

4. La décoloration du basophile est liée au fait que ses granules vident leur contenu à l'extérieur du globule blanc. Tout le monde admet – ce qui est tout à fait logique – que le phénomène de dégranulation s'accompagne d'une libération d'histamine qu'il est alors possible de doser. Or la décoloration des basophiles observée par J. Benveniste et son équipe ne s'accompagne pas d'une telle libération d'histamine. Curieux, non !

en ce domaine, loin de montrer la réalité du phénomène, sont une frappante illustration de l'effet des préjugés de l'expérimentateur sur les résultats de l'expérience. Le mécanisme sous-tendant un tel phénomène est très vraisemblablement celui de la sélection, plus ou moins consciente, des données : dans toute une série d'expériences, l'expérimentateur ne retient et n'analyse que les résultats qui vont dans le sens de ses hypothèses. Ce tri des données est une façon de procéder tellement généralisée dans la recherche scientifique (de mauvais niveau, bien sûr) qu'on ne voit pas pourquoi l'homéopathie y échapperait.

Il ne serait pas honnête de notre part de nier qu'il existe quelques expérimentations (deux ou trois en tout) rigoureusement conduites – particulièrement celles qui portent sur l'étude de l'élimination urinaire et fécale de l'arsenic sous l'influence de dilutions infinitésimales de ce même métalloïde chez des rats préalablement intoxiqués – et qui sembleraient montrer un effet pharmacodynamique de ces dilutions. On ne peut raisonnablement balayer d'un trait de plume de tels résultats ou feindre de les ignorer... Ces expérimentations mériteraient d'être confirmées en toute indépendance vis-à-vis des laboratoires homéopathiques fabricants, car elles peuvent ouvrir un champ nouveau d'exploration à la connaissance scientifique.

Quoi qu'il en soit, si jamais certaines de ces expériences venaient confirmer l'action de certaines dilutions infinitésimales sur des modèles biologiques particuliers, cela n'apporterait, à nos yeux, aucune caution scientifique à la valeur thérapeutique réelle des remèdes homéopathiques. Le pouvoir de guérir du médicament homéopathique ne peut être, en effet, apprécié que par des essais cliniques extrêmement rigoureux.

On l'a vu, aucun des essais montrant un effet positif du remède homéopathique n'est exempt de biais méthodologique. Autrement dit, il existe toujours une erreur, dans l'élaboration du protocole, la conduite de l'essai ou l'analyse des résultats, qui empêche de conclure favorablement sans risque de se tromper. À l'inverse, les essais correctement conduits sur le plan méthodologique n'ont pas montré que les remèdes homéopathiques avaient une efficacité supérieure à un placebo. Mais il est vrai qu'ils ne prennent pas toujours en compte la personnalisation du traitement, élément essentiel de la thérapeutique homéopathique. La plupart des études ont été réalisées chez des sujets dont l'affection évolue spontanément vers la guérison ou est particulièrement sensible à l'effet placebo. Pour démontrer, dans ce type de troubles, l'effet d'un médicament (homéopathique ou allopathique), la méthodologie de l'étude doit être particulièrement rigoureuse et nécessite souvent un nombre important de sujets.

Il est incontestable que la prescription du remède homéopathique a lieu dans des conditions qui ne peuvent qu'augmenter la probabilité de survenue et l'intensité de l'effet placebo. Cette conception du remède homéopathique en tant que « placebo optimisé » n'est qu'une hypothèse. Elle repose sur l'étude minutieuse du dossier mais n'a reçu, à ce jour, aucune confirmation scientifique. Cependant, elle est étayée par des arguments plus convaincants que ceux qui plaident en faveur d'un effet pharmacodynamique spécifique du médicament homéopathique. En supposant que cet effet spécifique existe pour certains médicaments homéopathiques et à certaines dilutions, il est très vraisemblable que l'intensité de cet effet soit modeste par rapport à un placebo prescrit dans les mêmes conditions. Mettre en évidence un tel effet nécessiterait des essais lourds et coûteux. Qui paiera ? Normalement, les laboratoires homéopathiques qui fabriquent les médicaments. Mais il n'est pas toujours très sain d'être à la fois juge et partie. Il faudra bien qu'un organisme à l'autorité scientifique reconnue et indépendant des laboratoires homéopathiques soit constitué par les pouvoirs publics (à l'instar du Grecho) afin de répondre à la question cruciale : les remèdes homéopathiques ont-ils un effet thérapeutique supérieur à celui d'un placebo ?

Chapitre 6

Les aiguilles qui soignent

Comme l'homéopathie, l'acupuncture a séduit nombre de médecins occidentaux. C'est, à ce jour, la plus vieille médecine connue puisque certains historiens font remonter son apparition dans l'art médical à quelque cinq millénaires.

La naissance d'un art et l'élaboration d'une doctrine

Lorsque G. Soulié de Morant, consul de France et sinologue distingué, fit paraître en 1935 son *Précis de la vraie acupuncture chinoise*, il ne pensait sans doute pas que son livre allait être la pierre angulaire du développement et de l'extension de l'acupuncture dans la médecine occidentale. S'il semble incontestable que Soulié de Morant fut le véritable instigateur de l'extension de la médecine acupuncturale en France et en Europe, il n'en fut en rien l'initiateur, comme on le croit trop souvent. Ainsi, au début du XIXe siècle, le Dr Louis Berlioz, père du célèbre compositeur, pratiqua l'acupuncture et, par ses écrits, s'exposa à la verve sarcastique d'Armand Trousseau et de Henri Pidoux dans leur *Traité de Matière médicale et de thérapeutique*, dont la première édition remonte à 1836. Mais bien avant Berlioz, dès la fin du XVIIe siècle, l'art acupunctural a fait de sporadiques apparitions dans l'art de guérir. Le *Dictionnaire encyclopédique des sciences médicales* nous apprend qu'inconnue des médecins grecs, latins et arabes, l'acupuncture fut introduite en Europe en 1679 par un médecin de la Compagnie des Indes du nom de Ten-Rhyne.

Plusieurs siècles avant Jésus-Christ, l'acupuncture est née en Chine. Dater plus précisément son origine dans l'histoire de la médecine chinoise exposerait à de lourdes erreurs. Selon Claire Sagnières [1], l'idéogramme chinois actuel qui signifie « médecine » est très proche de celui qui signifie « flèche ». Par ailleurs, le graphisme actuellement utilisé par des milliers d'Asiatiques dans toutes les expressions comprenant la racine « médicale » ne fait pas référence à l'idée de médicaments mais probablement à celle d'acupuncture. Sur des carapaces de tortue, attribuées à la période Yin (quinze à dix siècles avant J.-C.), on a découvert des idéogrammes primitifs et parmi ceux-ci, celui qui signifie « médecine » ressemble, à s'y méprendre, à une flèche. C'est pour cette raison que plusieurs auteurs ont émis l'hypothèse d'une relation entre cet idéogramme, les rituels magiques et la découverte des techniques d'acupuncture. Selon Claire Sagnières, il est ainsi tout à fait possible que des sorciers qui utilisaient des flèches pour

---

1. Ancienne interne des hôpitaux de Lyon, puis spécialiste en médecine interne et assistante à l'hôpital universitaire de Genève, le Dr Sagnières a passé plusieurs années au Japon pour étudier l'acupuncture zen. Imprégnée de l'enseignement traditionnel de son maître et rompue à la pensée rationnelle de la médecine scientifique occidentale, Claire Sagnières a publié un ouvrage sérieux qui fait référence. Nous lui empruntons l'essentiel de l'argumentation historique ainsi que les principales indications cliniques de l'acupuncture.

tuer les démons ayant pris possession du corps du malade, en soient venus à les introduire à travers la peau pour tuer le démon logé dans l'endroit douloureux.

La plus ancienne mention écrite concernant l'acupuncture date de 580 avant J.-C. Il s'agit d'un des commentaires du *Livre des Printemps et des Automnes,* histoire de la Chine du VIIIᵉ au Vᵉ siècle avant J.-C., dont l'auteur est inconnu.

Dès ses origines, l'acupuncture est intimement associée à deux autres méthodes de soins : les massages et la moxibustion. La pratique du massage chinois nécessite de la part du thérapeute une attitude mentale de perception-intuition quasi maternelle, état d'esprit qui a toujours été considéré comme essentiel par tous les courants philosophiques asiatiques. Lorsqu'il exerce son art des massages, le thérapeute chinois masse souvent et profondément certains points d'acupuncture. La moxibustion est une technique presque toujours associée à l'acupuncture en Asie. Elle consiste à chauffer certains points d'acupuncture en faisant brûler de la bourre d'armoise soit sous forme de bâtonnets incandescents rapprochés de la peau, soit sous forme de cônes, de la taille d'un grain de riz, posés sur la peau. Ces deux techniques de soin, massages et moxibustion, sont encore très largement pratiquées, de nos jours, en Asie.

L'importance du Tao

Issue d'un inextricable amalgame de magie et d'empirisme, l'acupuncture s'est alors trouvée marquée du sceau de la philosophie taoïste, qui a grandement contribué à la théorisation de cette méthode thérapeutique. Dans ses grandes lignes, le Tao se caractérise par l'alternance régulière du Yin – le pôle négatif, la matière, l'eau, le froid, etc.

– et du Yang – le pôle positif, l'énergie, le soleil, le jour, le chaud, etc. Le taoïsme est donc une façon d'expliquer l'univers par le jeu de forces contraires qui lui sont néanmoins inhérentes : le Yin engendre le Yang qui, à son tour, engendre le Yin. À cette conception dialectique du fonctionnement des « mille choses de l'univers » s'est associée la théorie des Cinq Éléments, beaucoup moins surprenante pour un esprit occidental, qui a déjà entendu parler de la conception grecque des quatre éléments. Les cinq éléments chinois sont le Bois, le Feu, la Terre, le Métal et l'Eau. Par analogie, tout ce qui existe dans l'univers peut être classé dans l'une de ces cinq catégories. Par exemple, l'eau est également le symbole de l'hiver, du nord, du froid, du noir ; le feu représente aussi l'été, la plénitude, le sud, la chaleur, l'âge adulte, le rouge, etc.

L'énergie et les méridiens

La « Bible » de l'acupuncture traditionnelle est avant tout le *Livre de médecine interne de l'empereur Jaune*, écrit deux siècles avant J.-C. et qui connut de très nombreuses éditions et modifications. C'est la dernière édition de l'époque Ming (1368-1644) qui fait actuellement référence. La physiologie des anciens Chinois décrivait douze organes et entrailles dont les noms correspondent le plus souvent à ceux de notre anatomie actuelle mais dont les fonctions sont parfois fort différentes : le foie, le cœur (qui correspond en fait au psychisme), le maître du cœur (le cœur proprement dit et le système artériel), la rate-pancréas, le poumon, le rein, la vésicule biliaire, l'intestin grêle, le gros intestin, la vessie et le triple réchauffeur (sans équivalent dans la médecine classique). À chacune de ces entités correspond un méridien comportant un trajet externe allant, par le tissu sous-cutané, jusqu'aux extrémités des membres et un trajet interne allant jusqu'à l'organe en question. Ces douze méridiens permettent la circulation de l'énergie Yin ou Yang dont dépend le bon fonctionnement de l'organisme.

Les points d'acupuncture

Situés sur le trajet externe du méridien, les points d'acupuncture, de localisation anatomique souvent très précise, sont des points d'entrée ou de sortie de l'énergie qu'il est possible de moduler par la piqûre. Il serait vain d'essayer de donner une définition précise du terme d'énergie auquel se réfère en permanence la médecine chinoise. Si ce terme renvoie parfois à notre conception occidentale de l'énergie, il signifie également beaucoup d'autres choses, souvent en rapport avec la conception philosophique du monde sous-jacente et toujours hermétique à notre forme de pensée rationnelle.

Le nombre de points d'acupuncture a considérablement varié selon les époques. De 160 dans le *Livre de médecine interne de l'empereur Jaune*, deux siècles environ avant J.-C., leur nombre atteint 351, quatre siècles et demi après, dans l'*ABC de l'acupuncture*. À la fin du premier millénaire de l'ère chrétienne, le nombre de points d'acupuncture s'élève à 649, pour atteindre 657 en 1354. En 1982, lors d'un congrès international à Manille, l'Organisation mondiale de la santé a fixé officiellement le nombre de points à 361 et a standardisé leur appellation.

L'idée reçue selon laquelle le nombre de points d'acupuncture serait identique au nombre des jours de l'année semble avoir pour origine l'influence de néo-confucianistes qui insistaient sur l'analogie entre le macrocosme et le microcosme, entre l'homme et l'univers. Le nombre de 365 points d'acupuncture n'est en tout cas mentionné dans aucun traité traditionnel.

La prise des pouls

Indissociable de la pratique de l'acupuncture est la prise des pouls. À chaque méridien correspond un pouls particulier dont les caractéristiques traduisent l'état énergétique du méridien. Comme il existe douze méridiens, on compte également douze pouls. Le *Livre de l'empereur Jaune* décrit une douzaine de lieux anatomiques où il est possible de prendre les pouls (pouls carotidien, temporal, fémoral, radial, cubital, tibial postérieur, pédieux, etc.). Chacun de ces lieux, identiques aux localisations anatomiques des pouls de la médecine occidentale, étant situé sur un méridien différent, ils furent considérés comme les pouls respectifs de chaque méridien. Cependant, le pouls radial étant le plus accessible et ne nécessitant aucun déshabillage (ce qui était culturellement interdit), il est devenu le lieu de prédilection de la prise de l'ensemble des pouls.

Les Chinois anciens ont ainsi décrit de subtiles modifications des pouls aboutissant à une séméiologie particulièrement complexe. Le *Livre des pouls,* rédigé en l'an 300 de notre ère, décrit sept types de pouls superficiels (flottant, dicrote, lisse, plein, vibrant, tendu, élargi) et huit types de pouls profonds (minuscule, immergé, relâché, râpeux, lent, prostré, humide, faible). Les Chinois divisaient les deux pouls radiaux droit et gauche en douze parties qu'ils examinaient séparément et qui correspondaient aux douze méridiens. La valeur d'un acupuncteur pouvait alors se juger par l'effet de son traitement au niveau des pouls : une modification perceptible des pouls après la séance d'acupuncture signait l'effet favorable du traitement.

À partir du XIIe siècle, et jusqu'au seuil du XXe, en particulier sous l'influence du néo-confucianisme, la théorie de l'art acupunctural s'est considérablement compliquée pour aboutir à un corpus quasi incompréhensible et stérile, totalement coupé de toute référence à la pratique.

Telles sont, esquissées dans leurs grandes lignes, les principales étapes historiques des origines de l'acupuncture.

L'acupuncture est-elle vraiment efficace ?

De toutes les médecines alternatives, l'acupuncture est incontestablement celle qui a donné lieu au plus grand nombre de travaux cliniques et par conséquent de publications. Comme le note fort justement Claire Sagnières, il suffit de compulser l'*Index Medicus* (recueil bibliographique mensuel de l'ensemble des travaux médicaux publiés dans le monde) pour constater qu'entre 1976 et 1986, plus de mille six cents études concernant l'acupuncture ont été publiées. De plus, le nombre de publications augmente chaque année.

La plupart de ces travaux sont des études ouvertes : un groupe de patients présentant des troubles similaires est traité par acupuncture, et l'auteur de l'essai relève le pourcentage de patients guéris ou améliorés. Si ces études montrent bien qu'un grand nombre de malades sont nettement soulagés et même guéris, par cette méthode, elles ne permettent absolument pas de démontrer l'effet spécifique de l'acupuncture. Les critiques concernant cette méthode d'évaluation sont strictement les mêmes que celles formulées au sujet de l'homéopathie. Nous n'y reviendrons donc pas.

L'acupuncture est très souvent réputée efficace dans le traitement des douleurs des affections rhumatologiques, plus particulièrement dans celui des lombalgies (le classique mal aux reins). Des milliers d'anecdotes racontent des cas de lombalgie chronique résistante aux traitements plus ou moins agressifs de la médecine traditionnelle, mais soulagée et souvent rapidement guérie par quelques séances d'acupuncture pratiquées par un maître de l'art. D'innombrables histoires circulent ainsi, véhiculées par la littérature acupuncturale, par les acupuncteurs eux-mêmes et leurs patients. Claire Sagnières elle-même ne craint pas de sacrifier à cette tradition du témoignage personnel pour appuyer ses affirmations : « Lors de mon premier séjour au Japon, il m'arriva de souffrir de lombalgies aiguës. J'étais alors en vacances et séjournais dans une petite ville, à plus de trois heures de train du Dôjô d'acupuncture de mon Maître. Je décidai alors d'aller consulter l'acupuncteur du quartier. (Il est toujours très instructif de recevoir soi-même des traitements d'acupuncture ou d'observer divers acupuncteurs pratiquer leur technique.) Malheureusement le résultat fut catastrophique ! Le traitement lui-même s'avéra douloureux et, surtout, à peine sortie de l'officine, je me retrouvai le rachis lombaire complètement bloqué. Incapable de faire trois pas, je dus m'appuyer contre une voiture et héler un taxi pour rentrer chez moi. Là, je restai cinq jours étendue, en attendant un léger mieux qui me permît de prendre le train pour aller consulter mon Maître. Je reçus alors un traitement très minutieux et assez long (presque une heure) fait de stimulations très légères et de nombreux moxas. Je sortis du Dôjô extrêmement améliorée, mais il subsistait une sorte d'endolorissement et je n'osais pas faire de mouvements brusques. Le lendemain matin j'étais guérie... » On ne peut, bien sûr, nier la bonne foi des uns et des autres. Mais cette façon de faire n'a rien de scientifique.

Les principaux essais réalisés

Pour démontrer l'efficacité réelle de l'acupuncture, il est nécessaire, comme pour toute autre thérapeutique, de réaliser des essais cliniques contrôlés. C'est ce qui a été fait avec plus ou moins de bonheur. En effet, il est extrêmement difficile de réaliser un placebo d'acupuncture. La technique qui a été le plus souvent utilisée dans ces essais est la puncture de faux points. Malheureusement, elle n'élimine pas l'élément fondamental de l'art de guérir : la confiance du thérapeute dans l'efficacité de ce qu'il fait. Il n'est pas absurde de penser qu'un acupuncteur pique avec beaucoup plus de conviction les vrais points que les faux ; ainsi, le résultat final est beaucoup plus le reflet de sa conviction que de l'efficacité propre de sa méthode de traitement. Les résultats des essais réalisés chez les lombalgiques sont souvent contradictoires. Certaines études montrent que l'acupuncture a un effet supérieur à l'acupuncture placebo ; d'autres mettent en évidence une égale efficacité. Néanmoins, plus les travaux sont scientifiquement rigoureux, moins les résultats penchent en faveur de l'acupuncture.

La plupart des autres indications classiques de l'acupuncture dans le registre rhumatologique (torticolis, tendinites, périarthrite scapulo-humérale) ne sont pas étayées par les résultats d'essais cliniques contrôlés incontournables.

Dans le domaine des céphalées migraineuses ou non (vraies migraines ou simples maux de tête), troubles que l'acupuncture est censée bien soigner, on ne peut contester les résultats positifs de certains travaux mais on ne peut également que constater l'étroite corrélation entre l'absence de différence acupuncture vraie/acupuncture placebo et la rigueur méthodologique du protocole utilisé. Des épidémiologistes néerlandais ont mené une recherche bibliographique très fouillée concernant les essais cliniques contrôlés évaluant l'acupuncture dans le traitement des douleurs chroniques. Ils ont trouvé qu'il existait cinquante et une études. Ils ont noté la valeur méthodologique de chaque étude sur 100 en fonction des standards de qualité habituels (nombre de patients, homogénéité des groupes, tirage au sort, qualité de la technique du double aveugle, etc.). Selon ces critères, une étude d'une rigueur scientifique exceptionnelle devrait obtenir la note maximum de 100. En fait, aucun de ces travaux ne dépasse le score de 62. Et les résultats des meilleurs essais, ceux dont le score est supérieur ou égal à 50, sont totalement contradictoires. Ces mêmes épidémiologistes s'étaient livrés à une étude similaire quelques années auparavant et avaient ainsi passé au crible les résultats de quatre-vingt-onze essais cliniques contrôlés de l'acupuncture dans le traitement de la douleur, de l'asthme et dans le sevrage tabagique. Leurs conclusions sont sans appel : les essais démontrant l'intérêt de l'acupuncture (quarante en tout) sont grevés de plus d'erreurs méthodologiques que ceux qui ne révèlent aucune différence entre la vraie acupuncture et l'acupuncture placebo. Ces conclusions sont très proches des résultats obtenus par des auteurs suisses à partir d'un travail similaire.

Le deuxième grand domaine de prédilection de l'acupunture, à l'instar de l'homéopathie, ce sont les maladies dites fonctionnelles ou psychosomatiques. Deux affections de ce type, l'asthme et divers troubles fonctionnels digestifs, ont fait l'objet de travaux cliniques rigoureux publiés dans des revues médicales réputées. Certains de ces travaux ont montré que l'acupuncture était efficace, mais on se heurte une fois encore à l'effet de la conviction du thérapeute ; dans une affection comme l'asthme, il est absolument déterminant.

L'acupuncture a également été l'objet d'une évaluation méthodique dans un certain nombre d'autres affections :

prévention des nausées et vomissements induits par l'anesthésie générale et les traitements chimiothérapiques anticancéreux, aide au sevrage alcoolique et tabagique, traitement des syndromes dépressifs, etc. Dans ces indications, les résultats de l'acupuncture sont contradictoires. À titre d'exemple, nos trois épidémiologistes néerlandais ont cherché à évaluer l'intérêt de l'acupuncture pour l'aide au sevrage du tabac (quinze études ont été réalisées en ce domaine), de l'héroïne (cinq études) et de l'alcool (deux études). Selon leur technique habituelle, ils ont attribué une note à chacune de ces études en fonction de leur rigueur méthodologique. Leurs conclusions rejoignent celles de leurs études antérieures : les essais les plus rigoureusement réalisés ne montrent aucune différence entre l'acupuncture vraie et l'acupuncture placebo. Et plus les essais sont méthodologiquement mauvais, plus les résultats sont favorables à l'acupuncture.

Les difficultés d'une évaluation rigoureuse

Le problème posé par l'évaluation scientifique des effets de l'acupuncture est d'autant plus compliqué qu'il existe deux conceptions forts différentes de cette technique thérapeutique. Cela rend délicat le choix du placebo.

La conception traditionnelle, tout d'abord, insiste sur la personnalisation du traitement par le rééquilibrage énergétique et surtout la spécificité d'action du point d'acupuncture. Pour les tenants de cette conception, l'acupuncteur ne peut être efficace que s'il pique son patient aux points précis fournis par la systématisation topographique traditionnelle. Dès lors, il suffirait de piquer un centimètre à côté du vrai point pour obtenir un point placebo. En revanche, les tenants d'une conception plus moderne ne pensent pas que les points possèdent cette spécificité d'action. Rompus aux théories neurophysiologiques qui ont cours aujourd'hui sur la genèse et le contrôle des stimulus douloureux, ils pensent que l'acupuncture agit en inhibant la sensation douloureuse pathologique. Selon cette optique, que l'on pique au niveau du vrai point ou deux centimètres à côté revient strictement au même. Cette conception moderne de l'acupuncture qui la rapproche d'autres techniques physiothérapiques, comme le massage réflexe ou l'électrostimulation transcutanée [2], est satisfaisante pour l'esprit puisqu'elle réconcilie, en partie, l'art de guérir asiatique avec les théories neurophysiologiques occidentales. Pour autant, elle ne facilite pas la réalisation d'essais contrôlés.

La technique de stimulation du point d'acupuncture non plus par piqûre mais par rayonnement laser de faible énergie permettra peut-être de réaliser un bon placebo. En effet, la stimulation laser du point d'acupuncture n'entraîne aucune sensation particulière et le rayonnement n'est pas visible – ou s'il l'est, il est relativement aisé de le cacher – il est donc impossible pour le patient, comme pour le médecin, de savoir si le laser fonctionne (acupuncture vraie) ou ne fonctionne pas (acupuncture placebo). Une telle méthode vient d'être utilisée pour évaluer les effets de l'acupuncture laser chez quarante-neuf patients atteints d'épicondylite (affection classique des joueurs de tennis qui se traduit essentiellement par une douleur du coude gênant considérablement les mouvements du bras). Dans cette étude, la véritable acupuncture vraie (laser branché) ne

---

2. L'électrostimulation transcutanée consiste à stimuler par un courant électrique particulier une région douloureuse. Pour cela, une électrode est appliquée sur la peau. Cette méthode thérapeutique est fondée sur une théorie qui prétend que certains stimulus – en l'occurrence, la stimulation électrique – peuvent diminuer la sensation douloureuse en bloquant au niveau des fibres nerveuses la transmission de la douleur. Un certain nombre d'études contrôlées ont montré l'efficacité de cette technique dans le traitement de certaines manifestations douloureuses. D'autres études n'ont pas montré de différence entre la stimulation vraie et la stimulation placebo.

s'est pas révélée plus efficace que l'acupuncture placebo (laser débranché). Reste à savoir si l'ensemble des acupuncteurs sera d'accord pour admettre que l'aiguille traditionnelle et le rayon laser agissent de manière parfaitement identique...

À la recherche de preuves objectives

Dans toutes les médecines dites « parallèles », mais plus particulièrement pour l'homéopathie et l'acupuncture, on constate l'existence d'une sorte de double filière dans la recherche des preuves : les tenants de ces médecines essaient d'apporter des preuves de leur efficacité thérapeutique, mais ils s'efforcent aussi d'apporter une justification objective de leurs principes et parfois du mécanisme de leur action. La quête de ces preuves est d'autant plus frénétique que l'efficacité thérapeutique est difficile à démontrer. Puisqu'il est si difficile d'évaluer rigoureusement l'effet thérapeutique spécifique de l'acupuncture, pourquoi ne pas montrer objectivement la réalité des principes sur lesquels elle repose, les points, les méridiens, et, éventuellement, ses mécanismes d'action ? Curieuse inversion du sens commun : avant de démontrer qu'un phénomène existe (la guérison par des aiguilles), on s'intéresse d'abord à son explication. Il faut bien reconnaître que cette curieuse façon de procéder est loin d'être innocente : montrer de façon irréfutable l'existence des méridiens d'acupuncture apporterait une importante caution scientifique à cette médecine et son crédit auprès des patients ne pourrait qu'augmenter. Une telle découverte pourrait aussi stimuler la réalisation d'essais cliniques rigoureux en conférant à cette technique une assise scientifique plus solide. Prosélytisme et curiosité scientifique sont souvent inextricablement mêlés dans le domaine des médecines « parallèles ».

Objectiver les points

De nombreux chercheurs, plus ou moins farfelus, ont essayé de donner un fondement scientifique aux points d'acupuncture. Il n'est pas question d'envisager dans le détail ce qui n'est souvent, à l'évidence, qu'élucubrations de médecins en mal de poésie ou de reconnaissance. Nous nous en tiendrons aux travaux les plus sérieux et les plus cités dans la littérature spécialisée ou non.

Tous plus ou moins essaient de démontrer que les points d'acupuncture posséderaient des caractéristiques anatomiques et/ou physiologiques particulières. Bon nombre se sont intéressés à la plus ou moins grande résistance qu'oppose la peau au passage d'un courant électrique. Des études auraient montré une nette diminution de cette résistivité cutanée au niveau du point d'acupuncture par rapport au territoire cutané avoisinant. Cette « découverte » a été à la source de la fabrication puis de la commercialisation de petits appareils destinés à repérer plus commodément les divers points d'acupuncture. Ces « détecteurs de points » ne sont ni plus ni moins que des ohmmètres qui émettent un signal lumineux ou sonore lorsqu'ils entrent en contact avec une zone cutanée de résistivité moindre. Malheureusement, cette diminution de la résistivité cutanée n'est nullement spécifique des points d'acupuncture. On la retrouve dans des zones cutanées qui n'ont rien à voir avec l'acupuncture.

Diverses études histologiques des points d'acupuncture ont essayé de mettre en évidence des caractéristiques microscopiques de la structure anatomique de ces points. Les résultats sont contradictoires. Cependant, les travaux les plus rigoureux – au cours desquels l'observateur ne savait pas s'il examinait un échantillon de peau provenant d'un point d'acupuncture ou non afin d'éliminer l'influence éventuelle des idées préconçues du chercheur sur le contenu de ses observations – n'ont jamais permis de découvrir une quelconque caractéristique structurelle du point d'acupuncture.

En l'état actuel de nos connaissances, rien ne permet de prétendre que les points d'acupuncture existent vraiment, qu'ils ont des caractéristiques physiologiques qui leur seraient propres. Rien ne permet de les distinguer objectivement d'autres sites cutanés qui n'entrent pas dans la systématisation topographique acupuncturale.

Visualiser les méridiens

Le 5 novembre 1985, au cours du journal télévisé de 20 heures, sur TF1, une nouvelle fracassante est tombée : pour la première fois au monde, des chercheurs, français qui plus est, avaient réussi à visualiser un méridien d'acupuncture par la technique des radio-isotopes. Cette information a été reprise à l'unisson par la presse écrite. Trois scientifiques français de l'hôpital Necker avaient démontré l'existence des méridiens d'acupuncture ! Cependant, ce déchaînement médiatique sur la soi-disant découverte française avait été méticuleusement préparé. Déjà, dans l'émission *Droit de réponse* que Michel Polac avait consacrée aux médecines douces et qui avait été diffusée en mars 1985, la découverte française figurait en bonne place. Une photographie du méridien avait été montrée, au grand étonnement de tous. Une conférence de presse avait aussi lancé un ouvrage de vulgarisation sur l'acupuncture écrit par ces mêmes auteurs et, le jour même de la sortie du livre, une communication de cette découverte étonnante avait été faite à l'Académie nationale de médecine.

En quoi consistait donc cette expérience ? Les Pr Albarède et de Vernejoul, du service de biophysique et de médecine nucléaire de l'hôpital Necker, et le Dr Darras, acupuncteur de grand renom, avaient eu l'idée d'injecter un isotope radioactif, en l'occurrence le technétium 99 m, au niveau d'un point d'acupuncture situé sur le pied d'un sujet et de suivre, grâce à une caméra enregistrant l'émission radioactive du produit injecté, le trajet suivi par l'isotope. Ils constatèrent alors que le technétium empruntait le trajet correspondant à un méridien qui, partant du pied, remonte le long de la jambe. Ils affirmèrent que le trajet ainsi visualisé ne correspondait en rien à celui d'une structure anatomique connue (veines ou vaisseaux lymphatiques) et que l'injection du produit radioactif en dehors du point d'acupuncture ne s'accompagnait d'aucune diffusion de celui-ci. La revue *Science et vie*, l'une des rares publications à avoir gardé l'esprit critique, fit répéter cette expérience par un autre chercheur dont elle tut le nom. Que l'isotope soit injecté au point d'acupuncture du pied ou en un point tout à fait banal, il diffuse tout aussi bien, pourvu qu'on lui en laisse le temps.

Le coup de grâce à la polémique qui s'éleva alors dans le monde scientifique sur l'existence ou non des méridiens fut porté par une équipe de médecins et de chercheurs de Toulouse. Les Prs Lazorthes, de la clinique de neurochirurgie, et Simon, du service central de médecine nucléaire du CHU de Toulouse, les Drs Esquerre et Guiraud collaborateurs du Pr Simon, le Dr Guiraud, de la Société d'acupuncture et de stimulothérapie de Toulouse, reprirent l'expérience princeps de Vernejoul, Albarède et Darras sur trente-quatre sujets sains, mais en faisant varier les conditions de l'expérience. Ils montrèrent que l'injection du traceur radioactif au niveau de points d'acupuncture des membres était suivie d'une diffusion plus ou moins rapide du produit, qui empruntait les voies habituelles de la circulation lymphatique et veineuse comme le prouvait tout simplement l'apparition d'une radioactivité dans le sang veineux prélevé en aval du point d'injection de l'isotope et l'arrêt de la diffusion du traceur radioactif par la mise en place d'un brassard s'opposant au retour veineux. Par ailleurs, l'injection du radiotraceur en dehors d'un point d'acupuncture s'accompagnait strictement des mêmes phénomènes. La conclusion de cette série d'expériences était donc on ne peut plus claire : il n'était pas actuellement possible de visualiser l'existence des méridiens par la technologie des marqueurs radioactifs. La rigueur scientifique de ces auteurs leur interdit toute extrapolation déniant l'existence desdits méridiens. Disons avec eux que pour l'instant les méridiens, ainsi que les points d'acupuncture, restent des entités hypothétiques. Jamais leur existence n'a été confirmée de manière rigoureuse et objective.

Pourtant, on ne peut occulter les nombreux travaux scientifiques qui ont été réalisés pour essayer de comprendre le mécanisme d'action des aiguilles. L'essentiel de ces études a été mené dans le domaine de la douleur. L'effet analgésique de l'acupuncture pourrait être dû à l'inhibition au niveau de la moelle épinière de la transmission neuronale du message douloureux. Cette théorie enlève toute spécificité d'action au point d'acupuncture et relègue la pratique acupuncturale au rang d'une simple réflexothérapie qui n'a plus grand-chose à voir avec la pratique séculaire de l'acupuncture traditionnelle.

Certains travaux réalisés chez l'homme ou chez l'animal ont montré que les effets analgésiants de l'électro-acupuncture pouvaient être diminués par l'injection préalable de naloxone, antagoniste spécifique des récepteurs morphiniques. Ces résultats ont conduit les chercheurs à former l'hypothèse que les effets de l'acupuncture sur la douleur pouvaient s'expliquer par l'intervention des endorphines, ou morphines endogènes. Ces substances synthétisées par l'organisme ont les mêmes propriétés antalgiques que la morphine et interviennent dans le contrôle de la douleur. Néanmoins, toutes les études en ce domaine n'ont pas donné les mêmes résultats et leur interprétation demeure très controversée. N'oublions pas non plus que la participation des endorphines est un mécanisme explicatif possible de l'effet antalgique du placebo...

D'autres auteurs ont essayé de montrer que les effets de l'acupuncture étaient du même type que ceux que l'on pouvait obtenir sous hypnose. À leurs yeux, les mécanismes qui sous-tendaient l'action antalgique de l'acupuncture étaient donc d'ordre psychophysiologique et similaires à ceux mis en jeu dans l'hypnose. En ce domaine, les résultats sont également contradictoires ; aucune certitude n'est définitivement établie. À titre d'exemple, un récent travail, particulièrement rigoureux sur le plan scientifique, montre qu'acupuncture et hypnose réduisent la sensation douloureuse produite par un dispositif expérimental chez des sujets sains. Néanmoins, dans cette expérience, l'hypnose est plus efficace pour diminuer la douleur que l'acupuncture. Enfin, les auteurs ont constaté que le système endorphinique n'entre pas en jeu et que les concentrations plasmatiques en bêta-endorphines ne sont modifiées ni par l'hypnose ni par l'acupuncture.

Une étude très rigoureuse réalisée chez des patients souffrant de douleurs chroniques a très clairement montré que les patients les plus soulagés par l'acupuncture étaient précisément ceux qui en espéraient le plus. Il est ainsi vraisemblable que l'effet thérapeutique de l'acupuncture se résume à un puissant effet placebo. La confiance du médecin et du patient dans l'efficacité du traitement confère ainsi des vertus thérapeutiques indiscutables à une méthode plus que millénaire mais dépourvue de tout effet spécifique. À l'instar du remède homéopathique judicieusement choisi selon la tradition par un homéopathe convaincu pour un patient qui l'est tout autant, les piqûres des bons points augmentent la probabilité de survenue d'un effet placebo ainsi que son intensité. Cette hypothèse doit être le point de départ de nouvelles recherches qui permettront peut-être de mieux comprendre les mécanismes psychiques de la guérison.

Le cerveau guérisseur

Les mécanismes par lesquels une pensée peut avoir une influence sur le fonctionnement de l'organisme, le déclenchement, le cours et la guérison d'une maladie demeurent largement inconnus. Pourtant, un fait est indéniable : l'imagination peut créer aussi bien que guérir un certain nombre de maladies. Mais si ce fait est observable, son interprétation reste un mystère.

De nombreux travaux scientifiques dans des domaines aussi pointus que la psycho-physiologie, l'immunologie, la neuro-biochimie permettent d'espérer que plus de lumière soit faite sur la lancinante question de l'influence de l'esprit sur le corps. Mais les résultats, souvent parcellaires, soulèvent toujours beaucoup plus de problèmes qu'ils n'en résolvent.

L'apparition sous hypnose d'une lésion cutanée ayant toutes les caractéristiques physio-pathologiques d'une brûlure restera encore longtemps aussi énigmatique que la guérison d'un ulcère du duodénum par la seule suggestion. À ce jour, la science ne nous permet pas de comprendre exactement pourquoi une idée, vraie ou fausse, peut rendre malade ou guérir. Aussi est-il nécessaire de se tourner vers l'histoire pour essayer de repérer les principaux éléments de cet étonnant phénomène.

La découverte des phénomènes hypnotiques

Mesmer et le magnétisme animal

Franz-Anton Mesmer naquit le 23 mai 1734 dans le petit village d'Iznang, en Souabe, sur les bords du lac de Constance. Son père était garde-chasse au service de l'archevêque de Constance. Durant ses jeunes années, le petit Franz reçut une éducation libérale. Souvent livré à lui-même, il préférait partir à la découverte de sources en montagne plutôt que d'aller à l'école. Entre les eaux bleues du lac et les sommets enneigés qui le bordaient, la nature lui offrait un vaste champ d'observation qui comblait sa curiosité beaucoup plus que ne le pouvait le maître d'école. C'est à cette époque que Mesmer, qui manifestait des dons d'observation particulièrement développés, remarqua que lorsqu'il s'approchait d'un malade qu'on saignait, l'écoulement du sang ralentissait alors qu'il s'accélérait lorsqu'on s'éloignait. Il fut d'abord surpris par ce phénomène, mais l'idée de posséder un pouvoir comparable à celui des guérisseurs s'imposa bientôt à lui. Mesmer avait seize ans.

Malgré son inclination pour l'école buissonnière, il disposait d'une bonne instruction. Aussi entra-t-il en 1752 chez les jésuites de Dollingen pour étudier la théologie. Puis, il poursuivit ses études à Ingolstadt. En 1753, il entreprit des études de philosophie, couronnées en 1759 par l'obtention d'un doctorat. C'est vraisemblablement à cette époque qu'il prit goût à l'étude de l'ésotérisme. Il partit alors à Vienne pour y suivre des études de droit et de médecine. Il obtint le titre de docteur en médecine le 27 mai 1766 après avoir soutenu une thèse traitant de l'influence des planètes sur le corps humain et dont l'hermétisme défie toujours actuellement la sagacité des plus brillants exégètes.

À l'instar du Faust de Goethe, et comme l'avait déjà fait Paracelse deux siècles et demi plus tôt, Mesmer s'imprégna de toutes les connaissances de son temps, s'attardant plus particulièrement sur celles qui impressionnaient le plus son imagination.

Après avoir obtenu son doctorat en médecine, il ouvrit un cabinet à Vienne, épousa une jeune veuve qui lui apporta des revenus fort substantiels et s'installa dans une superbe maison, non loin du Danube. Passionné de musique, il fréquentait souvent l'opéra et jouait lui-même, avec un certain talent, du clavecin et du violoncelle. Il fit même aménager un théâtre de verdure dans son parc, où Mozart et sa sœur Marianne enthousiasmèrent l'assistance. Comme Mesmer et le grand musicien appartenaient tous deux à la même loge maçonnique, « La Vérité et l'Union », ils devinrent de plus en plus proches.

C'est vers 1772 que Mesmer commença d'appliquer au traitement des malades ses théories sur le magnétisme, curieux amalgame entre la théorie de l'attraction universelle de Newton, les conceptions macrocosmiques et microcosmiques de Paracelse et le magnétisme de Van Helmont. Ce mélange étonnant d'entités physiques indiscutables, comme le magnétisme minéral de l'aimant, et de fantasmagories, tel l'esprit universel de Fludd, allait donner naissance au magnétisme universel et au magnétisme animal.

Mesmer traita d'abord ses malades par des applications d'aimants qu'il faisait façonner par des ouvriers de l'observatoire de Vienne en fonction des diverses parties du corps qu'ils avaient à recouvrir. Au bout d'une année, il constata que l'application d'aimants n'était pas indispensable. Le simple attouchement des patients produisait des effets identiques, et même plus importants. Il constata également, que les propriétés thérapeutiques de ses aimants pouvaient se transmettre à beaucoup d'autres objets, métalliques ou non. Pour Mesmer, le magnétisme pouvait se transmettre aux vases, aux instruments de musique, aux miroirs, à l'eau. L'eau ainsi magnétisée gardait ses vertus curatives si elle était transportée dans des bouteilles cachetées et utilisée sous forme de boisson, de lotions ou de bains. Ainsi, l'eau du bassin de son magnifique parc, magnétisée par ses soins, guérissait les malades qui y trempaient les pieds et devenait ainsi le précurseur de son futur et célèbre baquet.

C'est le 5 janvier 1775 que Mesmer publia sa *Lettre sur la cure magnétique à un médecin résidant à l'étranger*, bientôt suivie d'une seconde destinée au public. Ces lettres reçurent un accueil enthousiaste, tant parmi les médecins que parmi les malades, qui vinrent très nombreux lui rendre visite ou se faire soigner. Il fut appelé pour de nombreuses consultations et conférences en Hongrie, en Bavière et en Suisse. Souvent, il dut protester contre l'interprétation surnaturelle qui était faite de sa méthode et rappeler que les guérisons magnétiques qu'il obtenait n'étaient dues qu'à un agent physique. Il se sépara ainsi de tous les ésotériques et en particulier de l'exorciste Gassner qui chassait les démons, unique cause des maladies, en les faisant sortir du corps des malades au cours de crises très animées et spectaculaires ressemblant, à s'y méprendre, à celles que produisait le magnétisme mesmérien. La thérapeutique magnétique de Mesmer consistait, à cette époque, en passes localisées ou générales qui dépendaient de l'affection traitée. Mesmer renforçait l'effet par une intense concentration mentale et en regardant fixement le sujet. Il affirmait qu'il pouvait ainsi relever le tonus nerveux, supprimer les douleurs, les tics, les mouvements anormaux et rétablir le bon fonctionnement de l'esprit.

La première observation de malade soigné par la méthode magnétique de Mesmer est celle d'une jeune femme de 29 ans. Cette observation est relatée en détail dans le *Mémoire sur la découverte du magnétisme animal*, qui fut publié en 1779. La première réaction de la médecine traditionnelle envers les théories de Mesmer fut celle du baron de Stoërck. Premier médecin de l'empereur, directeur de l'hôpital général de Vienne et président de la faculté de médecine, il refusa d'authentifier cette première observation afin de ne pas « compromettre la faculté par la publicité d'une innovation de ce genre ». Le 24 mars 1775, l'Académie de Berlin fut la seule instance officielle qui répondit à la *Lettre à un médecin étranger*. Elle traita la doctrine du magnétisme animal de pure illusion.

Malgré les nombreux succès thérapeutiques de Mesmer et l'ardent prosélytisme déployé pour sa doctrine, l'hostilité franche des sociétés savantes à son égard prévint l'impératrice contre lui. Elle ordonna donc à Mesmer de « cesser cette supercherie ». La vie devenant de plus en plus difficile à Vienne, il essaya de s'installer à Munich, mais l'hostilité des médecins munichois l'obligea à partir pour Paris en février 1778. Un mois après son installation dans la capitale, une lettre anonyme publiée dans le *Journal encyclopédique* informait les Parisiens du fait qu'il avait été condamné et chassé de Vienne par la faculté. En guise de réponse, Mesmer résuma ses théories en dix-neuf propositions adressées aux médecins de Paris qui avaient été témoins de ses premiers traitements. Ces propositions furent reprises pour constituer l'ossature de son *Mémoire sur la découverte du magnétisme animal*, publié en 1779, qui constitue la « bible » du mesmérisme.

À son arrivée à Paris, Mesmer avait quarante ans. Comme l'écrit Jean Vinchon : « Les portraits de lui à cette époque montrent sa prestance impressionnante pour ceux qui l'abordaient la première fois. Son front large et bombé, son visage aux traits puissants, ses yeux pénétrants et ses lèvres fines, ses fortes mâchoires, son menton volontaire, son cou de proconsul romain lui composaient une physionomie de conquérant. Quand il pénétrait dans un salon, il attirait tous les regards. Au milieu de ses malades, Mesmer impose sa maîtrise. Il domine la colère, le dépit aussi bien que l'enthousiasme. » La personnalité est puissante, le charisme évident.

Au tout début de son séjour dans la capitale, Mesmer s'était installé dans l'hôtel des frères Bourret, place Vendôme. C'est dans l'un des appartements de cet hôtel qu'il recevait ses patients, pour la plupart atteints d'affections vaporeuses et qui souffraient surtout d'obstructions, de spasmes et de convulsions. Un jour, un médecin appelé Portal vint le consulter déguisé président de cour. Il raconta à Mesmer une histoire compliquée et se laissa magnétiser. Portal tourna alors en ridicule le thaumaturge incapable de reconnaître une affection purement imaginaire et de deviner un déguisement. Pour se prémunir des conséquences fâcheuses que pourrait avoir une telle affaire sur la diffusion de sa doctrine, Mesmer contacta le président de l'Académie des sciences afin de présenter à l'auguste assemblée un mémoire sur le magnétisme. Toutefois, il se récusa quand son tour fut arrivé, prétextant le peu d'intérêt que semblaient manifester les académiciens. Cette attitude provocante dut stimuler les membres de l'Académie, car plusieurs séances furent par la suite consacrées au magnétisme animal. Les académiciens consentirent à admettre la réalité des faits rapportés par Mesmer, mais déclarèrent qu'ils ne pouvaient être expliqués par les raisons qu'il invoquait.

Mauduit, un membre de la Société de médecine de Paris, qui traitait ses patients par l'électricité, s'intéressa à la nouvelle thérapeutique. Il se rendit alors chez Mesmer, place Vendôme, pour l'observer. À cette occasion, Mauduit voulut examiner une jeune fille souffrant de convulsions mal définies et la soumettre à un traitement par l'électricité avant de la magnétiser. Mesmer s'y opposa vigoureusement. Cet incident serait à l'origine du départ de Mesmer pour Créteil, où il loua une maison dans laquelle il pouvait loger ses malades afin de les observer plus longuement. Les relations entre Mesmer et Mauduit s'envenimèrent très rapidement et alors que Mesmer avait accepté un examen préalable de ses patients par des membres de la Société de médecine de Paris, avant de les traiter par le magnétisme, il se rétracta ensuite. Ce brusque revirement indisposa le secrétaire perpétuel de la société, l'anatomiste Vicq d'Azyr, qui lui répondit par une lettre cinglante dans laquelle il lui annonçait ne plus s'intéresser du tout à la doctrine du magnétisme animal.

Aidé alors par son valet Antoine, qu'il avait promu au rang de « valet-toucheur », Mesmer soignait ses patients autour de quatre baquets avec des bouteilles plongées dans de l'eau magnétisée et dans un mélange de limaille de fer, de verre pilé et de soufre. Les malades étaient en « communication » avec les baquets par l'intermédiaire de tiges de fer ou de cordes. La pénombre était de règle et le tempo musical d'accompagnement se modulait en fonction de l'intensité des crises. À cette époque, Mesmer pratiquait le magnétisme collectif, mais aussi le magnétisme individuel. Ce dernier pouvait être pratiqué au domicile du malade. Le magnétiseur se mettait alors en harmonie avec le patient en lui touchant le genou et le pied, le dos tourné au nord. La séance pouvait alors commencer et Mesmer ou ses assistants faisaient des passes magnétiques au niveau de l'organe malade, souvent accompagnées de sortes de massages de la région concernée. Malgré tout, certains sujets restaient indifférents à toutes ces manœuvres et abandonnaient d'eux-mêmes le traitement... Mesmer utilisait fort peu les médicaments. Tout au plus se résignait-il à prescrire de la magnésie calcinée en cas d'excès d'acidité de la sécrétion gastrique et de la limonade tartrique dans le cas contraire.

C'est en août 1778 que Mesmer quitta sa maison de Créteil pour aller s'installer à l'hôtel Bullion, rue Coq-Héron, dans le quartier Saint-Eustache. Les malades continuaient d'affluer en très grand nombre et, afin que « les bienfaits du magnétisme puissent être distribués à tous », un arbre fut magnétisé sur le boulevard Saint-Martin à l'angle de la rue de Bondy.

Alors que les guérisseurs de tout poil plagiaient ostensiblement ses méthodes, Mesmer essaya à nouveau d'obtenir l'appui de deux membres importants de l'Académie des sciences. Cette tentative se solda encore par un échec. Un ami de Mesmer, d'Elson, fit alors appel au doyen de la faculté de Paris, qui réunit l'assemblée générale des docteurs. Celle-ci condamna le magnétisme et blâma d'Elson le 18 septembre 1780. Mesmer envisagea alors de quitter Paris. La rumeur de son départ se répandit aussi vite qu'une traînée de poudre parmi ses nombreux malades. Ceux-ci firent pression sur la reine elle-même pour soutenir Mesmer. Il fut donc décidé qu'une commission de cinq membres serait nommée pour juger de la valeur réelle du magnétisme animal. Si l'avis de la commission lui était favorable, Mesmer resterait en France et recevrait une rente de vingt mille livres. Les exigences de Mesmer furent telles que le ministre Maurepas le congédia. Il écrivit à la reine une lettre dans laquelle éclataient l'impétuosité de son caractère et l'arrogance de ses positions. Il ne lui restait plus qu'à s'exiler. C'est ainsi qu'il arriva à Spa, en Belgique, en août 1781.

Néanmoins, il fut obligé de revenir d'urgence à Paris lorsqu'il apprit que d'Elson ayant pris sa place pour poursuivre les traitements magnétiques avait été condamné une seconde fois par la faculté. C'est en 1784 que l'*Almanach du voyageur* annonça à ses lecteurs la fondation par Mesmer d'un établissement destiné à traiter les malades par le magnétisme animal. Cet établissement fut baptisé Société de l'Harmonie. À l'instar de l'hôtel Bullion, il était situé rue Coq-Héron et comportait des salles de cure ainsi que des chambres pour les malades. Des établissements similaires furent créés, l'un à Strasbourg sous le nom de Société harmonique de bienfaisance des amis réunis par le marquis de Puységur, d'autres à Lyon et à Bordeaux.

Au début de l'année 1784, la Société de l'Harmonie était à son apogée. De nombreuses observations de guérisons étaient publiées par les tenants de la nouvelle doctrine mais aussi par des journaux aussi largement diffusés que le *Journal de Paris*. Cette Société possédait une telle aura que La Fayette y amena Washington au lendemain de la signature du traité de Versailles.

Alors que Mesmer avait renoncé à obtenir l'approbation des milieux officiels, Louis XVI décida le 5 mai 1784 de nommer deux commissions chargées de l'examen scientifique du magnétisme animal. La première commission comprenait neuf membres dont cinq de l'Académie des sciences et quatre de la faculté de médecine. La seconde commission comprenait cinq membres de la Société royale de médecine. Tous les membres étaient de grands noms de la science et de la médecine : Benjamin Franklin, Lavoisier, Guillotin, etc. Les conclusions des deux commissions allaient strictement dans le même sens : « Les effets produits par ce prétendu moyen de guérir sont tous dus à l'imitation et à l'imagination. » Un seul commissaire émit des réserves sur les conclusions de la commission de la Société royale de médecine, c'était Laurent de Jussieu, qui refusa de signer le rapport et en rédigea un dans lequel il reconnaissait l'existence de certains faits du magnétisme animal. Les rapports furent publiés et distribués à quatre-vingt mille exemplaires.

En 1785, après de nombreuses querelles qui l'opposèrent à son ancien ami d'Elson, Mesmer, aigri et découragé, se décida à quitter de nouveau Paris. Les traitements magnétiques de ses malades furent poursuivis par M. de Lamotte, médecin du duc d'Orléans. En 1792, bien que son domicile parisien ait été revendu l'année précédente, il retourna néanmoins dans la capitale pour travailler sur une nouvelle édition du *Mémoire*. Les événements révolutionnaires l'en empêchèrent.

En 1793, il se rendit à Vienne, dans la maison de la Landstrasse que sa femme lui avait laissée en héritage. La police l'expulsa comme suspect et il s'installa alors en Suisse pour terminer la révision de son mémoire de 1779. Mesmer revint alors à Paris pour corriger les épreuves de la nouvelle édition de son *Mémoire* et pour réclamer l'argent qu'il avait perdu pendant la Révolution. Il obtint le versement d'une rente annuelle de trois mille florins et l'année suivante ses amis l'engagèrent à ouvrir un nouvel établissement de soins dans la capitale. Il refusa et retourna vivre en Suisse, dans le calme et l'aisance.

Désormais, Mesmer ne prenait plus part à aucune des polémiques qui agitaient sporadiquement partisans et détracteurs du magnétisme animal. En 1812, il refusa d'aller enseigner sa doctrine à Berlin mais fit néanmoins paraître, l'année suivante, son dernier ouvrage sous le titre : *Mesmerismus ou système des influences réciproques.*

Il s'éteignit le 5 mars 1815, d'une maladie de vessie. Il s'était alors retiré dans une petite ville au bord du lac de Constance car une bohémienne lui avait prédit qu'il mourrait dans sa quatre-vingt-unième année, précisément dans cette ville.

En France, le plus important et le plus influent des élèves de Mesmer fut incontestablement le marquis de Puységur, dont le renom et l'inlassable activité en faveur de la doctrine furent les principaux éléments de sa propagation. Il emprunta à Mesmer la totalité de ses références théoriques, en particulier l'existence d'un fluide universel en perpétuel mouvement qu'il est possible de maîtriser par des passes magnétiques. Malgré cette dette théorique, de Puységur s'éloigna des conceptions du Maître pour se rapprocher des conceptions actuelles concernant l'hypnose. C'est ainsi qu'il écrivait : « Je n'entends pas par crise un état convulsif ni désordonné ; j'entends au contraire un état de sommeil physique, dont la vue seule peut donner une idée ; je redoute autant que personne l'état de convulsions et crois que le véritable but d'un magnétiseur doit être de les faire cesser quand elles existent. » Comme tout bon guérisseur, de Puységur avait la foi et, à ses débuts, était totalement abasourdi par les résultats qu'il obtenait. Ainsi, après avoir rapidement soulagé le mal de dents de la fille de son régisseur, la réputation du marquis guérisseur grandit très vite dans le pays et les paysans affluaient de tous côtés : « Afin de pouvoir opérer sur tous ces pauvres gens un effet plus continuel et en même temps ne pas m'épuiser de fatigues, j'ai pris le parti de magnétiser un arbre d'après les procédés que nous a indiqués M. Mesmer ; et après y avoir attaché une corde, j'ai essayé sa vertu sur mes malades. » Quelques jours après, il écrivait à son frère : « Les malades affluent autour de mon arbre ; il y en avait ce matin plus de cent trente ; c'est une procession perpétuelle dans le pays ; j'y passe deux heures tous les matins : mon arbre est le meilleur baquet possible ; il n'y a pas une feuille qui ne communique de la santé. »

De Puységur, dans sa propriété de Buzancy, partageait essentiellement son temps entre le traitement collectif des patients autour de son chêne et des traitements individuels, véritables séances d'hypnose comme l'a justement observé D. Barrucand. Malgré son extrême naïveté et la candeur de sa pratique thérapeutique, de Puységur allait découvrir certaines des conditions essentielles à la pratique de l'hypnose, c'est ainsi qu'il écrivait : « Il y aura toujours, du moins dans l'emploi du magnétisme animal, l'avantage de ne pas avoir à craindre la surprise : on ne peut être magnétisé malgré soi et la confiance dans un magnétiseur devra toujours être le préliminaire des secours que l'on en attendra. » Incontestable précurseur de l'emploi de la suggestion et de l'hypnose dans l'art de guérir, de Puységur n'en demeurait pas moins convaincu de l'existence universelle du fluide magnétique animal que les passes mesmériennes permettaient de canaliser.

Si les idées de Puységur allaient être très largement répandues jusqu'en 1789, la Révolution allait dissoudre les Sociétés harmoniques, isoler de Puységur et dévier l'intérêt de l'opinion. De Puységur passa ces années de tourmente révolutionnaire dans son domaine de Buzancy à soigner des malades, à réfléchir et à élaborer une théorie fort différente de celle de Mesmer. La naïveté et la candeur de l'élève débutant suivant aveuglément son Maître s'étaient progressivement émoussées aux contacts des patients. Et, au tournant du siècle, il nous paraît vraisemblable que de Puységur ne croyait plus aux vertus thérapeutiques des pôles de l'aimant ou du fluide animal. Il écrivait à cette époque : « Ma volonté, moteur de tous mes actes et de toutes mes déterminations, l'est également de mon action magnétique [...] Toute la doctrine du magnétisme animal est renfermée dans les deux mots : croyez et veuillez. » Ainsi, le magnétisme animal de Mesmer et le magnétisme somnambulique du marquis de Puységur avaient ouvert la voie à la découverte de l'hypnose.

James Braid et la découverte de l'hypnose

James Braid était un chirurgien écossais d'Édimbourg qui s'était établi en Angleterre, à Manchester. Le 13 novembre 1841, James Braid assista à une démonstration de magnétisme animal par un certain La Fontaine, l'un des descendants du célèbre fabuliste. À cette époque, Braid était particulièrement sceptique quant aux explications qui étaient données des manifestations dues au magnétisme. Il était d'ailleurs si peu convaincu de la réalité du phénomène qu'il considérait La Fontaine comme un truqueur et un charlatan. Il pensait que la jeune femme qui avait servi de sujet d'expérience était effectivement en transe, mais qu'elle ne pouvait ouvrir les yeux durant la séance de magnétisme qu'à cause d'une fatigue oculaire.

Néanmoins, bien que sceptique, Braid avait été intrigué par cette démonstration au point qu'il fit quelques expériences sur des amis et des proches. Il constata alors qu'il pouvait induire un état de transe par le simple fait de faire fixer le regard du sujet sur un seul point ou sur un objet brillant tel que son scalpel. Aussi conclut-il de ses essais que les phénomènes magnétiques de Mesmer étaient entièrement subjectifs, strictement indépendants d'un quelconque pouvoir magique du magnétiseur et que la commission royale avait eu parfaitement raison de rejeter l'idée de l'existence d'un fluide magnétique universel ou de forces provenant du magnétiseur.

Braid se proposa pourtant d'étudier de façon scientifique les diverses manifestations attribuées au magnétisme. En 1842, il prit contact avec la section médicale de l'association anglaise de Manchester pour faire une communication sur la nouvelle science de l'hypnotisme, terme qu'il venait de créer. L'association déclina son offre mais nombre de ses membres acceptèrent, à titre individuel, d'écouter sa nouvelle théorie et d'assister à des démonstrations.

Avant les travaux de Braid, magnétiser un sujet consistait avant tout à passer la main sur le visage, le cou, les épaules, voire la totalité du corps de façon que le fluide magnétique puisse se transférer du magnétiseur au sujet. Au début de ses expériences, Braid utilisa cette technique. Un jour, l'un de ses patients qui attendait son tour dans la salle d'attente, s'assit sur la table, le menton dans les mains, regardant fixement la flamme d'une lampe à huile. Lorsque Braid l'appela, le patient ne réagit pas à l'injonction. Comme il s'approchait de lui, Braid remarqua que les yeux du patient regardaient fixement la lueur de la lampe à huile et que son regard ressemblait étrangement à celui des personnes qui étaient magnétisées. Il fut tellement surpris par l'attitude et le comportement de son patient qu'il voulut savoir si celui-ci était bien dans un état « prémagnétique ». Braid dit alors « Fermez les yeux ! » et le patient s'exécuta. Il lui ordonna alors de dormir et le patient présenta tous les signes d'un sommeil profond. C'est ainsi qu'il découvrit qu'il n'était plus nécessaire de faire des passes magnétiques et qu'il suffisait de faire fixer le regard du sujet sur une lumière brillante tout en lui suggérant des sensations de fatigue et de sommeil pour induire un état similaire à celui d'un sujet magnétisé. Lors de nombreuses autres tentatives sur divers sujets, Braid obtint souvent les mêmes résultats. En 1843, il publia un ouvrage, *Neurypnology, or the Rationale of Nervous Sleep*, dans lequel il relatait l'essentiel de ses expériences et de sa nouvelle théorie. Dans la première partie, il utilisa le terme de « neuro-hypnotisme » pour décrire « une condition particulière de sommeil nerveux ». Le préfixe « neuro » était censé donner plus de respectabilité scientifique à ses nouvelles conceptions et permettrait également une meilleure acceptabilité de ses découvertes dans les milieux médicaux traditionnels.

Au début de ses travaux, il pensa que le phénomène qu'il avait maintes fois observé était purement subjectif et dépendait d'une altération de l'esprit du sujet dont la cause était externe. Cette technique d'induction de l'état hypnotique fut appelée « braidisme ». Quelques années plus tard, Braid essaya, sans grand succès, de substituer au terme d'« hypnotisme » celui de « monoidéisme ». En effet, pour Braid, cet état particulier de la conscience était dû à une profonde concentration du sujet sur une idée dominante, ce qui n'avait pas grand-chose à voir avec le sommeil. Vers la fin de sa vie, Braid en vint à penser que plusieurs idées pouvaient être implantées, en même temps, dans l'esprit d'un sujet. Bien que conscient de l'influence de la suggestion dans la genèse du phénomène hypnotique, il ne considéra jamais cela comme une explication adéquate.

De l'hypnose à la suggestion

Grand humaniste à l'esprit ouvert et à la curiosité insatiable, le Dr Liébeault de Nancy avait poursuivi de solides études médicales à la faculté de médecine de Strasbourg et avait été reçu au concours de l'internat des hôpitaux à l'âge de vingt-cinq ans. En 1848, il s'intéressait déjà à l'hypnotisme, mais ses maîtres universitaires ne manquèrent pas de le détourner de ces travaux qui « sentaient le soufre ». Il continua pourtant à lire avec avidité les écrits sur l'hypnose et commença à pratiquer cette méthode sur ses propres patients. Afin de pouvoir observer plus de cas, il soignait gratuitement tous ceux qui acceptaient de se faire hypnotiser. C'est ainsi qu'il acquit une solide expérience des diverses techniques d'induction de l'état hypnotique et se fit connaître comme guérisseur.

Cette renommée, purement locale, ne franchira pas les limites du département lors de la parution de son livre en

1866 : il en vendra cinq exemplaires en cinq ans. Cet ouvrage de plus de cinq cents pages développait sa conception des états hypnotiques et de leur utilisation en thérapeutique sous le titre fort évocateur de *Du sommeil et des états analogues considérés surtout au point de vue de l'action du moral sur le physique*. Dans la partie théorique et spéculative de son ouvrage, Liébeault soulignait l'importance capitale qu'il accordait à la suggestion dans l'apparition des diverses manifestations hypnotiques et de leur pouvoir thérapeutique.

Malgré une clientèle très florissante et une activité thérapeutique débordante, l'enthousiasme du pionnier n'aveugla pas Liébault. En clinicien plein de bon sens, il admettait que l'hypnose avait des indications relativement restreintes en médecine organique. Par exemple, il n'acceptait pas les résultats qu'aurait obtenus La Fontaine sur des sourds-muets et ne croyait pas aux vertus anesthésiques de l'hypnotisme pour les interventions chirurgicales. Pour Liébeault, les indications indiscutables de l'hypnotisme recouvraient ce que l'on appelle aujourd'hui les maladies fonctionnelles.

En 1882, Liébeault allait guérir, grâce à sa méthode hypnotique, un patient souffrant d'une sciatique sévère et rebelle que le célèbre Pr Bernheim de la faculté de médecine de Nancy traitait vainement depuis plus de six mois. À cette époque, H. Bernheim était professeur de clinique médicale à la faculté de médecine de Nancy depuis douze ans. Sa connaissance de la médecine était quasi encyclopédique et son expérience clinique immense. Bernheim possédait une grande culture générale, un sens clinique extraordinaire, un esprit critique très aiguisé et avait été initié par Virchow et Ranvier à la rigueur d'observation de l'anatomo-pathologie. Bernheim travaillait presque toujours seul, examinait personnellement tous ses malades et avait toujours présent à l'esprit le doute qui caractérise le scientifique. Cet homme de culture, à l'esprit subtil et rigoureux, au regard bienveillant et parfois ironique, fut donc quelque peu surpris de constater qu'un hypnotiseur avait si rapidement réussi là où il avait, lui, depuis si longtemps échoué. Il décida de se rendre chez Liébeault afin d'observer les méthodes et les résultats du « médecin-guérisseur ». En dépit de son scepticisme, Bernheim fut très rapidement convaincu de la réalité des faits qu'avait observés le Dr Liébeault. Toujours en 1882, Bernheim fit prononcer par son élève Dumont une communication qui relatait deux faits de la plus haute importance : tout d'abord, contrairement à ce que pensait le célèbre J.-M. Charcot de la Salpêtrière, l'hypnose n'était pas l'apanage des hystériques et pouvait s'observer chez tout sujet bien portant ; ensuite, la suggestion était l'élément moteur fondamental de l'état hypnotique.

L'essentiel de la pensée de Bernheim allait être exposée lors de la parution en 1884 de son ouvrage princeps, *De la suggestion dans l'état hypnotique et dans l'état de veille.* L'un des points les plus importants aux yeux de Bernheim était que tout sujet pouvait être hypnotisé à des degrés divers : « Sans doute l'impressionnabilité est variable ; les gens du peuple, les cerveaux dociles, les anciens militaires, les artisans, les sujets habitués à l'obéissance passive m'ont paru, ainsi qu'à M. Liébeault, plus aptes à recevoir la suggestion que les cerveaux raffinés, préoccupés, qui opposent une certaine résistance morale, souvent inconsciente. Les aliénés, les mélancoliques, les hypocondriaques sont souvent difficiles ou même impossibles à endormir ; il faut que la volonté morale de dormir soit là. » Pour Bernheim, la sensibilité à l'hypnose varie donc considérablement d'un sujet à l'autre. Il distingue ainsi deux grandes catégories de sujets : ceux avec lesquels il est nécessaire de procéder en douceur et ceux qui sont plus réceptifs à un ton directif et autoritaire.

Néanmoins, si l'approche psychologique du sujet est modulée en fonction de ces deux grandes catégories, le déroulement de la séance est relativement stéréotypé. Dans son ouvrage de 1884, Bernheim raconte comment il procédait : « Je lui dis : regardez-moi bien et ne songez qu'à dormir. Vous allez sentir une lourdeur dans les paupières, une fatigue dans vos yeux ; vos yeux clignotent, ils vont se mouiller ; la vue devient confuse ; les yeux se ferment. Quelques sujets ferment les yeux et dorment immédiatement. Chez d'autres, je répète, j'accentue davantage, j'ajoute le geste ; peu importe la nature du geste ; je place deux doigts de la main droite devant les yeux de la personne et je l'invite à les fixer, ou, avec les deux mains, je passe plusieurs fois de haut en bas devant ses yeux ; ou bien encore je l'engage à fixer mes yeux et je tâche en même temps de concentrer toute son attention sur l'idée du sommeil. Je dis : vos paupières se ferment, vous ne pouvez plus les ouvrir. Vous éprouvez une lourdeur dans les bras, dans les jambes ; vous ne sentez plus rien ; vos mains restent immobiles ; vous ne voyez plus rien. Et j'ajoute d'un ton un peu impérieux : dormez. Souvent ce mot emporte la balance ; les yeux se ferment ; le malade dort. Si le sujet ne ferme pas ses yeux, au bout de deux ou trois minutes tout au plus, je maintiens les paupières... tout en continuant la suggestion... c'est le sommeil par suggestion ; c'est l'image du sommeil que je suggère, que j'insinue dans le cerveau. » La répétition des séances chez le même sujet facilitait grandement la venue de l'état hypnotique. La simple suggestion du sommeil pouvait suffire à certains sujets pour être plongés dans un sommeil hypnotique profond.

À mesure que ses travaux sur l'hypnose avançaient, la clé du phénomène s'imposait de plus en plus clairement à lui : la suggestion. Pour Bernheim, il n'y avait pas d'hypnose sans suggestion. Cette dernière était la condition *sine qua non* de l'apparition des phénomènes hypnotiques dont le summum était les manifestations somnambuliques. À ce propos, et toujours en 1884, Bernheim écrivait : « Lui [le somnambule] commande-t-on de parler, il parle ; de marcher, il marche ; d'être insensible, il ne sent plus rien ; de voir, de manger une substance imaginaire, il la voit, il la mange. Le somnambulisme est donc un état d'obéissance passive, je ne dis pas d'automatisme, car ce n'est qu'une apparence, la conscience persiste chez le somnambule, et même il peut résister... C'est une machine, mais une machine consciente ; la volonté, le libre arbitre ne sont pas supprimés ; ils ne sont que diminués. »

Bernheim s'intéressa de plus en plus à la suggestion en tant que telle. En effet, si la suggestion est l'un des facteurs déterminants de l'hypnose, elle existe aussi en dehors de toute manifestation hypnotique. Il s'en était rapidement aperçu lorsqu'il avait remarqué que des sujets qu'il avait l'habitude d'hypnotiser pouvaient répondre à des suggestions à l'état de veille. À partir de 1884, Bernheim consacra l'essentiel de ses recherches à la suggestion et surtout à ses applications thérapeutiques. Son ouvrage fondamental sur le sujet paraissait en 1886 sous le titre : *De la suggestion et de ses applications à la thérapeutique*. Une seconde édition, revue et augmentée, allait suivre deux ans plus tard. Dans le premier chapitre de cet ouvrage, il exposait sa conception de l'hypnotisme : « L'hypnotisme se traduit chez les différents sujets par des influences variables : simple engourdissement ou sensations diverses provoquées, de chaleur, de picotement, ou autres ; c'est l'influence la plus légère. Plus accusée, la suggestibilité atteint la motilité, développe l'attitude cataleptique, l'impuissance motrice, la contracture, les mouvements automatiques. Plus accusée encore, elle affecte la volonté et produit l'obéissance automatique. Toutes ces facultés, motilité, volonté, et même la sensibilité, peuvent être atteintes par la suggestion avec ou sans sommeil, alors même que celle-ci est impuissante à réaliser le sommeil. À un degré plus intense, la suggestion produit le sommeil ou l'illusion du sommeil ; le sujet, convaincu qu'il dort, ne se rappellera plus rien au réveil [...] J'insiste encore sur ce fait : toutes ou quelques-unes de ces suggestions peuvent être réalisées avec ou sans sommeil ; d'autres suggestions peuvent réussir là où celle du sommeil lui-même reste inefficace. Car le sommeil n'est aussi qu'une suggestion [...] la suggestibilité existe à l'état de veille [...] Définir l'hypnose par sommeil provoqué, c'est donner à ce mot une signification trop étroite, c'est méconnaître les nombreux phénomènes indépendants du sommeil que la suggestion peut déterminer. Je définis l'hypnotisme ainsi : provocation d'un état psychique particulier qui augmente la suggestibilité. Souvent, il est vrai de le dire, le sommeil provoqué, lorsqu'il peut l'être, facilite cette suggestibilité ; mais il n'en est pas le prélude indispensable. La suggestion domine l'hypnose. »

Quoi qu'il en soit, Bernheim continuait à utiliser largement le sommeil hypnotique pour traiter ses patients par suggestion. Voici d'ailleurs l'exemple d'une observation qu'il rapporte dans ce même ouvrage : « Mlle C., âgée de vingt-cinq ans, institutrice, est une névropathe, cliente habituelle du Dr Liébeault. Elle vient me consulter le 17 novembre pour un retard menstruel. Elle avait eu ses règles vers le 7 octobre ; elles n'ont pas reparu et elle accuse depuis plusieurs jours une sensation de serrement à la taille, avec gonflement ; elle mange plus que d'habitude, ses digestions sont très bonnes ; elle affirme n'être pas enceinte. Je la mets facilement en somnambulisme ; je lui suggère que ses règles auront lieu le 30 ; elle répète elle-même dans son sommeil qu'elle aura son époque le 30. Je lui suggère de venir m'en faire part. Le 30, en effet, elle vient m'annoncer que son époque a eu lieu le matin sans douleur ; la veille, elle en avait senti les symptômes précurseurs : mal aux reins, mal à la tête, mauvaise humeur.

Je suggère la prochaine époque pour le 28 décembre ; elle doit venir m'en rendre compte. Le 28 décembre, elle vient m'annoncer que les règles se sont montrées ce matin, comme la suggestion en avait été faite. »

Les vertus thérapeutiques de la suggestion allaient être soumises à la sagacité clinique de Bernheim dans tous les domaines de l'art de guérir. Ainsi, dans un ouvrage datant de 1910, il écrivait : « Un jour, je voulus expérimenter dans mon service le sulfonal comme hypnotique. Je choisis deux malades atteints d'insomnie depuis plusieurs semaines. Avant d'administrer le nouveau médicament, je songeai, pour ne pas être induit en illusion par l'élément suggestion et pour que l'observation fût rigoureuse, à prescrire, sous la fausse étiquette du sulfonal, de l'eau simple à laquelle j'ajoutai quelques gouttes de menthe, pour ne pas éveiller la défiance des malades. J'affirmai que, vingt minutes après l'administration du nouveau médicament, les malades seraient pris de sommeil irrésistible. C'est ce qui arriva en effet ; les deux malades dormirent comme ils ne l'avaient pas fait depuis plusieurs semaines. »

Les travaux de Bernheim sur la suggestion permirent une avancée remarquable dans la compréhension non seulement des manifestations hypnotiques mais aussi, et surtout, des phénomènes psychologiques mis en jeu dans l'art de guérir. Ils mériteraient, assurément, d'être mieux connus et pris en compte par les partisans des « médecines douces » ne serait-ce que pour tempérer leur enthousiasme souvent irréfléchi. Bien sûr, Bernheim lui-même n'échappait pas au risque de l'illusion : il considérait comme des effets de la suggestion ce qui n'était en fait que des simulations, plus ou moins conscientes, faites par les patients uniquement pour lui faire plaisir. Beaucoup de témoignages d'anciens patients traités par le célèbre médecin viennent étayer cette hypothèse. Néanmoins, il conserva, pour l'essentiel, une lucidité remarquable. D'ailleurs n'écrivait-il pas dans la préface de son dernier ouvrage : « Je n'ai pas dit, comme on me l'a fait dire, en France et à l'étranger, que tout est suggestion : que l'électrothérapie, l'hydrothérapie, le massage et même la matière médicale n'agissaient que par suggestion ; que les pratiques diverses de la thérapeutique ne sont rien, que l'imagination humaine est tout. Ce serait une absurdité. Chose singulière ! J'ai eu beau protester, au congrès de l'hypnotisme, contre cette dénaturation systématique de ma pensée : on n'en a pas moins continué dans la presse scientifique et même politique à me faire dire ce que je n'ai pas dit. J'ai dit non que tout est suggestion, mais qu'il y a de la suggestion dans tout. Sans doute l'hydrothérapie, l'électricité, la balnéothérapie, le massage, peut-être la métallothérapie, peut-être même la suspension, ont une action incontestable par eux-mêmes sur les fonctions de l'organisme. Mais cette action est mal connue : les assertions des auteurs sur la valeur thérapeutique de ces diverses méthodes sont vagues, confuses et contradictoires parce qu'on n'a pas songé avant tout à dégager l'élément suggestion. »

Tous les jours, de mieux en mieux [1]

Telle est la formule qu'invitait à répéter consciencieusement plusieurs fois par jour, matin et soir, Émile Coué, père de la méthode de guérison par autosuggestion consciente. Cette technique connut un tel succès que l'expression

---

1. Nous empruntons le titre de cette section à celui de l'ouvrage de R. Centassi et G. Grellet consacré à Émile Coué et à la réhabilitation de sa méthode. Le livre est fort documenté et c'est pour cette raison que nous y avons puisé l'essentiel de l'argumentation biographique sur le « marchand de bonheur » de la ville de Nancy. L'importance des travaux et de la méthode d'Émile Coué est telle dans la compréhension de notre argumentation que nous sommes obligé de nous y attarder.

« méthode Coué » demeure encore dans le langage courant, malheureusement souvent utilisée de façon péjorative, pour signifier que le sujet qui l'utilise se trompe lui-même. Pourtant, telle que cet ancien pharmacien l'a exposée dans de nombreux ouvrages, elle n'a pas grand-chose à voir avec le leurre ou l'illusion. Comme il l'explique lui-même dans l'introduction de son livre le plus célèbre, « la suggestion ou plutôt l'autosuggestion est un sujet tout à fait nouveau, en même temps qu'il est aussi vieux que le monde. Il est nouveau en ce sens que, jusqu'à présent, il a été mal étudié et, par conséquent, mal connu ; il est ancien parce qu'il date de l'apparition de l'homme sur la terre. En effet, l'autosuggestion est un instrument que nous possédons en naissant et cet instrument, ou mieux cette force, est doué d'une puissance inouïe, incalculable, qui, suivant les circonstances, produit les meilleurs ou les plus mauvais effets. La connaissance de cette force est utile à chacun de nous, mais elle est plus particulièrement indispensable aux médecins, aux magistrats, aux avocats, aux éducateurs de la jeunesse. Lorsqu'on sait la mettre en pratique d'une façon consciente, on évite d'abord de provoquer chez les autres des autosuggestions mauvaises dont les conséquences peuvent être désastreuses, et ensuite l'on en provoque consciemment de bonnes qui ramènent la santé physique chez les malades, la santé morale chez les névrosés, les dévoyés, victimes inconscientes d'autosuggestions antérieures, et aiguillent dans la bonne voie des esprits qui avaient tendance à s'engager dans la mauvaise ».

Plus loin, Émile Coué précise comment utiliser la formule qui a fait le tour du monde : « Tous les matins au réveil, et tous les soirs, aussitôt au lit, fermer les yeux et, sans chercher à fixer son attention sur ce que l'on dit, prononcer avec les lèvres, assez haut pour entendre ses propres paroles et en comptant sur une ficelle munie de vingt nœuds, la phrase suivante : " Tous les jours, à tous points de vue, je vais de mieux en mieux. » Les mots " à tous points de vue " s'adressant à tout, il est inutile de se faire des autosuggestions particulières. Faire cette autosuggestion d'une façon aussi simple, aussi enfantine, aussi machinale que possible, par conséquent sans le moindre effort. En un mot, la formule doit être répétée sur le ton employé pour réciter des litanies. »

Ce n'est pas à la faveur d'une nuit d'insomnie qu'Émile Coué eut la révélation de la méthode qui allait le rendre célèbre dans le monde entier. Ce fut par une observation attentive et une patiente méthode qu'il aboutit à la formulation que nous venons de citer *in extenso*. À cette époque, il s'intéressait particulièrement à la chimie et voulait faire carrière dans l'industrie naissante. La longueur et le coût de telles études l'en dissuadèrent. Sachant qu'il s'intéressait à la chimie, un pharmacien de Troyes prit contact avec le père d'Émile pour lui proposer que son fils vienne travailler comme commis. Sans grand enthousiasme, Émile accepta la proposition. C'est ainsi que pendant près de trois ans, il apprit les rudiments de son futur métier. Il partit alors à Paris pour y apprendre les notions théoriques indispensables à l'exercice du métier de pharmacien.

En 1881, il fut reçu au concours de l'internat, ce qui lui permit d'exercer dans le service du Pr Grancher à l'hôpital Necker. Particulièrement motivé par ce succès, il obtint son diplôme de pharmacien de première classe en juillet 1882. Un pharmacien de Troyes qui passait plus de temps à pratiquer les préceptes d'Épicure qu'à s'occuper de sa pharmacie proposa à Coué, sans bourse délier, de s'associer avec lui. La réputation de sérieux et de travailleur infatigable qu'avait déjà Coué n'était sûrement pas étrangère à une telle proposition. Âgé de 26 ans, il revint ainsi s'installer dans sa ville natale.

En fait, Émile Coué ne se contentait pas de délivrer les remèdes et potions prescrits. Très vite, il s'intéressa à la vie de ses patients et prit conscience que ces derniers avaient, avant tout, besoin d'être rassurés. Bourgeoisie troyenne et paysannerie champenoise constituaient la plus grande partie de sa clientèle, et chacun avait droit à l'attention bienveillante et aux conseils rassurants du pharmacien. Émile Coué était de petite taille, pas vraiment beau, au visage rondouillard, à la barbiche et à la moustache napoléoniennes. Mais son regard à la fois pénétrant et pétillant de malice ne pouvait qu'attirer sympathie et confidences. Timide au premier abord, il se montrait rapidement très sûr de lui dans la délivrance des remèdes. Conscience professionnelle et chaleur humaine vis-à-vis des malades lui conférèrent un charisme indéniable qui augmenta sa clientèle. Très vite, on mit des quatre coins de la ville pour profiter des conseils attentifs, bienveillants et rassurants du nouveau pharmacien.

Plus tard, il raconta l'anecdote suivante : « Une femme vient me voir, l'air désespéré. Très malade, elle souffre énormément et me demande de lui fabriquer un remède bien précis qui, dit-elle, la soulagera. Je consulte le Codex et le répertoire Dorvault et constate qu'il m'est interdit de composer cette potion. Je le lui dis et elle repart, très déçue. Le lendemain, elle revient me voir et me supplie d'accéder à sa requête. Sa souffrance paraît telle qu'il m'est impossible de lui opposer un nouveau refus. Je vais dans mon laboratoire et verse un peu d'eau distillée aromatisée dans un petit flacon. Je lui donne la potion en lui disant de bien faire attention car la dose était très efficace mais pouvait être dangereuse. Huit jours plus tard, elle revient me voir, pleine de gratitude : elle était guérie ! » Coué venait de découvrir, après Corvisart, Trousseau et Bernheim, la puissance de l'effet placebo.

Étonné par la puissance thérapeutique que peut avoir une substance inerte, il fit part de cette constatation à des amis médecins. L'un d'eux lui conseilla de lire l'ouvrage de Bernheim *De la suggestion et de ses applications à la thérapeutique*, qui venait juste de paraître. Coué le lut d'une seule traite. Les observations que relatait Bernheim corroboraient souvent les siennes. Indubitablement, les paroles rassurantes et chaleureuses que proférait le pharmacien en délivrant ses remèdes semblaient en augmenter terriblement les effets. Sur l'insistance de son épouse, Coué accepta de se rendre à Nancy pour y rencontrer le célèbre Liébeault, dont la réputation de magnétiseur avait longuement fait hésiter l'honnête pharmacien. La rencontre eut lieu fin 1885. Elle fut absolument déterminante pour l'orientation future d'Émile Coué. En revanche, il ne put jamais rencontrer l'illustre Bernheim. Durant un an environ, il assista malgré tout à plusieurs séances chez Liébeault et s'imprégna de ses méthodes de traitement.

Dans sa pharmacie de Troyes, Coué appliqua très rapidement ce que lui avait appris Liébeault. Il hypnotisa ainsi certains de ses clients pour augmenter l'effet des médicaments qu'il leur délivrait. Sa clientèle déborda alors très largement les limites du canton. La malice du pharmacien qui pointait, à l'évidence, dans son inoubliable regard ne put s'empêcher de s'exercer dans la pratique de sa profession. Au-dessus de sa pharmacie, il fabriquait des pilules de mie de pain qu'il proposait à ses clients lorsque ces derniers lui demandaient « un petit quelque chose pour se sentir mieux ». Il constata souvent le même effet avec ces pilules qu'avec l'eau distillée. Mieux, certains de ses clients qui s'étaient aperçus de la supercherie n'en continuaient pas moins de lui demander : « Monsieur Coué, donnez-moi donc quelques-unes de vos pilules de pain, ça me fera du bien. » C'est ainsi que le concept d'autosuggestion commença à prendre naissance dans la pensée d'Émile Coué.

La même malice, mais aussi et surtout l'enthousiasme du pionnier qui découvre des horizons nouveaux poussaient Coué à pratiquer sur ses clients quelques expériences mystificatrices. Ainsi attribuait-il à certains remèdes des vertus thérapeutiques que la tradition médico-pharmaceutique ne leur conférait nullement. Peu importait puisque, nombre de clients se déclaraient guéris par ces médicaments habituellement utilisés pour soigner d'autres troubles que ceux dont ils se plaignaient. Ces observations issues de la pratique quotidienne le firent longuement réfléchir pour aboutir à la conclusion que les suggestions qu'il introduisait dans l'esprit de ses clients hypnotisés étaient également opérantes si ces derniers étaient totalement conscients.

Extrêmement absorbé par ses propres recherches et les exigences d'une très nombreuse clientèle, Émile Coué, dont la réputation ne cessait de grandir, se tint à l'écart des passions qui ébranlèrent le monde de l'hypnose. C'était avant tout un pragmatique peu versé dans les théorisations psychologisantes. La querelle entre l'école de Nancy et celle de Paris, qui opposa longtemps Bernheim et Charcot, n'excitait guère la verve de Coué.

Le magnétisme animal et l'hypnose, tous deux nés en Europe, avaient profondément influencé le Nouveau Monde à la suite d'une série de conférences tenues en 1838 par un médecin français. C'est ainsi que fut guérie par ces méthodes une femme quasiment grabataire, Mary Baker, qui fonda sa propre chapelle : la Science chrétienne. En cette époque bénie du spiritisme et des pratiques occultes, les techniques hypnotiques et suggestives furent, aux États-Unis, à l'origine d'une multitude de sectes qui avaient toutes comme dénominateur commun la guérison par la foi. Étonnant amalgame de religion, de mythes profanes et des nouvelles théories hypnotiques de Braid, Liébeault et Bernheim, ces diverses sectes allaient essaimer dans toute l'Amérique et, à défaut de tout guérir, allaient enrichir considérablement leurs fondateurs. Ces curieuses pratiques thérapeutiques furent l'objet d'une littérature abondante, en particulier durant le dernier quart du XIXe siècle. L'intérêt d'Émile Coué s'en trouva stimulé.

En 1896, il décida de quitter Troyes pour s'établir à Nancy. Sa femme était heureuse de se rapprocher de sa famille et Coué, alors âgé de 39 ans, put s'inscrire à la faculté de Nancy pour y poursuivre des études médicales. Cependant, juste avant de quitter Troyes pour Nancy, une cliente du pharmacien lui permit de mettre le doigt sur ce qui allait être le fondement de sa future méthode : le conflit entre la volonté et l'imagination.

En 1901, Coué dut retourner à Troyes pour redresser les affaires de sa pharmacie qui commençait à péricliter, le gérant n'ayant pas, tant s'en fallait, le charisme de son prédécesseur. La réputation d'Émile Coué à Troyes n'ayant aucunement faibli, il remonta rapidement son affaire et profita de sa présence dans la ville pour effectuer une série de conférences dont la première eut lieu dans une salle municipale en septembre 1903. Au cours de la première, qui était consacrée à l'hypnotisme, il développa une conception fort personnelle, qui, outre le mérite de la clarté, avait celui de la simplicité : « Pourquoi, par exemple, quand vous souffrez des dents à vous jeter la tête contre les murs, votre mal disparaît-il souvent quand vous sonnez chez le dentiste ? Hypnotisme... Pourquoi, quand le médecin entre dans la chambre de son malade, celui-ci ne souffre plus et a oublié les souffrances qu'il ressentait avant son arrivée ? L'hypnotisme... Savez-vous ce que font les inventeurs de pastilles X, de l'émulsion Y, de la tisane Z et autres produits de la même farine, quand, par leur réclame, ils vous font acheter fort cher un produit qui n'a d'autre valeur que celle qu'on croit qu'il possède ? Non ? Eh bien, encore et toujours, ils font de l'hypnotisme... L'hypnotisme est, pour me servir d'une expression familière mais exacte, l'art de faire croire aux autres et à soi-même que c'est arrivé. Pour employer un mot plus scientifique, je le définirai par un seul mot, autosuggestion, je dis bien autosuggestion et non suggestion, c'est-à-dire l'implantation d'une idée en soi-même par soi-même. »

Lors d'une conférence prononcée en avril 1907, il formula les quatre principes fondamentaux de sa doctrine :

« 1. Quand l'imagination et la volonté sont en lutte, c'est toujours l'imagination qui l'emporte, sans aucune exception.

2. Dans le conflit entre la volonté et l'imagination, la force de l'imagination est en raison directe du carré de la volonté.

3. Quand la volonté et l'imagination sont d'accord, l'une ne s'ajoute pas à l'autre, mais l'une se multiplie par l'autre.

4. L'imagination peut être conduite. »

Bien évidemment, Coué fut très critiqué, plus particulièrement quant à l'expression mathématique des seconde et troisième propositions. Il précisa ensuite qu'il ne s'agissait pas de formules « rigoureusement exactes » mais simplement d'expressions ayant pour but de bien faire comprendre sa pensée en frappant l'imagination. Émile Coué n'a jamais été un brillant théoricien. Il a toujours laissé le soin à d'autres de conceptualiser ses découvertes thérapeutiques.

En 1910, alors que les grands ténors de l'hypnotisme étaient morts ou en retraite, que l'hypnose ne défrayait plus la chronique et était presque oubliée de la presse tant médicale que grand public, Émile Coué vendit sa pharmacie de Troyes à son assistant et s'installa définitivement à Nancy. Sa réputation était désormais bien assise et commençait à dépasser les frontières nationales. La clientèle affluait en sa nouvelle demeure et les jours de beau temps, il recevait les patients par groupe, dans son jardin. Ainsi Coué affina-t-il petit à petit sa méthode thérapeutique. Il délaissa peu à peu la suggestion hypnotique pour la suggestion à l'état de veille et, enfin, l'autosuggestion consciente.

Dès lors, la réputation d'Émile Coué ne cessa de croître.

Au printemps 1913, il fit une rencontre déterminante en la personne d'un étudiant d'une trentaine d'années, Charles Baudouin. Ce dernier, pleinement convaincu de la valeur thérapeutique de la méthode du pharmacien de Nancy, n'avait de cesse de l'inviter à donner des conférences et à propager ses idées. C'est ainsi que Baudouin créa à Genève une « clinique autosuggestive » et décida de passer sa thèse sur la « méthode Coué ». Baudouin eut le mérite de donner le coup de pouce qui permit à Émile Coué de s'engager dans la voie des conférences publiques. La machine était lancée, et plus rien n'allait l'arrêter. Pas même les malades qui se pressaient, de plus en plus nombreux, à ses séances.

L'affluence était telle qu'Émile Coué dut faire construire un petit bâtiment, au fond de son jardin, afin de recevoir plus de monde. Ainsi recevait-il chaque lundi et vendredi plus de deux cents patients au cours de quatre ou cinq séances d'une heure et demie chacune. Si Coué continuait de soigner des malades, Baudouin allait donner une assise théorique à la méthode qu'il exposa en détail dans sa thèse en 1919. Ce travail fut honoré à sa juste valeur par l'université genevoise et, surtout, une traduction en anglais propagea les idées de Coué outre-Manche, où elles connurent un succès considérable. Première étape de l'internationalisation des travaux du pharmacien de Nancy. Nul n'étant prophète en son pays, ce fut l'extraordinaire triomphe de la méthode Coué en Angleterre qui fit prendre conscience, via l'agence Havas (ancêtre de l'AFP), à la presse française de l'importance de la nouvelle méthode. La gloire naissante ne monta jamais à la tête du « bienfaiteur de l'humanité », tel que l'avait baptisé le maire de Nancy dans une déclaration publique. Coué continuait de traiter les patients sans jamais leur demander le moindre centime.

Bien évidemment, il n'eut pas que des partisans et des admirateurs. Certains grands noms de la médecine s'élevèrent contre ce petit pharmacien qui avait découvert une évidence et, qui plus est, avait la prétention de leur apprendre le métier.

Le 27 décembre 1922, Émile Coué prit le bateau à Cherbourg pour New York. Au moment où il débarquait aux États-Unis, la Science chrétienne de Mary Baker était toujours florissante et bon nombre d'Américains étaient persuadés qu'une confiance absolue en Dieu pouvait guérir sans aucune intervention médicale. De plus, une secte dissidente professait des idées similaires : la *New Thought* de Phineas Quimby, qui attribuait les maladies à un effet néfaste de l'imagination. Ce contexte permet de comprendre l'adhésion immédiate des Américains à la méthode Coué. D'autant que les agnostiques adhéraient de plus en plus aux idées développées par Henri Thoreau (l'homme est avant tout l'artisan et le responsable de son propre bonheur), préceptes qui correspondaient bien à la philosophie du « Maître de Nancy ». Bref, d'un côté comme de l'autre, chacun trouvait son compte dans la méthode. Peu d'Européens reçurent un accueil aussi enthousiaste en arrivant aux États-Unis qu'Émile Coué. Celui-ci rencontra d'ailleurs, dans le Michigan, le célèbre Henry Ford, qui devint un ardent partisan de sa méthode. Le succès de Coué aux États-Unis fut tel qu'il y retourna l'année suivante.

Il mourut d'une pneumonie le 2 juillet 1926 à l'âge de 69 ans. La nouvelle de sa mort fit rapidement le tour du monde et l'*Argus de la presse* releva quelque mille cinq cents articles de journaux qui, de par le monde, lui étaient consacrés. Le *Times* de Londres fut l'un des premiers à réagir en rendant hommage au « simple et gentil petit Français qui avait transmis une doctrine de guérison, entièrement sienne, à des centaines de milliers de disciples ». La pensée positive du New Age n'est pas autre chose qu'un lointain plagiat de la méthode mise au point par Émile Coué.

Les développements ultérieurs

Les travaux sur l'hypnose furent ensuite conduits selon deux axes essentiels : le premier donna naissance à la psychanalyse, le second aux recherches de l'école pavlovienne.

La naissance de la psychanalyse

Sigmund Freud fut l'élève de Charcot à la Salpêtrière et de Bernheim à Nancy. De ce dernier, il traduisit en allemand *De la suggestion et de ses applications à la thérapeutique*. Au début de sa pratique neurologique, Freud utilisait l'hypnose dans le traitement des affections nerveuses. Mais, constatant qu'elle n'avait qu'une action fugace sur les désordres nerveux, il l'abandonna peu à peu au profit d'une méthode reposant sur l'association libre. Sa rencontre avec Josef Breuer fut déterminante dans l'élaboration de ce qui allait devenir la psychanalyse. En 1895, Freud publiait, en collaboration avec Breuer, les *Études sur l'hystérie*, qui contenaient en germe sa théorie future.

La psychanalyse postule l'existence d'un fonctionnement psychique inconscient et d'une sexualité infantile dont les conflits avec le monde extérieur et plus particulièrement avec l'éducation parentale seraient à l'origine des troubles mentaux. Sur ces bases, elle prétend rendre compte de tout, et en particulier des motivations cachées de l'ensemble des activités humaines. Dans le même registre, on pourrait se demander pourquoi l'astrologie n'est pas enseignée à l'université. Après tout, les hypothèses sur lesquelles les astrologues fondent leurs prédictions ne sont pas moins justifiées que les assises de la psychanalyse. Entre l'influence des traumatismes infantiles et celle des planètes, où est la différence ? Qui plus est, le langage dans lequel s'expriment la plupart des psychanalystes est au moins aussi abscons que celui des astrologues. Quoi qu'on pense de la « religion analytique », elle a eu une influence certaine sur l'étude des phénomènes hypnotiques. Mais l'école de psycho-physiologie expérimentale soviétique aussi.

Les travaux de l'école russe

Élève du célèbre Pavlov, Bykov étudia particulièrement les relations du cortex cérébral avec les organes internes. Ainsi, il montra, chez l'animal, qu'une altération des fonctions corticales supérieures pouvait être responsable de l'apparition de toute une série d'affections comme l'ulcère, l'hypertension artérielle, l'asthme, etc. Parallèlement aux travaux de Bykov et de son équipe, Platonov, Miassichev et Povorinsky montrèrent l'importance considérable de la parole, en particulier chez des patients hypnotisés, sur la plupart des fonctions de l'organisme. Le mot leur paraissait jouer le rôle de stimulus conditionnel [2]. Ainsi, Nikolaev et Platonov obtinrent des résultats intéressants en traitant par hypnose les douleurs de l'accouchement, les vomissements incoercibles de la grossesse, certaines hémorragies, les irrégularités menstruelles et les troubles de la lactation. La qualité méthodologique des travaux expérimentaux est la principale caractéristique de l'école russe. Bechterev et

---

2. À ce propos, il nous paraît nécessaire de rappeler l'une des plus célèbres expériences de Pavlov sur les réflexes conditionnels. Lorsque l'on présente de la nourriture à un chien, celui-ci salive. Il suffit d'associer durant un certain temps la présentation de la nourriture à une sonnerie pour que la sonnerie seule fasse saliver le chien en l'absence de toute nourriture. La nourriture est le stimulus inconditionnel à l'origine du réflexe de salivation ; la sonnerie constitue le stimulus conditionnel.

Bykov montrèrent que la tension artérielle, le rythme respiratoire, le pouls, le calibre des bronches, la sécrétion des sucs gastro-intestinaux, de l'urine, de la sueur, des larmes, les modifications du nombre de globules blancs dans le sang, etc., étaient sous l'étroite dépendance du cortex cérébral. En 1902, l'existence de modifications de la sensibilité cutanée lors de suggestions sous hypnose fut attestée par Bechterev et Narbout. En 1925, Bechterev, Chelovanov et Miassichev révélèrent que la suggestion, à l'état de veille ou sous hypnose, pouvait modifier certains réflexes conditionnels. L'influence de la suggestion s'étendait donc du système nerveux central au système nerveux autonome. Platonov découvrit que la suggestion de l'enthousiasme et de la joie permettait à un sujet sous hypnose de soulever des poids beaucoup plus lourds qu'il n'aurait pu le faire à l'état de veille. Dans les mêmes conditions, la suggestion d'émotions négatives diminuait la force musculaire et augmentait la fatigabilité. Selon d'autres auteurs, la suggestion de la peur augmentait le métabolisme de base. En suggérant à un patient sous hypnose des sensations thermiques, on objectivait, par pléthysmographie, des modifications graphiques correspondant à une application réelle de chaud ou de froid. Mieux, en appliquant sur le front d'un patient hypnotisé de la glace et en lui suggérant qu'on appliquait quelque chose de chaud, on objectivait sur la peau une réaction de vasodilatation caractéristique de l'application d'un objet chaud. D'autres chercheurs russes ont analysé la salive et le suc gastrique d'un patient hypnotisé et à qui on suggérait qu'il absorbait des aliments sucrés, acides ou amers alors qu'en fait il ingérait des aliments insipides. Ni la quantité ni la qualité de la salive ne correspondaient à l'aliment ingéré mais le suc gastrique se modifiait en fonction du contenu positif ou négatif des émotions qui étaient suggérées. La suggestion se montrait ainsi plus forte que le réflexe naturel.

Les travaux actuels

Thérapeutique médicale et numéro de music-hall ou de cirque, l'hypnose a toujours eu des relents sulfureux qui la rendaient difficile à distinguer du charlatanisme. La littérature scientifique et de vulgarisation sur le sujet est énorme et le pire côtoie souvent le meilleur. Sans compter les innombrables mythes et rumeurs dont elle a été l'objet, qui contribuent toujours, surtout dans le grand public, à pérenniser cette ambiguïté. Un psychologue californien vient de publier une mise au point rigoureuse et très documentée sur le sujet, dans le but essentiel de le démythifier. Au terme d'une analyse exhaustive, il a identifié vingt-cinq croyances qui particulièrement prégnantes :

« 1. Un hypnotiseur est quelqu'un qui possède des pouvoirs mystérieux et magiques qu'il utilise pour contrôler les gens et pour leur faire faire ce qu'il souhaite contre leur propre volonté.

2. Un hypnotiseur peut faire commettre aux gens qu'il a hypnotisés des actes immoraux et illégaux – même des meurtres – et cela sans qu'ils en aient conscience.

3. L'hypnotiseur peut hypnotiser à de longues distances – par des moyens télépathiques – et peut plonger en transe quiconque à n'importe quel moment.

4. Un hypnotiseur habile peut hypnotiser n'importe qui, n'importe quand et n'importe où et dans quelques circonstances que ce soit, même contre la volonté du sujet.

5. Certains sujets ont une volonté et un esprit si forts qu'ils ne peuvent être hypnotisés. En revanche, des sujets moins intelligents et possédant moins de volonté peuvent être facilement hypnotisés.

6. Certains sujets en état de transe hypnotique peuvent difficilement être éveillés et peuvent rester longtemps dans

cet état. Certains sujets peuvent même ne jamais se réveiller !

7. Une fois qu'une personne est hypnotisée, seul son hypnotiseur peut la réveiller, et c'est pour cette raison que l'hypnose est dangereuse. Si la personne qui vous a hypnotisé meurt d'une crise cardiaque vous resterez à jamais en état de transe.

8. Sous hypnose vous pouvez faire n'importe quoi – bien ou mal – selon la volonté de l'hypnotiseur ; vous êtes tel un esclave qui doit obéir aux désirs de son maître.

9. L'hypnose peut guérir presque n'importe quoi en une ou deux séances, et le pouvoir de l'esprit est tel que, sous hypnose, n'importe quels troubles peuvent être guéris.

10. L'hypnose ne peut être efficace que si vous êtes dans un état hypnotique si profond que vous êtes en contact avec votre propre inconscient.

11. Sous hypnose vous êtes endormi et inconscient et totalement déconnecté de l'environnement, c'est-à-dire dans un état de conscience modifiée. En d'autres termes, être hypnotisé signifie être inconscient.

12. L'hypnose est dangereuse. Des hypnotiseurs incompétents peuvent vous faire devenir fou.

13. L'hypnose, telle la démonologie, est une pratique qui va à l'encontre de la religion chrétienne. C'est l'œuvre du diable, et, sous hypnose, diables et démons peuvent prendre possession de votre âme.

14. L'hypnose est simplement un " échangeur de symptômes ", c'est-à-dire que si un symptôme disparaît sous hypnose, il réapparaîtra rapidement sous une autre forme. Par exemple, si l'hypnose vous débarrasse d'un mal de tête, celui-ci se transformera en rage de dents ou en douleur d'estomac.

15. Hypnose et sommeil sont la même chose. L'hypnose est une forme de sommeil et vice versa.

16. L'hypnose et la méditation – zen, yoga, ou autre –

sont la même chose. L'hypnose est une forme de méditation et vice versa.

17. Revenus à leur état normal, les patients hypnotisés ne se souviennent pas de ce qui s'est passé durant la séance ; en d'autres termes, l'hypnose induit une amnésie.

18. Sous hypnose, la mémoire s'améliore et l'on peut ainsi se souvenir, avec beaucoup d'exactitude, de ce qui s'est produit dans le passé. Inversement, l'hypnose peut définitivement effacer le souvenir d'événements passés.

19. Se perdre dans un livre, un jeu ou un film ; se sentir enchanté en écoutant de la musique, être tellement absorbé dans un travail qu'on en perde toute notion du temps ; se sentir transporté par une prière ; ou en écoutant attentivement un orateur charismatique et en étant d'accord avec tout ce qu'il dit ; tout cela est de l'hypnose. Ainsi que s'endormir au volant en conduisant sur une route monotone ou en écoutant des sons identiques et répétitifs.

20. L'hypnose peut développer les facultés paranormales, en particulier les pouvoirs de télépathie, de psychokinèse, de précognition et autres facultés de perception extrasensorielle.

21. On peut obliger une personne à dire la vérité sous hypnose, autrement dit, une personne hypnotisée est incapable de mentir.

22. Une personne hypnotisée peut le rester plusieurs heures, plusieurs jours, voire plusieurs semaines.

23. Une personne sous hypnose peut faire des choses qu'elle ne serait pas capable de faire autrement, par exemple : se planter des aiguilles à travers la peau, être rigide comme une planche, être opérée sans anesthésie et ne ressentir aucune douleur. De plus, l'hypnose peut conférer à une personne des capacités et des compétences qu'elle n'a pas autrement, par exemple, une augmentation de la force musculaire, une amélioration des perceptions senso-

rielles et de la mémoire et une possibilité de contrôle sur le système nerveux autonome[3].

24. Comme les rêves, l'hypnose est la voie royale pour accéder à l'inconscient et le matériel qu'elle permet de mettre à jour est vrai.

25. L'hypnose est une altération de l'état de conscience qui peut se manifester sous forme de transe ou d'un état spécifique de la conscience. »

R. A. Baker a ainsi consacré l'essentiel de son ouvrage à démontrer de manière convaincante l'absurdité des propositions précédentes. Non seulement il en démontre la totale absurdité, mais il prouve que la réalité du phénomène hypnotique se situe strictement à l'opposé de ce que stipule chaque proposition. Le pragmatisme bien connu des médecins anglo-saxons les conduit aujourd'hui à réhabiliter scientifiquement les techniques de suggestion et d'hypnose. De nombreuses études, au protocole scientifique très rigoureux, sont publiées dans de grandes revues médicales internationales dont on ne peut nier la réputation de sérieux. Citons-en quelques-unes.

Dans une étude publiée en 1984 par le *Lancet,* des auteurs ont montré que chez des patients souffrant depuis de nombreuses années de la maladie du côlon irritable et qui n'ont réagi favorablement à aucun traitement médicamenteux, l'hypnose avait un effet bénéfique sur les symptômes particulièrement exaspérants de cette affection. Bien évidemment, l'essai était contrôlé et de nombreuses précautions méthodologiques avaient été prises afin d'éliminer toute cause d'erreurs. Dans la même revue paraissait en 1988 un travail remarquable qui montrait que des patients atteints d'un ulcère du duodénum et soumis à un traitement

---

3. Cette proposition peut paraître, aux yeux du lecteur, en contradiction avec les résultats expérimentaux de l'école russe que nous avons précédemment soulignés. Il suffit de savoir que l'ignorance des travaux russes est l'un des travers essentiels des études américaines.

par hypnose rechutaient nettement moins souvent que ceux qui n'avaient pas bénéficié d'une telle prise en charge. Toujours dans la même revue et la même année paraissait une étude tout à fait étonnante. Quarante patientes devant subir une hystérectomie (intervention chirurgicale qui a pour but d'enlever l'utérus) furent réparties en deux groupes de vingt. L'un recevait, durant l'intervention, par l'intermédiaire d'une bande enregistrée et d'un casque spécial diminuant les bruits extérieurs, des suggestions positives concernant l'intervention (par exemple, on leur disait : « La rapidité avec laquelle vous vous rétablirez après votre opération dépend de vous ; plus vous serez détendue, mieux vous vous sentirez », « Vous n'aurez pas de nausées, vous ne sentirez aucune douleur » ou « L'opération semble se dérouler parfaitement et la malade va très bien »). L'autre groupe ne recevait aucune suggestion enregistrée mais était néanmoins « branché » sur le magnétophone sur lequel défilait une bande vierge afin que les divers protagonistes de l'étude ne puissent pas savoir à quel groupe appartenait la patiente.

Les résultats furent tout à fait étonnants : pour une durée moyenne d'hospitalisation de huit jours, les patientes ayant écouté les suggestions durant l'intervention restèrent à l'hôpital 1,3 jour de moins que les autres. Ces mêmes patientes souffrirent d'1,7 demi-journée de fièvre de moins que les autres et le rétablissement de ces patientes fut noté « meilleur que prévu » par l'infirmière nettement plus souvent que pour les autres. Enfin, dix-huit de ces patientes avaient parfaitement conscience d'avoir entendu « quelque chose » durant l'intervention alors qu'elles étaient anesthésiées.

Cette étude a été reprise par d'autres médecins anglais qui ont utilisé le même protocole expérimental chez des patientes devant subir une hystérectomie. Cependant, ces auteurs se sont surtout intéressés à l'évolution de la douleur post-opératoire dans les deux groupes. Les résultats obtenus vont tout à fait dans le sens de ceux de l'essai précédent : si l'évolution de la douleur est similaire dans les deux groupes, les patientes ayant entendu des suggestions positives pendant l'intervention consommèrent, durant les vingt-quatre heures qui suivirent l'opération, 23 % d'antalgiques morphiniques de moins que celles qui ne les entendirent pas.

Ces deux dernières études montrent bien à quel point la suggestion peut avoir un effet antalgique puissant. Il est vraisemblable que bon nombre d'autres affections telles que l'asthme, l'eczéma, certaines manifestations allergiques digestives et cutanées, les troubles digestifs fonctionnels, les troubles nerveux anxieux et dépressifs, puissent être aussi sensibles que la douleur, et peut-être même plus, aux effets de l'hypnose et de la suggestion. Mais des travaux aussi rigoureux que ceux que nous avons cités seraient nécessaires pour révéler avec précision la puissance et l'étendue des techniques hypnotiques en médecine. Néanmoins, on peut penser que les pouvoirs de l'esprit sur le corps dépassent largement le cadre de ces seules affections. Surtout, ces pouvoirs de guérir s'exerceraient dans des conditions thérapeutiques au cours desquelles le thérapeute ne fait pas consciemment appel à eux.

Issues des pratiques thérapeutiques qui relèvent de l'hypnose et de la suggestion, les diverses formes de traitements psychothérapiques, apparus au cours du XXe siècle, n'ont eu de cesse de clamer la différence fondamentale qui les séparait des techniques suggestives et hypnotiques. Mais n'est-ce pas là aussi une autre forme d'illusion ?

La jungle des psychothérapies

Au sein des médecines « à efficacité non démontrée », les diverses formes de psychothérapies tiennent une place bien particulière. Tout d'abord, elles sont très variées et leur nombre est sûrement aussi important que celui des autres « médecines parallèles ». On dirait que l'imagination de ceux qui les ont inventées n'a guère eu de limites. Ensuite, et pour des raisons qui nous échappent (mais qui, à l'évidence, n'ont rien de très scientifique), elles ont pu acquérir, au sein de l'*establishment* médical, une certaine respectabilité. Enseignées dans les facultés de médecine, elles bénéficient de la bienveillance des organismes publics et des autorités sanitaires. Pourtant, toutes les psychothérapies à l'exception des psychothérapies comportementales n'ont de scientifique que le nom.

Lorsque Freud s'est écarté des méthodes hypnotiques pour le traitement des troubles nerveux, il a mis au point sa technique d'associations libres et a élaboré les concepts qui ont ensuite donné naissance à la psychanalyse. Nombreux furent alors les disciples qui, refusant le dogmatisme du maître, se séparèrent de lui pour appliquer, en toute liberté, leur art de guérir en l'étayant sur une conception théorique personnelle.

Ainsi Alfred Adler s'écarta-t-il le premier de la doctrine freudienne en affirmant, dans la genèse des états névrotiques, le rôle prépondérant du complexe d'infériorité. Puis, ce fut le tour de Carl-Gustav Jung, qui rejeta l'importance qu'accordait Freud à la sexualité infantile dans la genèse des troubles nerveux et inventa ses propres concepts d'archétypes et d'inconscient collectif. Otto Rank fit du traumatisme de la naissance le *primum movens* des troubles mentaux ; en désaccord avec la pensée du maître, il dut se séparer radicalement de lui. Mélanie Klein élabora sa théorie psychanalytique des troubles psychotiques et Wilhelm Reich se distingua en créant une thérapie qui allait donner naissance à toutes les psychothérapies dites « bio-énergétiques ». Quant à Groddeck, autre disciple de Freud, il allait élaborer sa propre théorie du « Ça » et appliquer la conceptualisation psychanalytique au traitement de certaines maladies organiques. Ces pionniers dissidents de la théorie freudienne furent, pour la plupart, excommuniés par le maître et chacun fonda sa propre chapelle qui, bien évidemment, détenait la Vérité sur l'origine et le traitement des troubles mentaux.

Essayer de dresser un catalogue de tout ce que recouvre l'appellation de psychothérapies, dérivées ou non de la psychanalyse, est une entreprise d'autant plus vaine qu'il en apparaît sans cesse de nouvelles. Toutes proposent un traitement fondé sur la parole et la verbalisation des émotions refoulées ainsi qu'une théorisation du fonctionnement psychique normal et pathologique qui se veut spécifique. Toutes possèdent la caractéristique commune de proposer des énoncés théoriques par essence irréfutables. Leur pouvoir explicatif est infini et tous les phénomènes psychiques normaux ou pathologiques peuvent entrer dans le cadre de leur moule théorique.

Prenons l'exemple de l'explication du fonctionnement psychique inconscient. Les psychanalystes postulent que tout fait psychique a des racines inconscientes. C'est assez proche de l'affirmation qui consiste à dire qu'il existe dans une chambre un fantôme qui ne peut être vu que par ceux qui y croient et qui se cache aux yeux de ceux qui en doutent. Le propre d'un énoncé scientifique est au contraire d'être réfutable et de permettre des prédictions qui peuvent être testées. Ce n'est évidemment pas le cas en psychanalyse. La théorie psychanalytique postule par exemple que le symptôme névrotique possède une signification inconsciente, compromis entre le désir et la défense, et que le supprimer est illusoire puisqu'il réapparaîtra sous une autre forme. Or cette assertion est très largement contredite par la réalité. En effet, depuis que les comportementalistes traitent les patients phobiques [4] par déconditionnement, ces derniers n'ont jamais constaté la réapparition du symptôme phobique sous une autre forme. Curieux, n'est-ce pas ? Et en totale contradiction avec ce que laisserait prévoir la théorie psychanalytique. Mais cela ne semble pas gêner outre mesure les partisans du dogme freudien. Ils sortent aussitôt de leur chapeau le concept de sublimation. Si le symptôme n'est pas réapparu, disent-ils d'une seule voix, c'est que l'énergie psychique qui lui était liée s'est investie ailleurs, dans une activité sociale par exemple. Difficile de le prouver, non ?

Mais qu'importe le manque de scientificité de la psychanalyse et des diverses psychothérapies si elles guérissent les malades. De fait, il est bien difficile de nier leur pouvoir de guérir. Elles guérissent aussi bien que les autres médecines « parallèles », mais sûrement pas pour les raisons qu'elles invoquent. Très rares sont les psychanalystes et autres psychothérapeutes qui se sont posé le problème de l'efficacité réelle de leur technique. Par ailleurs, peu férus de statistiques et plutôt rétifs à toute évaluation, ces psychothérapeutes n'ont que très rarement accepté de soumettre leurs prétentions thérapeutiques au verdict de l'expérience.

À cet égard aussi, le pragmatisme anglo-saxon a fait

---

4. Les phobies se définissent comme des peurs sans objet. La peur d'être enfermé dans un ascenseur, de traverser un pont, de faire des courses dans un grand magasin, de parler en public, etc., sont des phobies classiques qui peuvent particulièrement gêner le patient dans sa vie quotidienne et qui guérissent le plus souvent très facilement par une thérapie comportementale basée sur la relaxation et le déconditionnement.

merveille. Inutile de souligner qu'il est beaucoup plus difficile d'évaluer un savoir-faire psychothérapique qu'un médicament homéopathique. Malgré cette difficulté méthodologique, des chercheurs ont relevé le défi et ont obtenu des résultats qui devraient faire réfléchir. Certains auteurs américains ont fait une revue générale de la littérature concernant le traitement des dépressions par psychothérapie. Ils ont découvert que les psychothérapies paraissent efficaces lorsqu'elles sont comparées à l'évolution naturelle de la maladie chez des patients non traités. En revanche, la grosse majorité des études ne montrait pas de différence entre la prise en charge psychothérapique et un simple entretien, de durée identique à celle de la séance de psychothérapie mais sans aucune référence théorique. Par ailleurs, les résultats favorables des divers psychothérapeutes sont très nettement en relation avec le degré de conviction qu'ils ont dans l'efficacité de leur méthode. C'est ainsi que l'ensemble des études où le psychothérapeute était neutre vis-à-vis de sa technique ne montrait aucune différence d'efficacité entre les diverses formes de psychothérapies. Fait surprenant aux yeux des auteurs, les psychothérapeutes expérimentés n'obtenaient pas de meilleurs résultats que les étudiants en formation.

Ces principaux éléments amenèrent les auteurs à conclure que, puisque l'empathie du thérapeute, la qualité de la relation médecin-malade et l'importance de la confiance du médecin dans l'efficacité de sa méthode paraissent être les principaux moteurs de l'effet des psychothérapies, il serait enfin utile de focaliser les recherches ultérieures sur l'ensemble de ces facteurs, grandement oubliés jusqu'à présent. Paul Crits-Christoph, psychiatre de l'université de Pennsylvanie à Philadelphie, aboutit à des conclusions similaires après une minutieuse étude des effets des psychothérapies analytiques de brève durée. Dans des troubles aussi divers que la dépression, les toxicomanies aux opiacés ou à la cocaïne, les états de stress post-traumatiques, le deuil pathologique ou les troubles de la personnalité, il n'a constaté aucune différence d'efficacité entre les diverses formes de psychothérapies et pas plus d'effet qu'une simple prise en charge non spécifique, bienveillante et rassurante.

Ainsi et quelles que soient leurs assises théoriques, les psychothérapies, psychanalytiques ou non, ne sont pas plus efficaces que les méthodes de suggestion dont elles avaient la prétention et l'illusion de se démarquer. Jusqu'à preuve du contraire, leur effet favorable dépend donc, avant tout, de la confiance du thérapeute dans l'efficacité de son art et de la qualité de la relation humaine qu'il noue avec son patient. Dans ces conditions, les facteurs suggestifs jouent un rôle déterminant. Que le psychothérapeute se réclame de Freud, de Jung, de Mélanie Klein, de Wilhelm Reich ou de Lacan, les différences théoriques et pratiques dans la technique de la cure n'ont aucune influence sur le résultat final. Celui-ci n'est lui-même pas différent des effets que produit une simple écoute attentive et bienveillante assortie de conseils attentionnés et rassurants. Faut-il alors parler de psychothérapies ou de « placebothérapie » ?

Chapitre 8

L'illusion partagée

L'utilisation de placebos dans l'art de guérir remonte aux époques les plus reculées. Pourtant, l'effet placebo comme tel n'a été pris en compte de manière consciente et délibérée par les médecins et les chercheurs que depuis peu. Un dictionnaire médical anglais en a donné la première définition en 1785. Mais il a fallu attendre les années cinquante de notre siècle pour que soit entreprise l'étude plus systématique de ce phénomène.

Le dictionnaire *Robert* définit un placebo comme une « substance neutre que l'on substitue à un médicament pour contrôler ou susciter les effets psychologiques accompagnant la médication ». Le *Larousse*, quant à lui, est tout aussi sibyllin : « substance inactive substituée à un médicament pour étudier l'efficacité réelle de celui-ci en éliminant toute participation psychologique du malade ». Médecins et psychologues y ont été chacun de leur définition. Pourtant, aucune n'est complète et satisfaisante, ce qui montre bien que l'effet placebo, d'apparence fort simple, a en fait des implications extrêmement complexes. En effet, le placebo et son effet sont à la fois un étalon utilisé par les pharmacologues pour mesurer rigoureusement l'effet des médicaments et une procédure soignante, utilisée plus ou moins consciemment par les médecins praticiens. Qui plus est, la fonction scientifique du placebo est vénérable tandis que sa fonction soignante est méprisable. Cette ambiguïté ne cesse de parasiter la compréhension.

Essayons donc de lever le voile sur l'un des phénomènes les plus étonnants, les plus dérangeants, les plus mystérieux de l'art de guérir, dont nous avons vu qu'il intervenait selon toute probabilité dans une bonne part des « guérisons » ou des « améliorations » suscitées par les médecines douces.

Il était une fois...

Il y a quelque temps vivait un grand empereur qui avait pris pour nom Napoléon. Il était d'une grande sagesse politique et aimait s'entourer pour gouverner des membres de sa famille ou de conseillers réputés pour leur discernement. Parmi eux, on trouvait Corvisart, son médecin particulier. C'était l'un des médecins les plus savants de son temps, mais aussi un esprit curieux. Ainsi avait-il introduit avec succès en France une méthode diagnostique inventée par un médecin allemand : elle consistait à percuter la poitrine des malades afin de se rendre compte de l'état des poumons dans les affections qui les atteignaient – comme les vignerons frappent leurs tonneaux pour vérifier le niveau du liquide.

Corvisart était aussi très intelligent. C'est la raison pour laquelle Napoléon l'avait pris pour médecin. Mais c'est aussi pourquoi il était réticent à l'idée de prescrire quoi que ce soit : il avait souvent constaté que dans la médecine de son temps, les remèdes étaient bien souvent pires que le mal. Néanmoins, il avait trouvé un remède qui se révélait souverain pour bon nombre des maux qui pouvaient affecter les membres de la cour. Il l'appelait *Mica panis*. Bien évidemment, dans son immense sagesse, il ne dit jamais que *Mica panis* était tout simplement... de la mie de pain.

Un peu plus tard apparut un autre grand médecin : Armand Trousseau. Lui aussi était très savant et très travailleur. Tellement savant et travailleur qu'il fut nommé médecin de l'Hôtel-Dieu de Paris. C'était l'époque où une nouvelle doctrine médicale, l'homéopathie, commençait à alimenter les conversations des salons mondains. Trousseau ne pouvait admettre l'efficacité de si faibles doses de médicaments. Pour réfuter l'action de tels remèdes, il décida de traiter des malades de son service par des pilules d'amidon ou de mie de pain en leur faisant croire qu'ils prenaient des médicaments homéopathiques. Certains guérirent, ce qui lui permit d'écrire : « De cette première partie de nos expériences, il est permis de conclure que les substances les plus inertes, telles que l'amidon, administrées homéopathiquement, c'est-à-dire en agissant sur l'imagination des malades, produisent des effets tout aussi énergiques que les médicaments homéopathiques les plus puissants. »

L'ambiguïté venait de naître. Instrument scientifique de mesure et outil thérapeutique de guérison, le placebo ne cessera plus d'être marqué du sceau de cette double impertinence. Impertinence pour les pharmacologues tout d'abord, qui ne peuvent pas mesurer directement l'effet de leurs médicaments sans utiliser l'aune du placebo. Impertinence pour les médecins ensuite, dans la mesure où la confrontation du thérapeute à cet effet constitue une redoutable leçon de modestie.

La puissance de la conviction

Nous avons déjà raconté, dans le chapitre précédent, comment Henri Bernheim avait endormi deux patients souffrant d'insomnie en leur faisant croire qu'ils absorbaient un nouvel hypnotique alors qu'en réalité, ils n'avaient ingéré que de l'eau mentholée.

Plus d'un demi-siècle plus tard, un médecin allemand, G.L. Wied, voulut se rendre compte de l'importance de la façon de prescrire un médicament sur son effet thérapeutique. Pour cela, il répartit en six groupes de vingt, cent vingt patientes présentant un syndrome prémenstruel. Ce mal constitue toujours de nos jours une affection clinique à la symptomatologie floue et imprécise. Il peut être caractérisé par une série de désagréments (douleur, irritabilité, etc.) survenant, comme son nom l'indique, avant les règles. Wied prescrivit à ses patientes trois types de traitements : placebo, extraits ovariens et éthinylœstradiol (œstrogène, hormone sexuelle féminine). Il varia la façon de les donner : soit d'une façon positive en disant aux patientes que c'était un nouveau médicament extrêmement efficace, soit en restant plutôt dubitatif. Les résultats furent des plus intéressants : le placebo donné en suggérant une efficacité douteuse améliora trois patientes sur vingt ; donné en suggérant une très bonne efficacité, il en améliora douze sur vingt ; l'extrait ovarien bien présenté améliora quinze patientes sur vingt et mal présenté quatre ; l'éthinylœstradiol, enfin, bien présenté, améliora dix-neuf femmes sur vingt ; mal présenté, il en soulagea tout de même seize. Conclusion : un placebo bien prescrit peut être presque aussi efficace qu'un médicament actif prescrit sans conviction. On pourrait également conclure de cette expérience que même mal présenté un médicament actif reste actif. Mais une telle conclusion serait prématurée : gardons présent à l'esprit que, si dans cette expérience le patient ne savait pas ce qu'il prenait, le médecin, lui, le savait fort bien.

S. Wolf et son patient asthmatique

S. Wolf était un médecin américain de grande renommée. Clinicien sagace et thérapeute avisé, Wolf avait également la passion de la recherche et le démon du doute, comme le montre cette anecdote qu'il rapporta dans l'une des plus grandes revues américaines de pharmacologie. Il traitait depuis de nombreuses années un patient asthmatique chronique qui, depuis ses dix-sept dernières années, souffrait de crises quasipermanentes. Wolf demanda à un laboratoire pharmaceutique de lui fournir un nouveau médicament qui avait la réputation d'être particulièrement efficace dans cette affection. Il le reçut et le donna à son malade, qui s'en trouva nettement mieux. D'un naturel sceptique, et suspectant une amélioration d'ordre psychologique, Wolf demanda au laboratoire de lui fournir un placebo de ce médicament qu'il donna à l'insu de son patient. Celui-ci refit des crises d'asthme. Wolf répéta ainsi plusieurs fois l'expérience : chaque fois que son patient prenait le médicament, il s'en trouvait fort bien, et chaque fois qu'il prenait le placebo, il rechutait. Peut-on trouver meilleure démonstration de l'efficacité d'un médicament ? Pourtant, le médecin apprit plus tard par le laboratoire que depuis le début, son patient n'avait reçu que... du placebo ! En effet, des rapports beaucoup trop enthousiastes envoyés au laboratoire par les médecins avaient conduit la firme pharmaceutique à ne fournir que du placebo lorsque des praticiens lui demandaient ce nouveau remède.

La chirurgie elle-même n'y échappe pas...

Dans les années cinquante, certains chirurgiens soignaient les patients présentant une angine de poitrine rebelle par la ligature de l'artère mammaire interne. L'idée qui sous-tendait une telle intervention était la suivante : l'angine de poitrine étant due à une mauvaise irrigation du cœur par les artères coronaires, il suffirait d'augmenter la pression à l'intérieur de ces artères pour améliorer la vascularisation myocardique. D'où la pratique de la ligature de l'artère mammaire, proche des artères coronaires. Bon nombre de patients subirent cette intervention avec d'apparents bons résultats. Néanmoins, certains chirurgiens plus sceptiques commencèrent à penser que les heureux résultats de cette intervention n'étaient que psychologiques.

C'est Diamond qui, en 1958, ébranla les certitudes tranquilles des interventionnistes. En effet, parmi dix-huit sujets atteints d'angine de poitrine très grave, il pratiqua sur treize d'entre eux une authentique intervention avec ligature de l'artère tandis que chez les cinq autres, il se contenta de faire une simple incision cutanée. Les cinq patients qui croyaient avoir été opérés se portèrent aussi bien que les autres.

L'année suivante, en 1959, Cobb utilisa une méthode expérimentale encore plus rigoureuse que celle de Diamond : le chirurgien n'était prévenu de ce qu'il avait à faire qu'au moment de l'intervention. Dix-sept patients furent ainsi opérés ; huit subirent une ligature artérielle et neuf un simulacre d'intervention stigmatisé par une simple cicatrice thoracique. Six mois après l'intervention, cinq sujets de chacun des groupes présentaient une réduction significative du nombre journalier de leurs crises d'angor et de leur consommation quotidienne de médicaments antiangoreux. Mieux, l'électrocardiogramme s'était amélioré chez un patient qui avait subi la fausse intervention, mais pas chez les autres !

De sorte qu'en 1961, faisant le point sur cette question, un chirurgien pouvait écrire : « À l'aide d'observations de nos malades, nous allons démontrer d'une façon sûre qu'à l'instar de la prescription médicale, l'intervention chirurgicale a aussi un effet placebo, et qu'elle doit parfois son succès uniquement à cette action. »

Panorama du placebo et de son effet

Quelques chiffres

En 1959, Haas regroupa l'ensemble des études concernant le placebo pour avoir une idée de son importance en thérapeutique. Il s'aperçut ainsi que 15 à 60 % des patients présentant une affection douloureuse étaient améliorés par le placebo, 46 à 73 % de ceux qui se plaignaient de maux de tête et 20 à 58 % de ceux qui souffraient de migraines. Il constata également que 35 à 60 % des enrhumés allaient mieux sous placebo ainsi que 3 à 60 % des hypertendus. De même, 14 à 84 % des rhumatisants et 20 à 60 % des dyspeptiques ou des ulcéreux voyaient leur état s'améliorer sous placebo. Les alcooliques, les constipés, les épileptiques, les eczémateux, les parkinsoniens, les insomniaques, les névrosés et les psychotiques étaient, eux aussi et en proportion variable, sensibles à cet étonnant médicament.

En regroupant l'ensemble de ces chiffres, Haas arriva à un taux moyen d'efficacité globale de l'ordre de 30 %. Ce pourcentage signifie que, toutes pathologies confondues, 30 % des patients peuvent être améliorés par un placebo.

Cette « sensibilité » globale a également été retrouvée par divers autres spécialistes de la question : Bertagna, Beecher et Shapiro, pour ne citer qu'eux. Mais rien n'est plus absurde et moins informatif que ce chiffre brut de 30 %.

En effet, prendre cette moyenne en tant que telle et de façon absolue pourrait signifier que 30 % des méningites tuberculeuses ou 30 % des ulcères duodénaux pourraient guérir par le seul effet d'un placebo. Or il n'en est rien : aucune méningite tuberculeuse, et d'une façon générale aucune infection aiguë gravissime, n'a été guérie par l'effet d'un placebo alors que le pourcentage de patients améliorés par celui-ci peut atteindre 80 % dans le cas de l'ulcère duodénal. Pour que le chiffre global ait une signification, il faut le moduler par l'importance de l'affection considérée.

Quel est par exemple l'effet d'un placebo sur la douleur, plus particulièrement sur celle que ressentent les opérés après une intervention chirurgicale ou les traumatisés après un accident ? Dans ces circonstances, une dose habituelle de morphine (l'un des antalgiques les plus puissants) réduit de moitié l'intensité de la perception douloureuse chez 75 % des sujets. Autrement dit, les trois quarts des opérés ou des traumatisés perçoivent une diminution de 50 % de l'intensité de leur douleur à la suite de l'administration d'une dose usuelle de morphine. Dans les mêmes conditions, l'injection d'un placebo est aussi efficace qu'une injection de morphine chez 56 % des sujets. Étonnant, non ?

Il y a quelque temps, un laboratoire pharmaceutique a voulu étudier l'efficacité d'un de ses médicaments dans le traitement palliatif des douleurs entraînées par les métastases osseuses de certains cancers. De grands experts cancérologues ont été consultés pour l'occasion : ils ont estimé à 10 % l'amélioration que l'on pouvait attendre d'un placebo dans une telle indication. Ils ont également formellement déconseillé pour des raisons éthiques la réalisation d'un tel essai. Le laboratoire le pratiqua quand même. Un premier essai fut ainsi réalisé chez onze malades cancéreux souffrant de métastases osseuses : le placebo donna 29 % d'amélioration. Un second essai, beaucoup plus lourd, fut mené chez quarante autres patients : cette fois, le placebo donna un taux moyen d'amélioration de 57 %. Près du double du taux précédent. Qu'avait-il donc bien pu se passer entre les deux études ? Dans le premier essai, le produit (médicament ou placebo) était tout simplement administré en l'absence du médecin ; dans le second, il était injecté en présence du médecin qui, en plus, voyait le malade tous les jours et suivait attentivement l'évolution de ses douleurs. Ainsi, dans ces études, l'intérêt plus soutenu porté au malade par son médecin multipliait-il par deux l'effet antalgique du placebo. Le médecin lui-même serait-il l'un des moteurs essentiels de l'effet placebo ?

Principaux acteurs de l'effet placebo

Le médecin tient vraisemblablement le premier rôle. Deux paramètres difficilement mesurables entrent en ligne de compte : sa bienveillance et son degré de conviction vis-à-vis du traitement qu'il propose. À placebo égal, un médecin sympathique et convaincu est beaucoup plus efficace qu'un autre, indifférent et sceptique.

En effet, comprimés, sirops, injections ou bistouris ne sont pas indispensables à l'obtention d'un effet placebo. Ainsi, un médecin généraliste de Southampton, K.B. Thomas, choisit dans sa clientèle deux cents patients qui se plaignaient de vagues douleurs abdominales, de maux de tête, de douleurs lombaires, de maux de gorge, de toux ou de fatigue et pour lesquels il lui était impossible de faire un diagnostic précis. Il sépara ces patients en deux groupes. Ceux du premier ensemble furent l'objet d'une consultation dite « positive » : il affirma un diagnostic et les rassura vigoureusement en leur certifiant qu'ils se rétabliraient très rapidement. Aux patients du second groupe, il dit : « Je ne suis pas certain de ce dont vous souffrez et si vous n'allez pas mieux dans quelques jours revenez me voir. » Parallèlement, chaque groupe de cent patients avait été séparé en deux sous-groupes de cinquante, dont l'un, seulement, avait reçu une prescription de placebo. Au bout de deux semaines, 64 % des patients du groupe ayant été l'objet de la consultation « positive » allaient mieux contre 39 % de ceux de l'autre groupe. Par ailleurs, 53 % des patients ayant reçu du placebo allèrent mieux contre 50 % de ceux auxquels aucune prescription n'avait été faite. Aux yeux de P. Skrabanek et de J. McCormick, les auteurs d'*Idées folles, idées fausses en médecine*, ces données illustrent le fait que le médecin peut avoir un effet placebo plus puissant que celui des médicaments !

Une autre étude très rigoureuse montre que le moteur le plus puissant de l'effet placebo est bien le médecin lui-même. Ainsi, certains médecins ont voulu évaluer l'incidence que pouvait avoir la visite préopératoire de l'anesthésiste sur les suites opératoires du patient. Le groupe témoin recevait, comme de coutume, la visite de l'anesthésiste qui se limitait à un examen impersonnel et à un interrogatoire succinct. L'autre groupe, lui, était informé de façon très détaillée par le médecin des caractéristiques de la douleur post-opératoire, du rôle que jouaient certains paramètres physiologiques – tels que les contractions musculaires – dans son éclosion et des moyens simples de l'éviter par, entre autres, la relaxation. L'anesthésiste donnait également au malade l'assurance de recevoir immédiatement un antalgique en cas de besoin. Les résultats de cette étude se passent amplement de commentaire : les patients qui furent l'objet de la visite informative et personnalisée consommèrent moitié moins d'antalgiques et purent quitter l'hôpital, en moyenne, deux jours plus tôt que les autres.

Facteur essentiel du déclenchement d'une réponse placebo chez son patient, le médecin paraît donc être l'un des plus puissants placebos. Ce « pouvoir » emprunte des voies qui demeurent aujourd'hui largement inconnues. L'ensemble des travaux actuels disponibles sur ce sujet ne permet guère de formuler des conclusions définitives. Néanmoins, deux facteurs dépendant du médecin paraissent très fortement influencer dans un sens favorable la réponse placebo : certains traits de la personnalité (bienveillance et sympathie envers le patient) et son degré de conviction vis-à-vis du traitement qu'il propose.

Une remarquable étude expérimentale souligne d'ailleurs ce dernier facteur : soixante patients ayant subi l'extraction d'une molaire ont été séparés en deux groupes de trente. Les patients du premier groupe pouvaient recevoir soit un morphinique de synthèse (médicament qui soulage la douleur) soit un placebo. Les patients du second groupe pouvaient recevoir soit le même morphinique de synthèse que ceux du premier groupe, soit du placebo, soit de la naloxone – substance antagoniste de la morphine, pouvant aggraver la douleur. Toutes ces substances étaient administrées, dans les deux groupes, en double aveugle. En revanche, le médecin savait auquel des deux groupes appartenait le patient. Autrement dit, il savait qu'un patient bien déterminé, en fonction de son appartenance à tel ou tel groupe, recevrait une substance qui risquait d'aggraver sa douleur. Les auteurs de cette étude ont alors comparé l'évolution de la douleur des patients qui avaient reçu seulement le placebo (entre les deux groupes). À placebo égal, les patients du second groupe (celui où il y avait un risque de recevoir une substance aggravante) étaient nettement moins soulagés (par le placebo) que ceux de l'autre groupe. Conclusion : l'appréhension du médecin (sur le risque que son patient reçoive une substance qui puisse aggraver la douleur) s'est traduite par une nette diminution de l'intensité de l'effet du placebo. Cette étude vient confirmer ce qu'un grand nombre d'autres travaux permettaient de supposer : l'effet placebo d'un médecin prescrivant un placebo est nettement plus important si le praticien croit qu'il s'agit d'un médicament actif et non d'un placebo !

Le traitement joue également son rôle dans la genèse de l'effet placebo. Il n'existe pas de loi générale en ce domaine : ce qui est vrai pour un placebo ingéré par un patient qui a mal ne vaut pas toujours pour un placebo pris par un déprimé. Ainsi, dans le cadre du traitement de la douleur, il a été démontré que l'effet placebo était plus important lorsque le médicament était administré par voie injectable plutôt qu'orale. Le type de l'injection a également son importance dans ce cas. L'injection intramusculaire de placebo est moins efficace que l'injection à l'endroit précis où le patient a mal. À placebo égal, la présentation en gélule assure un effet supérieur à celui du comprimé. Toujours à placebo égal, deux comprimés de placebo sont plus efficaces qu'un seul.

La couleur des comprimés joue-t-elle un rôle ? Nous disposons d'une seule étude sérieuse à ce sujet : des comprimés de lactose colorés pour moitié en rose-rouge et pour moitié en bleu ont été donnés à des étudiants acceptant de participer à un essai de médicament. Ils ne savaient bien évidemment pas qu'ils allaient ingérer un placebo : on leur avait dit qu'ils allaient essayer deux nouveaux médicaments, dont l'un était plutôt psychostimulant et l'autre plutôt sédatif. À l'analyse des résultats, la grosse majorité des étudiants qui avaient reçu du placebo coloré en bleu présentait de la fatigue et de la somnolence, tandis qu'une grande partie des étudiants qui avaient reçu du placebo coloré en rouge se disaient énervés et irritables. Comment s'étonner alors que les laboratoires pharmaceutiques aient tendance à présenter les médicaments sédatifs colorés en bleu et les antiasthéniques en rouge !

Le nom du médicament joue-t-il un rôle ? Il est vraisemblable que ce dernier a une importance dans la modulation de l'effet placebo. Mais en ce domaine, il n'existe aucune étude publiée. On peut légitimement penser que chaque patient apporte son histoire et sa contribution très personnelles. En effet, aux termes génériques de Libidolyse ou de Zynxox, chacun peut donner un sens tout à fait personnel, nourri de connotations affectives. Chacun peut attendre des bienfaits, souvent imaginaires, et en tout cas inaccessibles à l'investigation scientifique.

Tout nouveau, tout beau ! « Dépêchez-vous de prescrire ce nouveau médicament, tant qu'il guérit encore ! » Selon cet aphorisme célèbre qui a été attribué tantôt à Sydenheim, tantôt à Osler et tantôt à Trousseau, il faut bien reconnaître que la nouveauté d'un médicament est, pour la plupart des patients, un gage supplémentaire d'efficacité. Mais pas pour tous. Sinon, comment expliquer le succès des granules homéopathiques ? Arguments et contre-arguments, en ce domaine, vont parfois de concert, soulignant la fragilité de nos connaissances comme l'extrême variabilité des faits.

Bien sûr, les médicaments ne sont pas les seuls à déclencher l'effet placebo. Tout traitement, vous l'avez maintenant bien compris, peut produire cet effet. Simplement, certains traitements y contribuent plus que d'autres. À ce propos, il est un phénomène curieux qui mérite qu'on s'y arrête quelques instants. Innombrables sont les patients qui ne jurent que par tel ou tel traitement, tout simplement parce que celui-ci les a soulagés ou guéris. Or les scientifiques qui soumettent ces traitements à une évaluation rigoureuse, lorsque celle-ci est possible, ne constatent pas de différence entre le vrai traitement et le traitement placebo. C'est vrai surtout pour les différents remèdes proposés par les « médecines parallèles ». Mais la médecine classique, avec, par exemple, son électrostimulation transcutanée, certains de ses massages, ses cures thermales, certains de ses régimes, et bien d'autres de ses techniques, parfois parmi les plus récentes et les plus sophistiquées, n'y échappe pas. Au-delà du traitement, c'est donc bien tout ce qu'il représente pour le patient et ce que celui-ci en attend qui est efficient.

Le patient représente ainsi le troisième acteur dans l'apparition de l'effet placebo. Existe-t-il des personnes plus ou moins sensibles à un placebo ? Dans le jargon des spécialistes, on appelle « placebo-répondeur » le patient qui développe un effet, positif ou négatif, après la prescription d'un placebo. À l'opposé, un patient insensible à une telle prescription est qualifié de « placebo-non répondeur ». Aucun élément de la personnalité, du caractère, du passé d'un individu ne permet de prédire s'il est placebo : répondeur ou non. Pire ! Selon les circonstances – on est bien incapable de préciser lesquelles –, un patient placebo-répondeur peut devenir placebo-non répondeur et inversement. En l'état de nos connaissances, il semble que deux facteurs permettent de prédire la réponse du patient au placebo : son degré d'acquiescement et son attente vis-à-vis du traitement qui lui est proposé. D'une façon générale, on pourrait dire que le degré d'acquiescement d'un patient est directement proportionnel à sa capacité à avaler des couleuvres ou des médicaments... Les diverses études sur ce sujet ne permettent pas d'en écrire plus.

Quant à l'attente du patient vis-à-vis du traitement, elle peut se résumer à la croyance du malade en l'efficacité de ce qui lui est prescrit. À notre connaissance, il n'existe qu'une seule étude, réalisée par des médecins israéliens et qui concerne des patients présentant des douleurs chroniques et traités par l'acupuncture. Pour assurer une grande fiabilité des résultats, cette étude a été réalisée de façon très rigoureuse et repose sur une méthodologie au-dessus de tout soupçon. Il est apparu que les patients qui attendaient le plus de l'acupuncture, bref qui y croyaient le plus, ont été les plus améliorés. C'est vraiment enfoncer des portes ouvertes, penserez-vous ? Mais il est bon dans ce domaine que ce qui peut paraître une évidence ne soit pas mis en défaut par les résultats d'une étude scientifique bien conduite. Bon nombre de soi-disant évidences médicales ont été battues en brèche par des études scientifiquement incontournables. C'est ainsi qu'on a souvent pensé que la suggestibilité était la condition *sine qua non* de l'émergence d'un effet placebo. Or il n'en est rien. Il n'existe aucune relation entre la probabilité d'une réponse placebo et la suggestibilité évaluée par diverses échelles psychométriques. Mais il est vrai que l'on peut se poser la question de la pertinence de l'outil de mesure. Ces diverses échelles d'évaluation mesurent-elles bien ce que l'on entend par suggestibilité ?

Tout se complique...

Lorsque le placebo devient nocebo

Un placebo peut aussi devenir un « nocebo » : il peut nuire. Des essais cliniques contrôlés ont permis de montrer que le placebo est non seulement un fieffé illusionniste mais aussi un redoutable imitateur. En effet, non seulement il est capable d'imiter un médicament actif dans ce qu'il fait de bien mais également dans ce qu'il fait de mal. Par exemple, au cours des essais qui ont comparé, pour le traitement de l'hypertension artérielle, un béta-bloquant [1] à un placebo, ce dernier a produit, chez certains des patients, un ralentissement de la fréquence cardiaque semblable, à un degré cependant moindre, à celui produit par le médicament actif. Certains antidépresseurs, particulièrement efficaces dans le traitement des formes graves de dépression, sont souvent responsables de sécheresse de la bouche et de constipation. Les placebos, auxquels ils ont parfois été comparés, ont provoqué les mêmes désagréments. On pourrait ainsi poursuivre la longue liste des effets désagréables, identiques à ceux du médicament actif, que peuvent entraîner les placebos lorsqu'ils lui sont comparés.

Dans la pratique quotidienne, les choses ne sont pas aussi simples que dans le contexte expérimental d'un essai de médicament. L'effet nocebo peut tout d'abord se traduire par un ensemble de symptômes, notoirement aspécifiques, tels que (par ordre décroissant de fréquence) somnolence, fatigue, troubles gastriques et intestinaux, difficulté de concentration, maux de tête, bouffées de chaleur, tremblements. Mais il peut également se colorer d'effets particuliers en grande partie suggérés par les notices d'utilisation du médicament. Combien de patients éprouvent des vertiges ou des nausées tout simplement parce qu'ils ont lu que le médicament qu'ils prennent était capable d'en donner ? Bien malin qui peut répondre à cette question, qui, jusqu'à présent, a échappé à toute investigation scientifique. Certaines études semblent montrer que ce sont les patients particulièrement méfiants qui risquent le plus de présenter, suite à une prescription, un effet nocebo. Mais les données dont nous disposons actuellement sont, en fait, souvent

---

1. Les béta-bloquants constituent une classe relativement homogène de médicaments ayant comme propriété essentielle celle d'empêcher certaines fonctions physiologiques dépendant, en grande partie, du système nerveux végétatif. Ils ont ainsi en commun la propriété de ralentir le cœur.

fragiles et contradictoires ; un patient placebo : répondeur un jour peut devenir nocebo-répondeur le lendemain pour des raisons qui nous échappent totalement.

Lorsque le mauvais devient bon...

Un psychiatre anglais, R. Thomson, s'est amusé à comparer les résultats des essais thérapeutiques réalisés chez des patients déprimés, traités par de l'imipramine, de l'atropine ou du placebo [2]. De fait, dans les essais qui comparaient l'imipramine au placebo, le médicament montrait un effet antidépresseur nettement supérieur à celui du placebo. En revanche, cette différence s'estompait lorsque l'imipramine était comparée à l'atropine. Ainsi, chez ces patients, l'apparition d'effets indésirables (constipation et sécheresse de la bouche essentiellement) augmentait l'effet antidépresseur non spécifique d'une substance dépourvue d'activité proprement antidépressive. Autrement dit, le fait de rendre les patients plus malades, faisait qu'ils allaient encore mieux... Décidément, ce sacré placebo n'a pas fini de nous étonner.

Comment ça marche...

« Il faut comprendre l'effet placebo, voie royale qui doit conduire à la compréhension des rapports du physique et

---

2. L'imipramine est le premier antidépresseur qui a été découvert. On n'a pas fait mieux depuis, et ce médicament constitue l'étalon auquel sont comparés tous les nouveaux antidépresseurs. L'atropine est un alcaloïde, sans effet antidépresseur, mais qui entraîne, entre autres, de la sécheresse de la bouche et de la constipation, c'est-à-dire les mêmes effets indésirables que les antidépresseurs imipraminiques.

du moral de l'homme. Qui dominera l'effet placebo apportera en médecine la révolution attendue depuis précisément la révolution pastorienne. » Ainsi, pour le professeur Jean-Paul Escande, l'enjeu n'est pas mince. Il peut sembler ahurissant que nous ne possédions pas de modèle explicatif pour une thérapeutique aussi vieille que la médecine et qui représente, encore aujourd'hui, quelque 50 à 60 % de l'art de guérir. Et pourtant, il y a fort à parier qu'à la fin de notre siècle nous ne disposerons toujours pas d'une théorie explicative pertinente de ce curieux effet. Malgré tout, il existe actuellement des pistes de recherche et des hypothèses plus ou moins heureuses ont été avancées.

Les hypothèses psycho-physiologiques

Ces hypothèses sont essentiellement fondées sur la théorie du conditionnement pavlovien introduite en médecine au début du siècle par le physiologiste russe Pavlov et largement développée par son élève Bykov. Le principe essentiel de cette théorie est qu'une réponse comportementale normalement produite par un certain stimulus (dit stimulus inconditionnel) peut être également produite par un autre stimulus (dit stimulus conditionnel) à condition que ces deux stimulus ait été associés auparavant. L'histoire du chien qui bave lorsqu'on lui présente à manger tout en faisant retentir une sonnerie et qui se met ultérieurement à baver lorsqu'il entend la sonnerie sans qu'il y ait pour autant présentation de son repas est suffisamment classique et connue pour que nous n'insistions pas.

C'est le domaine où les travaux expérimentaux ont été les plus nombreux et les plus rigoureux : ils ont montré, par exemple, que l'action pharmacologique d'une substance peut être modulée en fonction de bon nombre de paramètres environnementaux et parfois même inversée. Citons, à titre d'exemple, les expériences célèbres de Bykov à l'Institut Pavlov de Léningrad. Cet auteur a réussi, chez l'homme, à inverser littéralement les réactions physiologiques au froid et au chaud et à produire, par conditionnement, une vaso-constriction cutanée à la chaleur alors que cette réaction physiologique est normalement produite par le froid. Si ce modèle de conditionnement peut rendre compte d'une partie des phénomènes placebo il ne peut pas, par exemple, expliquer la toute première réaction d'un malade qui reçoit, pour la première fois, un placebo. En effet, le modèle explicatif du conditionnement impose une association plus ou moins répétée entre le stimulus conditionnel et son équivalent, inconditionnel, ce qui ne peut être le cas chez un patient sujet pour la première fois à un traitement.

Pour cela, il faut regarder du côté...

Des hypothèses psychologiques

La plus ancienne théorie est certainement celle de la suggestion, qui a été particulièrement étudiée par Bernheim, puis par Janet, et bien sûr par Coué. Leurs thèses reposent sur deux notions essentielles : le rétrécissement du champ de conscience de l'individu, qui rend son esprit comme imperméable à tout ce qui ne concerne pas la chose suggestionnée, et la « transformation » par des mécanismes inconnus de l'idée suggérée en acte. Si la suggestion constitue un phénomène psychologique plus facile à constater qu'à expliquer, il n'en demeure pas moins, malgré la persistance de nombreuses zones d'ombre, qu'elle demeure, à ce jour, le meilleur modèle explicatif de l'effet placebo.

Cependant, suggestion et conditionnement, loin de s'opposer, sont souvent complémentaires. Ainsi, pour Bykov, « un mot peut être le stimulant puissant des plus complexes manifestations fonctionnelles ».

Les psychanalystes n'ont pas raté l'occasion de donner leur interprétation de ce phénomène. Elle est fondée, bien évidemment, sur les concepts désormais classiques de régression, de symboles, de transfert, de contre-transfert... Il n'est pas sûr qu'ils aient expliqué quoi que ce soit !

L'hypothèse neuro-physiologique

C'est la plus récente, et elle ne concerne que l'effet antalgique du placebo. Ainsi, en 1978, John Levine a montré à la suite d'une élégante expérience que l'injection de naloxone (antagoniste spécifique de la morphine) entraînait une accentuation de la douleur significativement plus importante chez les placebo-répondeurs que chez les autres. Ce résultat étayait l'hypothèse d'une possible médiation de l'effet antalgique d'un placebo par les endorphines [3]. Cette étude princeps a été reprise par d'autres chercheurs qui n'ont pas tout à fait trouvé les mêmes résultats que Levine. En l'état actuel de nos connaissances en ce domaine, si l'on peut raisonnablement penser que l'effet antalgique d'un placebo est en partie dû à une sécrétion d'endorphines, ce n'est sûrement pas le seul mécanisme en cause. Les autres demeurent pour l'instant largement inconnus.

---

3. En 1973, l'utilisation de morphine marquée au carbone 14 a permis de mettre en évidence l'existence de récepteurs spécifiques pour cet analgésique majeur, notamment dans le système nerveux central. Cette découverte a conduit à rechercher l'existence de substances naturelles, synthétisées par l'organisme, susceptibles d'expliquer les fonctions de tels récepteurs. C'est ainsi qu'en 1975, ont été mises en évidence les endorphines, ou morphines endogènes. Ces découvertes expliquent l'hypothèse formulée par certains chercheurs de la possible médiation de l'effet antalgique d'un placebo par une libération d'endorphines (substances qui ont la propriété, comme la morphine, de diminuer la douleur). Or, comme on dispose non seulement d'agonistes des récepteurs morphiniques mais aussi d'antagonistes spécifiques, comme la naloxone, il était apparemment facile de vérifier expérimentalement une telle hypothèse.

Parasite à éliminer pour le pharmacologue, l'effet placebo représente pour le médecin, un levier thérapeutique puissant, selon l'heureuse expression de Bernheim. Malheureusement, la connaissance des conditions précises d'apparition de cet effet et des paramètres environnementaux susceptibles de le modifier demeure largement empirique et difficilement accessible à l'investigation scientifique. Aussi, l'utilisation pratique de cet effet dans la thérapeutique relève-t-elle largement plus de l'art que du savoir. Si certains médecins guérissent manifestement beaucoup mieux que d'autres, ce « pouvoir » n'a pas pour seule origine une meilleure connaissance des médicaments – ils sont, somme toute, relativement faciles à connaître et à manier –, mais surtout leur façon de les prescrire... ou de ne pas les prescrire. L'effet placebo peut donc constituer le dernier représentant de l'art dans une thérapeutique que la part grandissante de la science paraît déshumaniser.

Mais n'est-ce pas une vaine entreprise que d'essayer de comprendre et de codifier un art ? Sans doute. Il est pourtant des cas où protection et règlements sont indispensables. Car certaines pratiques qui prétendent relever des « médecines douces » sont en fait plus « dures » qu'il n'y paraît.

Chapitre 9

Les illusions dangereuses

Traiter avec des thérapies « douces » des maladies « douces », des pathologies qui ne mettent pas en danger la vie des patients, qui guérissent toutes seules et qui sont très favorablement influencées par des facteurs psychologiques ne pose pas problème. C'est même plus raisonnable que de les soigner avec des produits chimiques non dénués de toxicité. Soigner les insomnies d'une personne âgée avec une tisane ou des granules homéopathiques est bien plus astucieux que de le faire avec des hypnotiques qui risquent, en favorisant les chutes, d'être responsables de fractures de la hanche. L'art de guérir est la juste appréciation des avantages et des inconvénients d'un traitement pour un malade particulier. Il ne devrait venir à l'esprit d'aucun médecin de prescrire une thérapeutique dont les risques dépassent les avantages attendus. Traiter un développement excessif du système pileux par des antimitotiques, c'est-à-dire des médicaments utilisés dans le traitement de certains cancers et qui ont la propriété de faire tomber les cheveux et les poils, serait folie. Le risque lié à l'utilisation de tels médicaments serait énorme comparé au bénéfice thérapeutique. Cela n'a pourtant pas empêché un médecin de proposer aux pouvoirs publics de faire absorber à tous les gens de petites doses d'antimitotiques dans le but de prévenir l'apparition de tumeurs cancéreuses !

L'utilisation de placebos en thérapeutique pose néanmoins des problèmes moraux. Un médecin a-t-il le droit de tromper sciemment son patient en lui prescrivant un traitement dépourvu de tout effet spécifique ? Certains médecins et juristes s'élèvent contre l'utilisation thérapeutique de placebos, prétextant qu'il s'agit d'une tromperie vis-à-vis des malades. Le plus souvent, il s'agit d'universitaires qui n'ont jamais exercé la médecine générale. Selon ces « maîtres à penser », au lieu de prescrire des placebos, on devrait expliquer au patient que les troubles dont il se plaint ne justifient pas la prescription de médicaments. La bonne idée que voilà ! Les médecins qui s'y risquent renoncent bien vite. Ils n'ont plus guère de patients pour écouter leurs bonnes paroles délivrées à plus de cent francs la consultation... Les chapitres qui précèdent montrent au contraire que si la conviction joue un rôle dans la guérison, celle-ci ne peut être obtenue par une argumentation raisonnée. L'effet placebo joue à un niveau infrarationnel. C'est précisément tout le problème.

Si traiter des affections « douces » par des médecines « douces » est souvent une démarche des plus raisonnables, il n'en va pas toujours ainsi. En présence de maladies graves pour lesquelles il est nécessaire de recourir à un traitement dont l'efficacité est bien démontrée, l'emploi de moyens diagnostiques illusoires peut apporter une fausse sécurité pour le patient ou accréditer une conception quasi délirante des troubles qu'il présente.

Fantaisies diagnostiques des « douçothérapeutes »

« T'as de beaux yeux, tu sais... »

Depuis des millénaires, les yeux ont toujours été considérés comme le reflet de l'âme. C'est seulement depuis 1866 qu'ils sont considérés par certains comme le reflet du corps et surtout du corps qui souffre. Cette année-là, en effet, un médecin hongrois, Ignatz von Peczely, a publié le premier traité d'iridologie. Cette « science » du diagnostic par l'examen de l'iris lui fut suggérée lorsqu'il observa l'apparition spontanée d'une tache noire sur l'iris d'un hibou qui s'était cassé une patte. Le diagnostic des maladies par l'examen de l'iris venait de naître. Le principe de l'iridologie est relativement simple : pour tout organe malade apparaît une tache au niveau de l'iris. Les iridologues ont pu ainsi établir de multiples cartes topographiques où l'iris est divisé en secteurs correspondant aux divers organes.

Malheureusement, il existe de nombreuses « écoles » d'iridologie et le lieu de projection d'un organe sur l'iris varie grandement d'une école à l'autre. Ainsi, si on assimile l'iris à une montre, on peut dire que le pancréas se projette à onze heures pour telle école et à quinze heures pour telle autre. Bien qu'il n'existe aucune structure anatomique connue permettant de rendre compte du « transfert de l'information » de l'organe lésé à l'iris, les tenants de cette doctrine ont élaboré force modèles théoriques, tous plus fantaisistes les uns que les autres, pour tenter d'expliquer ce curieux phénomène.

Bien que manquant nettement de bases scientifiques rigoureuses, les prétentions diagnostiques des iridologues se prêtent facilement à la vérification expérimentale. Un premier essai d'évaluation clinique a été réalisé en 1979 à l'université de San Diego : on a montré des photographies de l'iris de cent quarante-trois personnes dont quarante-huit étaient atteintes de graves maladies du rein à trois iridologues, et ceux-ci devaient déterminer qui étaient les malades. Aucun d'eux n'a été capable, autrement que par hasard, de reconnaître parmi les cent quarante-trois photos d'iris celles qui correspondaient aux malades. Bien sûr, après analyse des résultats – mais pas avant – les iridologues invoquèrent la mauvaise qualité photographique des documents...

Un second essai fut entrepris en 1981 à l'université de Melbourne. Cette fois encore, aucune corrélation significative n'a pu être établie. Mieux, les auteurs n'ont constaté aucune modification particulière de l'aspect de l'iris des sujets ayant eu une quelconque maladie aiguë. Un troisième essai, plus récent, a été conduit par un épidémiologiste hollandais : on a mélangé trente-neuf diapositives en couleurs et en stéréoscopie de l'œil droit de sujets présentant de façon certaine des calculs dans la vésicule biliaire (et uniquement ce trouble) avec un nombre identique de photographies de l'iris de personnes parfaitement saines. Cinq iridologistes, parmi les plus réputés des Pays-Bas, devaient reconnaître les diapositives de sujets atteints de lithiase vésiculaire. Comme on pouvait s'y attendre, le hasard fut le meilleur conseiller des iridologistes, qui n'avaient qu'une chance sur deux de se tromper en répondant « au petit bonheur ». L'analyse statistique sophistiquée faite par l'auteur de l'étude n'a en effet révélé aucune différence par rapport à ce que permet de prévoir le simple hasard. L'auteur de l'essai ne s'est pas étonné de ces résultats ; les iridologistes beaucoup plus, car pour eux les calculs vésiculaires avaient la réputation d'être facilement identifiables par leur « méthode diagnostique ». Néanmoins, ils se sont réservés une porte de sortie en faisant valoir – après publication des résultats, mais pas lorsqu'ils acceptèrent de participer à l'étude – que leurs résultats auraient été plus favorables s'ils avaient pu disposer de la diapositive des deux yeux...

Cet essai négatif, qui montre que l'iridologie est bien incapable de permettre le diagnostic de lithiase vésiculaire, a donné l'idée à son auteur de tester la possibilité pour la science de modifier les croyances. Pour cela, trois semaines avant la publication des résultats de son essai, l'auteur a fait parvenir à deux cents médecins un questionnaire portant sur la position des médecins vis-à-vis de l'iridologie. Par la suite, il a envoyé les résultats de son étude puis un nouveau questionnaire. Ceux qui étaient convaincus du bien-fondé de l'iridologie le sont resté ; seuls les deux tiers des indécis ont modifié nettement leur opinion et reconnurent que l'iridologie ne constitue pas une aide utile au diagnostic.

Nous avons connu de nombreux patients ébranlés par les « diagnostics » fumeux de ces charlatans. L'un d'eux s'était vu diagnostiquer un état précancéreux du foie. Comme il travaillait en présence de substances chimiques réputées toxiques, il s'était mis en tête de changer de travail. Son « cancer annoncé » était devenu une obsession aussi absurde que néfaste. Lui faire enfin comprendre que son foie était en parfait état ne fut pas une mince affaire. De même, le nombre de personnes souffrant de malaise existentiel et qui après avoir consulté ce genre d'attrape-nigaud sont persuadés d'être atteints d'insuffisance hépatique ou glandulaire est absolument ahurissant. Ainsi, un « test diagnostique » ne reposant sur aucune base scientifique et dont l'inutilité a largement été démontrée peut rendre des gens plus malades qu'ils ne le sont en leur faisant croire à une maladie qui n'existe pas ou à un trouble imaginaire du fonctionnement de leurs organes. À l'inverse, l'iridologue peut parfaitement ignorer une maladie grave nécessitant un traitement spécifique. Il n'est pas nécessaire d'aller plus loin pour comprendre que l'iridologie représente l'un des exemples les plus criants de charlatanisme médical.

Le sang et les boules de cristal...

Dans les années 1930, un certain Pfeiffer, élève du médecin anthroposophe Rudolf Steiner, a développé une méthode diagnostique fondée sur le fait suivant : une solution de chlorure de cuivre, mise à sécher sur une plaque de verre, donne un réseau réticulé en rapport avec la cristallisation du chlorure de cuivre. L'adjonction à la solution de sel de cuivre de matières organiques (du sang en l'occurrence) modifie la texture du réseau cristallin et, en particulier, fait apparaître des images dues à l'agglomération des cristaux. Pfeiffer a observé un grand nombre de cristallisations en rapport avec le sang de patients atteints de diverses maladies (atteintes inflammatoires, tumeurs cancéreuses et non cancéreuses, etc.). Il était ainsi persuadé d'avoir établi des corrélations entre la configuration cristalline qu'il observait et l'affection en cause.

Comme pour l'iridologie, la place sur la plaque de verre de l'anomalie cristallographique indique l'organe atteint. Et comme l'iridologie, cette méthode permet d'angoisser les malades en les affublant d'étiquettes diagnostiques aussi ridicules que dangereuses (« état précancéreux », « risque de métastases dans le système lymphatique et la colonne vertébrale », « perturbation transverse à caractère malin dans le champ ovarien droit », etc.). Contrairement à l'iridologie, les cristallisations sensibles ne sont pas passées sous les fourches caudines de la méthode expérimentale. Il est vrai que les fantaisies sur lesquelles repose cette méthode n'incitent pas les scientifiques à lui consacrer un peu d'attention. Néanmoins, le simple bon sens suggère que cette pratique relève plus de la magie que de la science et qu'il n'est pas utile de dépenser du temps et de l'argent pour essayer de montrer ce que l'évidence impose.

Quand l'informatique s'en mêle...

Symbole évident du triomphalisme technologique de cette fin de siècle, l'informatique se devait d'investir le champ des médecines parallèles en permettant de réaliser un habile amalgame entre la personnalisation du traitement, l'apparente scientificité du bilan biologique et la fascination qu'exerce sur le patient la présentation informatique des résultats (souvenons-nous du succès des horoscopes informatisés). L'histoire des bilans informatisés du CEIA mérite d'être contée.

Dans les années 1960, un médecin belge a eu l'idée que les bourgeons de plantes pouvaient constituer des médicaments efficaces. Il a remis au goût du jour le vieux mythe des vertus thérapeutiques des cellules embryonnaires. Pour déterminer dans quel type d'affection tel bourgeon pouvait être utile, « notre bienfaiteur de l'humanité » a utilisé un pendule de radiesthésiste. Il a constitué une nouvelle branche de la thérapeutique, qu'il a appelée gemmothérapie (traitement par les bourgeons). Comme notre médecin était également homéopathe, il a eu l'idée de faire fabriquer ces nouveaux médicaments selon le mode de fabrication habituel des remèdes homéopathiques. Cette idée a intéressé un laboratoire homéopathique français qui a présenté la gemmothérapie comme une « biothérapie d'expression hahnemannienne », très proche de l'homéopathie. Elle a ainsi obtenu son remboursement par la Sécurité sociale. Certains de ces remèdes continuent d'ailleurs à l'être.

Un biologiste français qui trouvait que des indications

thérapeutiques reposant sur la radiesthésie ne faisaient pas très sérieux a eu l'idée d'administrer ces macérats glycérinés de bourgeons à des lapins et de noter les modifications biologiques qu'ils pouvaient entraîner. Pour d'obscures raisons, il ne s'est intéressé qu'aux modifications de certains tests de floculation protéique [1] et a consigné toutes les perturbations de ces tests qu'entraînait l'administration chez le lapin de tel ou tel bourgeon. Il ne lui restait plus qu'à entrer toutes ces données dans un ordinateur et à considérer grâce à une habile extrapolation que ce que le bourgeon était capable de produire chez le lapin, il était également capable de le soigner chez l'homme. Ainsi était né le bilan biologique informatisé du CEIA.

Bien évidemment, les médecins naïfs intéressés par cette méthode devaient payer un droit d'entrée à l'inventeur pour pouvoir bénéficier de ses services... À partir de là, tout devenait simple. Lorsqu'un malade consultait, point n'était besoin de l'examiner. Il suffisait de lui prescrire une prise de sang et le laboratoire renvoyait au médecin les résultats du pseudo-bilan sous forme de colonnes de chiffres dont il n'avait que faire. Mais peu lui importait, puisque le nom latin du bourgeon qu'il devait prescrire était indiqué.

Médecines douces et cancer

Psychisme et cancers

Qui ne connaît, dans sa famille ou dans ses proches, le cas d'une personne atteinte d'un cancer dans les suites

---

1. Les tests de floculation des protéines plasmatiques sont fondés sur la propriété qu'ont certains sels minéraux de « coaguler » les protéines. Totalement aspécifiques, ils ne sont plus utilisés en médecine.

immédiates d'un choc émotionnel important ? Qui n'a entendu dire que garder le moral était absolument nécessaire pour guérir du cancer ? Qui n'a entendu parler des méthodes psychologiques utilisées par certains médecins pour soigner les affections cancéreuses ? L'idée d'une relation entre un traumatisme affectif et l'apparition d'une tumeur cancéreuse remonte à Galien, au IIe siècle après J.-C., qui pensait que les femmes renfermées et mélancoliques faisaient plus de cancers que les autres. Au début du XVIIIe siècle, un autre grand médecin, Gendron, était convaincu que les femmes anxieuses et dépressives étaient prédisposées aux cancers. Quant à Paget, célèbre chirurgien anglais du XIXe siècle, il avait observé qu'une importante anxiété ou un espoir déçu étaient souvent suivis d'un cancer.

Mais ce sont deux psychologues américains contemporains, Le Shan et Simonton, qui ont particulièrement travaillé sur cette question. À leurs yeux, les patients souffrant de cancers portent le désespoir renfermé en eux et sont incapables d'extérioriser leurs sentiments, et en particulier leur colère. L'une des caractéristiques psychologiques essentielles des cancéreux serait, toujours selon Le Shan et Simonton, le refoulement permanent des émotions.

Depuis des millénaires, médecins, psychologues et philosophes ont essayé d'établir des correspondances entre la personnalité d'un patient et le type de maladies dont il risque d'être atteint. C'est ainsi qu'a été décrite une personnalité de type A (individu hyperactif, ambitieux, impulsif, toujours pressé, ne supportant pas d'attendre, etc.) qui prédisposerait aux affections cardio-vasculaires et plus particulièrement à l'infarctus du myocarde. En ce qui concerne une éventuelle prédisposition aux cancers, il s'agirait d'une personnalité de type C (individu résigné, exprimant peu ou réprimant ses émotions et ne nouant pas de bonnes relations avec son entourage).

Ce qui peut paraître évident dans certains cas individuels l'est beaucoup moins à l'échelle d'une population. C'est ainsi qu'aucune étude épidémiologique rigoureuse n'a jamais réussi à mettre en évidence une relation entre des traits de personnalité ou des traumatismes existentiels et l'apparition de cancers. L'une des études les plus connues a été menée en 1985 aux États-Unis : elle a montré qu'il n'existait pas de rapport entre les facteurs psychologiques habituellement considérés comme favorisant le cancer (refoulement des sentiments, insatisfaction dans sa vie sociale, professionnelle et affective, vécu dépressif, etc.) et l'évolution de trois cent cinquante-neuf patients cancéreux très attentivement suivis. D'autres études réalisées chez des patientes atteintes de cancers du sein paraissent confirmer cette absence de corrélation statistique. Une étude anglaise récente où deux cent quatre femmes traitées pour un cancer du sein ont été suivies durant quarante-deux mois montre très clairement qu'il n'existe aucune relation entre la récidive cancéreuse et des événements existentiels stressants et vécus en tant que tels par la personne concernée [2]. L'esprit humain est ainsi fait qu'il se polarise sur des corrélations positives, qu'il considère d'ailleurs souvent comme des relations de cause à effet, mais exceptionnellement sur des corrélations négatives. Combien d'individus ont subi des stress existentiels particulièrement agressifs sans jamais développer de cancers ? Combien de patients dépressifs ont guéri de leur cancer et combien en sont morts alors qu'ils avaient un moral d'enfer ?

---

2. Il existe diverses échelles dans lesquelles sont consignés la plupart des événements pouvant affecter la vie d'un individu (décès du conjoint, chômage, déménagement, etc.). Diverses études statistiques ont permis de classer les différents items en fonction de leur poids affectif (le décès du conjoint étant plus stressant qu'un déménagement). Cette méthode qui a été utilisée dans bon nombre d'études est très incomplète. En effet, plus que la réalité objective du traumatisme c'est l'importance que lui donne le sujet qui est à prendre en compte. (La perte d'un animal de compagnie pour une personne âgée vivant seule a peut-être plus de résonance affective que le décès de sa fille qui ne lui rend plus visite depuis belle lurette.)

Néanmoins, si les études scientifiques actuellement disponibles n'ont pas encore réussi à établir de manière indubitable une relation formelle entre les facteurs psychiques que nous avons évoqués et l'apparition ainsi que l'évolution des cancers, cela ne veut pas dire qu'une telle relation est absurde. Il existe de nombreuses raisons de penser que des facteurs psychiques peuvent jouer un tel rôle. Par exemple, une théorie immunologique des cancers fait de l'apparition de la tumeur la conséquence d'une diminution des défenses immunitaires de l'organisme. Or certains états dépressifs, ainsi que certains traumatismes affectifs particulièrement stressants, peuvent entraîner une telle diminution des défenses immunitaires. Néanmoins, ce bel échafaudage théorique n'a jamais trouvé de confirmation clinique et thérapeutique, les scientifiques se heurtant toujours, dans le domaine du psychisme, à de très importants problèmes méthodologiques.

De véritables alternatives thérapeutiques?

Dans un ouvrage très documenté et dont on ne peut que conseiller la lecture, Olivier Jallut a montré que, lorsqu'on ignore la cause de la tuberculose, nombreux sont les traitements proposés et les facteurs psychiques incriminés dans l'apparition et le développement de la maladie. Même si, à l'instar de la tuberculose, la compréhension de la genèse du cancer ne peut se résumer à la découverte d'un seul et unique facteur (que celui-ci soit immunologique, viral, toxique ou psychologique), il est certain que la connaissance encore limitée des différentes causes des cancers participe grandement à l'élaboration de théories explicatives fumeuses et à l'utilisation de traitements aussi dangereux que dérisoires.

Il ne faut pas croire que l'utilisation de traitements à

efficacité non démontrée dans les affections cancéreuses constitue un phénomène marginal. Tous les sondages donnent des chiffres concordants : 28 à 50 % des patients cancéreux reconnaissent avoir fait appel à un traitement parallèle. Si la plupart le prend en complément du traitement classique, 8 à 10 % de ces patients reconnaissent avoir délaissé les traitements traditionnels (chirurgie, chimiothérapie, radiothérapie) pour un traitement parallèle. De 1981 à 1984, une équipe de médecins américains a consciencieusement interrogé six cent soixante patients cancéreux dont la moitié utilisait une ou plusieurs méthodes alternatives en plus du traitement médical. 42 % avaient choisi une « thérapie métabolique » fondée sur la croyance selon laquelle le cancer est dû à l'accumulation des déchets et toxines produits dans l'intestin par une mauvaise nourriture. Ce genre de thérapie consiste en une « détoxification » de l'organisme par des lavements multiples, des régimes spéciaux, etc. 35 % des patients suivaient un régime alimentaire essentiellement « macrobiotique ». 24 % des patients croyaient que des vitamines à fortes doses, et plus particulièrement la vitamine C, aidaient l'organisme à détruire les cellules cancéreuses. 23 % pensaient que les techniques psychothérapiques de Simonton par imagerie mentale avaient des vertus thérapeutiques spécifiques, alors que leur auteur a toujours affirmé qu'il ne s'agissait que d'une méthode adjuvante des traitements habituels des cancers. 19 % des patients croyaient à la guérison par la foi et utilisaient la prière, les incantations et l'imposition des mains. Enfin, 15 % avaient choisi des « méthodes immunologiques » avec injections de pseudo-interférons, d'autovaccins, de tissus fœtaux et d'agents immunomodulateurs divers. L'auteur de cette étude a poursuivi son travail et, en 1989, il arrivait à un échantillon de mille patients, qui confirmait ses constatations initiales.

Les traitements parallèles utilisés sont extrêmement

variés. En dresser la liste serait fastidieux et nullement exhaustif tant l'imagination des charlatans est fertile et inventive. Nous nous intéresserons donc aux plus connus, en particulier ceux qui ont été l'objet d'une évaluation sérieuse.

La vitamine C tout d'abord, qui n'aurait jamais eu un tel succès populaire si le célèbre prix Nobel de chimie, Linus Pauling, n'avait affirmé qu'elle contribuait au traitement des rhumes et à la prévention des cancers. À des doses journalières énormes (de l'ordre de dix grammes), les chantres des médecines parallèles lui attribuent de puissants effets anticancéreux. Pour le vérifier, en 1985, un essai clinique a été conduit selon les règles de l'art chez des patients atteints de cancers. Les résultats sont nets et définitifs : la vitamine C n'a pas plus d'effet sur les cancers qu'un simple placebo.

Introduit aux États-Unis en 1952, le Laetrile, ou amygdaline, a connu un succès considérable dans le traitement des cancers, d'autant qu'il a été promu par une grande star hollywoodienne : Steve MacQueen. En 1978, sous la pression de certaines associations américaines de consommateurs, le National Cancer Institute reprit les observations réalisées sur ce médicament et demanda à tous les médecins qui avaient observé un effet favorable de lui communiquer leurs résultats. Des soixante-dix-sept observations montées en épingle, deux seulement laissaient penser à une guérison complète et quatre pouvaient faire penser à une régression partielle de la tumeur. Cette étude peu rigoureuse sur le plan méthodologique ne permettant pas d'évaluer l'effet réel du Laetrile, la Food and Drug Administration, équivalent américain de notre Direction de la pharmacie et du médicament, entreprit en 1982 un essai clinique contrôlé. Cette étude montra non seulement que le Laetrile n'était pas plus efficace qu'un placebo, mais qu'il pouvait être toxique. La publication des résultats de cet essai entraîna une chute vertigineuse des ventes du Laetrile et en fit interdire l'utilisation.

En fait, la pratique des essais cliniques contrôlés, les seuls qui permettent une évaluation rigoureuse des effets d'un traitement, est exceptionnelle dans l'évaluation des effets des traitements parallèles des cancers. Il s'agit en effet d'une procédure longue et coûteuse, qui ne peut se justifier pour évaluer systématiquement toutes les âneries thérapeutiques proposées dans le traitement des cancers. En revanche, cette méthode est légitime lorsqu'on a de bonnes raisons de penser qu'un traitement a des chances d'être efficace. Mais comment savoir qu'un traitement risque d'être efficace sans une étude approfondie et critique des diverses sources d'informations dont on dispose ? C'est le travail de bénédictin qu'a entrepris depuis plusieurs années le Groupe d'étude des méthodes non vérifiées en oncologie sous la présidence du docteur Olivier Jallut de Lausanne et sous l'égide de la Ligue suisse contre le cancer. Ce groupe a étudié très attentivement l'ensemble de la littérature disponible sur les diverses méthodes parallèles proposées dans le traitement des cancers. Les résultats de leur recherche paraissent régulièrement dans la revue médicale suisse *Médecine et hygiène* et sont regroupés sous forme de fiches. Leurs recherches bibliographiques très poussées ont déjà porté sur la betterave rouge, la « cure anticancer totale » selon Breuss, la Carzodelan Forte, le Furfurol, le Polyerga Neu, le Trypanosa, le Wobe-Mugos, le Cefaktivon « novum », l'Iscador (ou *Viscum album* fermenté), le pétrole, la diététique de la doctoresse Kousmine, la vitamine C à hautes doses, Carnivora, l'instinctothérapie de J. B. Burger, la cancérométrie de Vernes-Augusti, le « champignon de longue vie » Combucha du Dr Sklenar, l'Helixor, le Vysorel/Isorel, l'Iscucin et le Faktor AF2. Aux yeux des auteurs, il n'existe aucun élément sérieux contenu dans le dossier de ces diverses méthodes permettant de suspecter un quelconque effet anticancéreux. En revanche, certains traitements sont potentiellement dangereux.

Si les conclusions auxquelles aboutissent nos amis suisses n'ont pas la même valeur que le résultat d'un essai clinique rigoureusement conduit, leur méthode de travail a le mérite de permettre une sélection intelligente fondée sur une étude critique et exhaustive des informations disponibles. Leur travail permet de choisir parmi le nombre des fantaisies thérapeutiques celles qui émergent du lot et qui mériteraient une étude plus approfondie. Pour l'instant, aucune des méthodes passées au crible de leur regard critique ne peut revendiquer ce privilège.

Un essai récent s'est intéressé non seulement à la durée de survie, mais aussi à la qualité de cette survie chez des patients cancéreux soumis à un traitement orthodoxe par rapport à des patients cancéreux présentant les mêmes pathologies soumis aux mêmes traitements mais ayant décidé de suivre en plus un traitement « parallèle », lequel consistait en un régime végétarien, des lavements au café et l'administration du BCG. À la fin de l'essai, les auteurs n'ont constaté aucune différence dans le délai moyen de survie des patients de chaque groupe (traitement traditionnel et traitement traditionnel + traitement parallèle). En revanche, ils ont noté que la qualité de vie des patients soumis aux seuls traitements classiques était significativement meilleure que celle des patients suivant, en plus, un traitement parallèle. Contrairement aux affirmations péremptoires des « douçothérapeutes », l'adjonction d'un traitement parallèle au traitement traditionnel n'améliore pas toujours la qualité de vie.

Bien sûr, on ne saurait extrapoler ces résultats à tous les traitements parallèles. Mais cet exemple montre clairement qu'en médecine, on ne doit jamais considérer comme évident et acquis un résultat qui n'a pas été démontré par des investigations scientifiques rigoureuses. Il existe une telle multitude de traitements parallèles des affections cancéreuses que leurs partisans auront beau jeu de clâmer que ce qui est vrai pour l'un ne l'est pas forcément pour un autre...

Médecines douces et affections dégénératives

Les tenants des médecines douces se devaient de proposer des remèdes miracles aux maladies de cause le plus souvent inconnue, particulièrement invalidantes et d'évolution chronique, d'autant que la médecine ne propose pas grand-chose de réellement efficace. Dans ce domaine, comme dans celui du cancer, une foule de méthodes sont donc apparues. Elles sont d'ailleurs presque toutes assez semblables. L'impuissance thérapeutique de la médecine classique, l'ignorance des causes précises de ces maladies et les mythes véhiculés par les médias expliquent les délires explicatifs physio-pathologiques légitimant telle ou telle médecine douce. Il faut d'ailleurs remarquer que les explications fumeuses de ces maladies par les « douçothérapeutes » sont semblables à celles qu'ils fournissent pour les cancers (intoxication de l'organisme par des déchets et toxines, etc.).

L'un des exemples les plus caricaturaux des absurdités proférées et des méthodes utilisées pour le prosélytisme idéologique a fort bien été analysé par Philippe Vigeral dans la revue *Prescrire*. Il s'agit de la « campagne de prévention de la dégénérescence cancéreuse et artérielle ». Fin 1987, un certain nombre de médecins recevaient, dans leur boîte aux lettres, un prospectus émanant d'un mystérieux Comité pour le traitement préventif des maladies dégénératives, qui les invitait à participer et à faire parti-

ciper leurs patients à une « procédure de prévention active »
du cancer et de l'athérome. Les arguments développés
étaient les suivants : « L'athéromatose est une forme clinique de la cancérisation, et sa prévention entre dans le
cadre de la prévention anticancéreuse... [cette prévention
ne peut être une] prévention passive qui [...] s'est révélée
incapable d'endiguer la progression constante de la mor-
bidité dégénérative [...] et de limiter la mortalité globale
par cancer qui a augmenté [...]. [Elle doit au contraire
être assurée par] une prévention active, d'efficacité expérimentalement démontrée: [Celle-ci comporte] la mise en
acidose du biotrope cellulaire, qui est défavorable à la
survie des cellules cancéreuses, par un jeûne temporaire au
cours duquel l'alimentation est enrichie en facteurs d'or-
thoplastie antagonistes du métabolisme cancéreux, et
s'achève par la destruction directe des cellules cancéreuses
qui pourraient subsister [...]. Cette destruction terminale
[...] ne présente aucun danger parce qu'elle met en jeu des
cytostatiques mineurs [...]. L'efficacité de cette chasse terminale des microcancers résiduels est par ailleurs démontrée par toutes les expérimentations animales, même pour
les cancers incurables comme le cancer primitif du foie. »
Quatre mille médecins auraient ainsi répondu favorablement au Dr André Gernez, principal instigateur de cette
curieuse campagne. Le point central de la doctrine est que
« l'athéromatose est une forme clinique de la cancérisation ». Au terme d'une argumentation rigoureuse et documentée, Philippe Vigeral montre clairement que ce miroir
aux alouettes n'a aucun fondement scientifique et surtout
qu'aucune étude clinique sérieuse ne peut apporter de l'eau
au moulin de nos protagonistes.

Bien évidemment, André Gernez et ses acolytes avaient
inséré dans leur prospectus des extraits de lettres des
professeurs Milliez et Lagrue, qui semblaient leur apporter
un soutien prestigieux. Cependant, dégagés de leur contexte

initial, ces citations n'avaient plus le même sens... De plus, les protagonistes avaient fait appel à des témoignages usurpés de personnalités célèbres, comme le montre très clairement l'enquête serrée de Philippe Vigeral. Bref, tous les éléments pouvant faire prendre la mayonnaise étaient présents : grotesque amalgame de données expérimentales sérieuses et d'illusions épidémiologiques, affirmation péremptoire sans aucune référence clinique rigoureuse, mise en exergue des propos, déformés car sortis de leur contexte initial, de personnalités du monde médical.

Il n'est pas possible, ici, de passer en revue tous les traitements « parallèles » qui ont été proposés dans les maladies dites dégénératives. Injections d'ozone pour les maladies des artères, régime de la doctoresse Kousmine pour la sclérose en plaques, infusions de plantes aussi diverses qu'inefficaces pour la maladie d'Alzheimer constituent les exemples les plus connus et les plus frappants d'une médecine souvent charlatanesque en quête de légitimité.

Pourtant, s'il est scandaleux de traiter un malade atteint d'une affection grave mais curable par d'autres moyens que ceux dont on a démontré rigoureusement l'efficacité, il nous paraît beaucoup plus discutable de condamner sans appel l'utilisation judicieuse des « médecines douces » pour le traitement des maladies incurables dans la mesure où, et dans la mesure où seulement, le traitement proposé est dénué de toute toxicité. Il existe, en effet, divers moyens de faire garder espoir au patient et à sa famille. Selon les circonstances, il ne nous semble pas exister des moyens plus éthiques que d'autres en dehors du précepte hippocratique : *primum non nocere* (tout d'abord ne pas nuire). Il a été démontré que si le placebo n'avait aucune action sur la tumeur cancéreuse elle-même, il pouvait avoir une action très bénéfique sur la douleur physique et morale ainsi que sur l'angoisse qui l'accompagnent. Ces faits, reconnus et documentés, peuvent légitimer, dans certains cas, l'emploi de placebos dans le traitement des cancéreux, mais à la condition expresse que leur utilisation ne fasse courir aucun risque au patient – soit en lui faisant perdre une chance de traitement efficace, soit parce qu'il s'agit d'un placebo impur potentiellement toxique. Jusqu'à preuve du contraire, aucune des médecines douces n'a apporté d'arguments convaincants pour démontrer qu'elles étaient autre chose que l'utilisation habile de l'effet placebo. C'est pourquoi il est impératif que les méthodes proposées dans le traitement des cancers soient d'une totale innocuité et ne soient utilisées que comme adjuvants des traitements reconnus. L'art de guérir peut parfois fort bien s'accommoder de la coexistence, dans l'acte thérapeutique, de raison et de magie. Mais il nous paraît absolument nécessaire que le praticien en soit parfaitement conscient. C'est le seul moyen d'éviter que de naïves illusions deviennent des illusions dangereuses.

Chapitre 10

La souffrance et la plainte

Guérir parfois, soulager souvent, consoler toujours.

Aphorisme attribué à Hippocrate

Depuis quelques années, l'étudiant en médecine doit effectuer en fin de cycle un stage chez un médecin de famille (nous préférons ce terme, et de beaucoup, à celui de généraliste ou d'omnipraticien). Sa formation hospitalière de base, indispensable pour la pratique d'une bonne médecine, est donc désormais complétée par une sensibilisation à la pratique de la médecine générale. Auparavant, il apprenait son métier au lit du malade, à l'hôpital. Il se formait ainsi au diagnostic de maladies plutôt rares et au tableau clinique relativement complexe. Il était alors parfaitement possible que l'étudiant, en sortant de la faculté, connaisse tout de la maladie de Charcot, mais n'ait jamais appris, au cours de ses différents stages, à reconnaître une simple angine. Car ce qu'on apprenait alors, c'était avant tout la reconnaissance et le traitement des espèces morbides hospitalo-universitaires. Car, dans ce temple du savoir qu'est le Centre hospitalier régional et universitaire (CHRU), la « vraie médecine », c'est celle qui s'occupe des « vrais malades », ceux dont les troubles morbides entraînent des stigmates biologiques que des examens complémentaires (bilan biologique, radios, électro-cardiogrames, etc.) peuvent facilement révéler.

Rompu à l'adéquation « tel ensemble de symptômes équivaut à telle maladie », notre futur médecin, frais émoulu de la faculté, allait découvrir, après avoir posé sa plaque, des patients qui n'avaient plus grand-chose à voir avec ceux dont il avait eu à s'occuper à l'hôpital. Quelle surprise pour lui, s'il n'avait jamais auparavant effectué de remplacements, de découvrir que les symptômes dont se plaignaient la plupart de ses patients ne pouvaient être attribués à une maladie particulière. Bon nombre de médecins reconnaissent en effet que plus de la moitié de leurs patients souffrent de troubles qui ne sont pas dus à une maladie organique caractérisée.

Des maladies ou des malades ?

L'anglais dispose de deux termes pour désigner la maladie. Le premier, *disease*, signifie la maladie en tant que telle. Par exemple, les oreillons, la rougeole, la rubéole, l'infarctus du myocarde, la polyarthrite, etc. Le second, *illness*, signifie, outre la maladie, le fait d'être malade. Ce terme prend en compte la réaction du malade à son mal. Le concept de maladie, qui se définit comme un trouble spécifique d'un organe ou d'une fonction, s'est considérablement développé avec la médecine scientifique. Sans entrer dans le détail de l'évolution historique des idées en ce domaine, cette notion de maladie a culminé avec la découverte des agents responsables des maladies infectieuses et donc avec les travaux de Louis Pasteur puis de ses élèves. Il est incontestable que la découverte des microbes et de leur responsabilité dans la genèse de certaines maladies constitue un modèle pour la pensée scientifique en médecine : à un ensemble de symptômes très semblables d'un sujet à l'autre correspond une seule et même cause, et un traitement spécifique. Les mêmes causes (les microbes) produisant toujours les mêmes effets (la maladie), les maladies infectieuses constituaient une éclatante confirmation du déterminisme des phénomènes de la vie, sur lequel avait particulièrement insisté Claude Bernard. Les maladies infectieuses représentent l'exemple le plus frappant de maladies au sens traditionnel, mais il existe évidemment bien d'autres entités morbides.

Un ensemble de symptômes dont se plaint le patient met donc le médecin sur la piste d'une maladie particulière. Cependant, tous ces symptômes n'ont pas la même valeur. C'est ainsi que les symptômes dits généraux (fatigue, perte de l'appétit, fièvre, etc.) n'ont pas une grande signification car ils sont communs à beaucoup de maladies différentes. Les symptômes dits fonctionnels (douleur lors de la réalisation de certains mouvements, par exemple) sont un peu plus évocateurs, mais ce sont surtout les symptômes dits physiques que le médecin constate en examinant son patient qui le mettent sur la voie du diagnostic (par exemple, la découverte d'un souffle lors de l'auscultation cardiaque va le mettre sur la voie d'une atteinte valvulaire).

Mais ce qui fonde la certitude du diagnostic final, ce sont les examens complémentaires. C'est ainsi que l'observation d'une érosion de la muqueuse duodénale lors d'une fibroscopie digestive assurera le diagnostic d'ulcère duodénal, la constatation d'une onde Q sur l'électrocardiogramme celui d'infarctus du myocarde et une diminution de la concentration sanguine en hormones thyroïdiennes celui d'hypothyroïdie.

On ne peut rêver cheminement plus logique pour la pensée médicale rationnelle : le patient présente des symptômes, son médecin les analyse et recherche d'autres signes particuliers afin d'établir un diagnostic probable qui est confirmé ou infirmé grâce aux techniques complémentaires d'exploration de l'organisme. C'est l'application rigoureuse de cette procédure qui a permis les progrès médicaux que nous connaissons. Aujourd'hui, tous les médecins sont parfaitement capables de faire le diagnostic d'angine à streptocoques et de traiter cette affection par la pénicilline. C'est vraisemblablement la mise en œuvre systématique de cette façon de faire qui a fait reculer et même disparaître les complications rhumatismales, cardiaques et rénales de cette maladie somme toute banale.

Ces considérations incitent à une réflexion sur la signification à donner au mot de symptôme. Tout d'abord, il est nécessaire de souligner que certaines études ont largement montré que des sujets se prétendant en bonne santé (et l'étant sûrement) présentaient, à un moment donné, des troubles (sensations vertigineuses, picotements au niveau du cuir chevelu, vision brouillée le matin en se levant, etc.) qui disparaissaient tout seuls et pour lesquels il ne leur serait jamais venu à l'idée de consulter un médecin. En revanche, d'autres travaux ont montré que des maladies organiques très graves, comme des cancers, pouvaient évoluer de nombreuses années durant sans jamais produire le moindre trouble. Elles sont alors découvertes par accident. L'adéquation n'est donc pas parfaite entre signe et lésion : il existe des maladies sans trouble et des troubles sans maladie [1]. Le symptôme ne peut être appréhendé en

---

1. Un domaine particulier de la médecine s'appelle la sémiologie – étymologiquement : science des signes. Au sein des études médicales, c'est l'un des chapitres qui nécessitent les capacités mnésiques les plus développées puisque l'étudiant doit mémoriser les différents signes indicateurs des diverses maladies. Les termes de trouble, signe et symptôme sont polysémiques et sont souvent employés l'un pour l'autre. Pour simplifier, disons que le patient présente des troubles qui deviennent des

dehors du contexte de la relation médicale : c'est le patient qui va se plaindre à son médecin des troubles dont il souffre et c'est la fonction du médecin de leur donner un sens. Un symptôme n'existe pas en soi, il ne devient une entité que sous le regard du médecin [2].

Docteur, je ne me sens pas bien...

Le patient, sa plainte et son médecin

Un individu qui remarque que depuis quelque temps, il digère moins bien et a tendance à se sentir ballonné après les repas ne devient un patient que s'il va exposer son problème à un médecin. Il en va de même pour un autre qui dort moins bien que d'habitude. Dans le cadre de la relation médicale, le trouble d'un individu devient une plainte lorsqu'il franchit le seuil du cabinet. La fonction médicale est alors d'essayer de comprendre la signification de cette plainte. Le comportement du médecin, rompu à la rigueur de la médecine scientifique, doit toujours être le même : en interrogeant minutieusement son patient, en l'examinant et en lui prescrivant des examens complémentaires, il recherche l'origine de cette plainte dans une atteinte organique particulière. Par exemple, si le patient se plaint de ne plus avoir d'appétit, d'avoir maigri et de mal dormir, le médecin cherche à débusquer une affection pouvant être responsable de ces symptômes : un cancer en

---

symptômes lorsqu'il va consulter un médecin, ceux-ci se transforment en signes lorsque le praticien essaie de leur donner un sens en les rattachant aux grandes entités nosographiques.

2. Cette distinction nous paraît pertinente pour la suite de notre argumentation. Néanmoins, certains esprits chagrins pourront toujours poser le problème suivant : dans une forêt, un arbre qui tombe fait-il du bruit s'il n'y a personne pour l'entendre ?

particulier. S'il le trouve, il a bien fait son travail. Mais le plus souvent, il ne le trouve pas et revient bredouille malgré les subtilités diagnostiques dans lesquelles il s'est engagé. En somme, le malade se plaint mais n'a pas de maladie.

Très souvent, le médecin constate un hiatus entre l'importance des plaintes et la gravité de la maladie. Tel patient atteint d'une énorme tumeur du rein n'a presque pas présenté de troubles et accepte le diagnostic et le traitement avec beaucoup de sérénité ; en revanche, tel autre vit les plus atroces tortures à cause d'une arthrose cervicale bien banale pour son âge. Avec ou sans maladie sous-jacente, la plainte apparaît comme profondément irrationnelle, à la lumière du regard médical. Nous avons souvent rencontré des patients qui présentaient des lésions organiques particulièrement importantes sans grande souffrance et d'autres qui n'arrêtaient pas de gémir au moindre bobo.

Le trouble et la plainte dont il est responsable ne peuvent se comprendre si l'on néglige le vécu du patient et son histoire. C'est indubitablement un symbole qui devrait être considéré en tant que tel par le médecin. Malheureusement, et en dehors de l'expérience personnelle du thérapeute, il n'existe pas de méthode qui permette de le comprendre à coup sûr. En ce domaine, les risques d'illusion sont nombreux et chacun y va de sa grille personnelle d'interprétation : sociologisante, psychanalysante et même biologisante. Néanmoins, des années d'exercice de la médecine et de très nombreuses confrontations avec des professionnels de la santé nous ont appris que la gestion de cette plainte est d'autant plus opérante que le médecin est convaincu du bien-fondé de son système de référence [3].

---

3. Cela rend très vraisemblablement compte des variétés de patients d'un médecin à l'autre. Le patient qui a envie d'entendre que ses troubles sont dus à une maladie particulière – même imaginaire, comme semble l'être la spasmophilie – ira plus facilement consulter tel médecin qui tient ce type de discours. Tel autre, plus particulièrement séduit par les espiègleries de son inconscient farceur, ira plus volontiers, consulter un médecin adepte des groupes Balint.

Illusions et gestion de la plainte

On constate, dans le monde médical, deux attitudes extrêmes en présence d'une plainte : d'un côté, l'organiciste forcené qui n'a de cesse de trouver une explication biologique au trouble du patient et qui, s'il n'en trouve pas, est convaincu que son échec est lié à l'insuffisance des connaissances scientifiques ; de l'autre, le « psyrite » éthéré qui pense que cette plainte n'a d'autre signification que psychologique. La vérité se trouve-t-elle entre les deux ? C'est ce que prétendent certains... qui n'en savent pas plus que nous en ce domaine. Refusant cette dichotomie simplificatrice, les « douçothérapeutes » sont persuadés que la plainte du patient s'intègre dans un tout bio-psycho-social et ne constitue que la partie émergée de l'iceberg. Quant à définir précisément ce que peut être l'iceberg, c'est une autre histoire. Bien évidemment, eux non plus n'en savent pas plus que nous. Simplement, ils ont trouvé de belles illusions conceptuelles pour masquer leur (et notre) ignorance.

Il existe ainsi de très jolies théories, parfois inspirées de la psychanalyse, qui prétendent faire comprendre au thérapeute la signification profonde des symptômes et permettre ainsi une meilleure prise en charge des patients. Le pionnier en ce domaine fut incontestablement Michael Balint, psychiatre anglais animateur de la Tavistock Clinic, auteur d'un ouvrage célèbre paru en 1957, *Le Médecin, son malade et la maladie.* Dès le début de son livre, Michael Balint écrit : « Depuis quelques années, des séminaires de recherche ont été organisés à la Tavistock Clinic pour étudier les implications psychologiques dans la pratique de la médecine générale. Le premier sujet de discussion, à l'un de ces séminaires, portait sur les médicaments habituellement prescrits par les praticiens. La discussion a vite montré – et sans doute n'était-ce pas la première fois dans l'histoire de la médecine – que le médicament de beaucoup le plus fréquemment utilisé en médecine générale était le médecin lui-même. Autrement dit ce n'est pas uniquement la fiole de médicament ou la boîte de cachets qui importent, mais la manière dont le médecin les prescrit à son malade ; en fait l'ensemble de l'atmosphère dans laquelle le médicament est donné et pris. À l'époque, cela nous parut une découverte très stimulante et nous nous sommes sentis tout importants et fiers de l'avoir faite. Cependant, le séminaire ne tarda pas à découvrir qu'il n'existe aucune pharmacologie de ce médicament essentiel. Pour exprimer cette seconde découverte en un langage familier aux médecins : dans aucun manuel il n'existe la moindre indication sur la dose que le médecin doit prescrire de sa propre personne, ni sous quelle forme, avec quelle fréquence, quelle est sa dose curative et sa dose d'entretien, etc. Il est plus inquiétant encore de constater l'absence complète de littérature sur les risques possibles d'une telle médication, par exemple sur les diverses réactions allergiques individuelles pouvant se rencontrer chez les malades, et qui doivent être surveillées attentivement, ou encore sur les effets secondaires indésirables du médicament. »

On ne saurait mieux poser le problème. Si Michael Balint et ses collègues ne faisaient que redécouvrir un problème soulevé auparavant par bien des médecins, dont Corvisart, Trousseau, Holmes, Osler, on doit néanmoins lui reconnaître d'avoir apporté un éclairage particulier... sous la forme de quelques illusions psychanalysantes supplémentaires. Il est en effet devenu le chantre de la psychanalyse en médecine générale. Son influence a été si marquée que nombre de médecins continuent, de nos jours, à suivre des séminaires inspirés par sa méthode. Même sans cela, chaque médecin possède ses trucs personnels pour gérer au mieux les plaintes de ses malades, mais il faut bien prendre conscience que ce ne sont que des trucs n'ayant point valeur de science. Nous sommes dans un domaine où la science s'estompe au profit de l'art, c'est-à-dire du savoir-faire.

La maladie nous entraîne dans le champ de la science, la plainte dans celui de la subjectivité. Cependant, si elles se distinguent, toutes deux renvoient à un dénominateur commun : la souffrance.

D'où vient le succès des médecines douces ?

L'histoire des maladies témoigne de l'importance du regard porté sur la maladie et sur les malades. La médecine elle-même s'inscrit dans la culture : l'art médical d'une époque donnée s'intègre à la culture, laquelle module et transforme à son tour le savoir médical, comme le montre si brillamment M. Sendrail dans son *Histoire culturelle de la maladie*. À certaines époques, lorsque la maladie était considérée comme un châtiment de Dieu ou comme un sortilège produit par les puissances infernales, la maladie était porteuse d'une signification symbolique forte, largement dépendante du contexte culturel. Il semble que l'émergence puis l'affirmation contemporaine de la médecine scientifique aient bouleversé cette forme de symbiose. Du reste, certaines avancées médicales ont été rendues possibles précisément en prenant à contre-pied les croyances les plus répandues. En se séparant, médecine et culture ont laissé ouvert tout un champ dans lequel sont venus s'engouffrer le meilleur et le pire et dans lequel ont prospéré médecins véritablement soucieux de soigner honnêtement et charlatans. De nos jours, l'insistance de la médecine officielle à vanter ses réussites, son ardeur à promettre la santé pour tous et tout de suite, ainsi que la vogue dont jouit la science ont eu un effet pervers : trop désireux de guérir, trop confiants dans les miracles accomplis par la médecine scientifique, nous sommes devenus plus exigeants. La désillusion est souvent d'autant plus forte que l'espoir a été vif. Les patients déçus se tournent alors d'autant plus facilement vers les médecines douces : leur vernis scientifique convient bien à des esprits modernes ; un certain irrationnel satisfait le goût pour l'exotisme et symbolise mieux la « différence ».

F. Laplantine et P.-L. Rabeyron ont cherché à mieux comprendre le succès des médecines douces. Par-delà un certain folklore, le discours de ces thérapeuties qui se veulent alternatives s'organise autour de cinq axes principaux. Leur succès dépend tout d'abord d'une protestation humaniste, d'une remise en question par les patients du pouvoir exorbitant de la « médecine officielle », et plus particulièrement de sa dimension ultra-scientifique, qui a entraîné la déshumanisation de la relation médicale.

Deuxièmement, elles privilégient en général la totalité et accordent la primauté aux facteurs « endogènes ». Ainsi, en opposition avec la médecine classique, essentiellement centrée sur la maladie, les médecines douces s'intéressent avant tout au malade en lui restituant sa pleine dimension de sujet et non plus d'objet. Comme l'écrivent F. Laplantine et P.L. Rabeyron : « Alors que la tendance dominante de la médecine officielle conçoit la maladie comme une entité exogène pénétrée par effraction dans le corps du malade et la guérison comme la jugulation d'une positivité ennemie avec laquelle il ne faut pas composer, l'une des caractéristiques de toutes les approches qui se qualifient de douces ou de parallèles consiste à mettre l'accent sur l'idée que les affections que nous développons ne nous sont nullement étrangères, mais nous appartiennent en propre, ont une signification et appellent non plus une riposte frontale, mais une activité de régulation adaptée à chacun. »

Le troisième axe renvoie à l'idée même de nature : l'attitude la plus caractéristique consiste à faire confiance à la nature et à l'instinct. Dans cette conception, le terme guérir perd alors son sens de « faire la guerre et retrouve une autre de ses significations : guérir, c'est protéger, défendre, comme le rappelle d'ailleurs le mot " guérite ", qui signifie abri ».

Enfin, le quatrième et dernier thème concerne le temps. Pour la médecine classique, le symptôme est l'indice d'une maladie dont il convient d'empêcher l'évolution. Les médecines parallèles, au contraire, considèrent les symptômes comme l'expression de l'organisme qui cherche à se défendre et dont il est plutôt dangereux de contrarier les manifestations : « Cette question du temps (" prendre son temps ", " agir à temps ") est sans doute l'un des pivots autour desquels s'organise toute pensée médicale. » La pensée médicale officielle est une pensée spatialisante : le médecin traditionnel considère la maladie comme une entité en soi parfaitement circonscrite ; la pensée du « douçothérapeute » privilégie au contraire la notion de temps.

Les concepts qui constituent le noyau dur des médecines douces forment un modèle explicatif qui vaut aussi pour les psychothérapies ou la sorcellerie... À cela vient pourtant s'ajouter une série de refus plus spécifiques. Aux yeux de F. Laplantine, pour comprendre l'émergence de ces nouvelles pratiques médicales et leur acceptation par les patients, il faut les mettre en relation avec une sensibilité beaucoup plus large, elle-même conséquence d'une mutation de la société industrielle avancée à partir des années 1965. Cette médecine nouvelle s'intègre entièrement dans un phénomène socio-culturel qui se caractérise par un certain nombre de refus et de ruptures :

– le refus du rationalisme scientifique et technique censé faire évoluer les sociétés vers plus de bonheur ;

– le refus du mouvement d'uniformisation des sociétés

industrielles avec, en contrepartie, une revendication croissante de différenciation qui s'exprime, toujours selon F. Laplantine, dans les mouvements régionalistes, le développement des voyages à l'étranger, la découverte de l'ethnologie et des désirs de plus en plus prégnants d'individualisation tant au niveau des conduites alimentaires que vestimentaires ;

— le refus de la complexité de nos sociétés perçues par la plupart comme des sociétés de l'abstraction avec, pour conséquence, le retour à une certaine simplicité et la revalorisation de la vie quotidienne ;

— le refus d'une culture élitiste dont sont dépositaires les professionnels, accompagné d'une forte contestation du pouvoir et des rapports hiérarchiques ;

— le refus d'une culture purement intellectuelle avec revalorisation du corps pouvant se traduire par, à titre d'exemple, la place grandissante des activités sportives dans la vie de chacun ;

— le refus d'une société de productivité et de consommation qui produit d'abondants biens matériels mais perd de plus en plus de signification ;

— le refus d'une société de l'objet, de l'objectivité, de l'objectivation et de l'anonymat à laquelle est opposée une forte volonté d'individualisation : recherche de lieux d'échange centrés sur le sujet dans ce qu'il a d'unique ;

— le refus des modèles épistémologiques sous-tendus par la pensée rationnelle, en particulier d'une causalité strictement linéaire et d'une conception positiviste de l'objectivité ;

— le refus du modèle patriarcal apparaissant comme par trop répressif avec, dans le même temps, la réintégration d'une symbolique ostensiblement féminine ;

— le refus enfin d'un espace urbain perçu comme de plus en plus sordide qu'il devient nécessaire de transformer par une exigence de beauté.

Les raisons du développement des médecines parallèles et de leur succès sont aussi beaucoup plus prosaïques. Si les patients font de plus en plus souvent appel à ces pratiques médicales différentes, c'est avant tout parce qu'elles comblent un manque que la médecine scientifique et hypertechnologique ne pallie plus : celui d'être écouté et compris. Sans doute n'est-ce qu'accessoirement que le recours à ces pratiques peut correspondre à un choix idéologique de la part du patient (parti pris écologique, etc.).

Ensuite, si les professionnels de santé se sont littéralement engouffrés dans ce créneau, c'est avant tout pour des raisons économiques. Le médecin de famille voit en effet, depuis quelques années, son étoile fortement ternie ; il a de plus en plus de difficultés à gagner correctement sa vie. La montée en régime des médecines parallèles lui offre ainsi un excellent créneau. Ceux qui « y croient » et embrassent la carrière par conviction personnelle manquent terriblement d'esprit critique et il faut bien reconnaître, à leur décharge, que les études médicales ne leur ont pas donné la possibilité de redresser cette fâcheuse tendance. Les autres se contentent de répondre à la demande de leurs patients...

À nos yeux, les médecines parallèles sont l'une des réponses médicales de cette fin de siècle à des malaises profonds qui suscitent des troubles qui passent pour d'authentiques maladies. La prise en charge de ces plaintes sur un mode illusoire incombe-t-elle aux professionnels de santé ? C'est toute la question.

En guise de conclusion

Il y a une trentaine d'années environ, le médecin de famille soignait et assistait ses patients dans les circonstances difficiles de l'existence. Si ses connaissances scientifiques ne lui permettaient pas de résoudre tous les problèmes qui lui étaient soumis, son cœur d'humaniste palliait souvent l'insuffisance de son savoir. La plupart des familles reconnaissaient alors à leur médecin la compétence d'un professionnel de la santé et le cœur d'un ami dévoué. Pour la plupart des maladies courantes, consulter son médecin traitant apaisait l'angoisse du malade et permettait à Dame Nature d'accomplir son œuvre de grande guérisseuse. Dans les maladies graves, au pronostic impitoyable, le médecin de famille offrait jusqu'au bout un soutien moral à défaut d'un traitement efficace. C'était l'époque où on conférait au médecin de famille de multiples fonctions, dont celles de thérapeute, de confident et de conseiller.

Cette époque est désormais en grande partie révolue. Les progrès de la connaissance scientifique des maladies, l'apparition de médicaments de plus en plus efficaces et au maniement de plus en plus délicat ont morcelé la connaissance du malade – et surtout de la maladie – en nombreuses spécialités : parallèlement, la fonction humaniste du médecin a rétréci telle une peau de chagrin. Le malade est devenu un simple organe, que chaque spécialiste regarde par le petit bout de sa lorgnette, sans plus de perspective globale. Combien de dermatologues ignorent que leur patient est également suivi par un cardiologue ou un rhumatologue ? Les médecins de famille, qui devraient assurer la synthèse de ces multiples consultations et avis, sont de plus en plus souvent tenus à l'écart du parcours accompli par la « haute médecine ». Quant à leur rôle de premier recours, il ne reste, pour l'instant, qu'un vœu pieux. Porté au pinacle d'une médecine scientifique et hypertechnologique, le spécialiste est le premier responsable de la déshumanisation d'une pratique médicale millénaire où science et conscience étaient les deux piliers de la relation médicale. Mais il n'est pas seul en cause. Les enseignants hospitalo-universitaires et les politiques ont également une large part de responsabilité.

Devenu un simple organe pour le spécialiste, le patient n'est plus qu'un client pour le généraliste. Celui-ci n'a plus la possibilité de vivre autrement qu'en multipliant les actes, tant la nomenclature des actes professionnels de l'Assurance maladie est inadaptée et obsolète. Le patient voit alors son identité de malade lui échapper. Il se retourne alors vers les apôtres et les gourous des médecines douces. Eux redécouvrent, souvent sans en prendre conscience, les bienfaits thérapeutiques d'une écoute attentive et prétendent retrouver ce que la pratique médicale a largement perdu : son âme. Lieu d'un retour à une pratique humaniste de l'art de guérir pour le patient et possibilité d'une sorte de promotion professionnelle pour le médecin soumis à la concurrence d'une corporation pléthorique, les médecines douces ont ainsi acquis une légitimité sociale. L'essentiel du discours dont elles sont désormais l'objet amalgame d'ailleurs reconnaissance sociale et reconnaissance scientifique.

Pourtant, il est clair que les méridiens de l'acupuncture n'ont pas d'existence anatomique et physiologique, pas plus que la loi de similitude de l'homéopathie n'est une loi de biologie générale ou l'hypnose un état de conscience spécifique intermédiaire entre l'éveil et le sommeil. Les vertus thérapeutiques de l'aimant n'ont pas plus de fondement scientifique que le magnétisme animal de Mesmer. On ne voit pas non plus pourquoi l'imposition des mains serait plus magique et charlatanesque que les manipulations des ostéopathes. Contrairement à ce que d'aucuns prétendent, le contenu scientifique du dossier des médecines parallèles est totalement vide. Aucune des études qui ont été réalisées en ce domaine ne permet d'attribuer à ces médecines un effet thérapeutique autre que l'effet placebo.

Nous y sommes, le grand mot est lâché. Imposture pour bon nombre de médecins et étalon de mesure pour le pharmacologue, marqué de façon indélébile du sceau de cette double impertinence, le placebo cherche toujours désespérément sa place en thérapeutique. Il ne semble pas encore près de la trouver. Tant qu'une recherche scientifique sérieuse n'aura pas fait reculer les limites de notre ignorance sur l'effet placebo, les médecines parallèles continueront à entretenir l'illusion puissante qu'elles sont autre chose qu'un placebo habilement utilisé.

À n'en point douter, l'illusion constitue donc un outil thérapeutique redoutablement efficace. Cependant, si les médecines douces en sont le parangon, il serait naïf et absurde de penser que la médecine classique, celle qui est reconnue par l'Université, y échappe totalement. Les traitements, les méthodes diagnostiques ou les fantaisies préventives qui n'ont pas été correctement évalués rempliraient facilement les pages d'un gros livre et feraient la joie des adeptes d'Ivan Illich. Les illusions diagnotisques et thérapeutiques de certains des dignes représentants de l'*Establishment* médical – qui pensent détenir le savoir – n'ont parfois rien à envier aux adorateurs de l'iris, des cristallisations sensibles ou des granules homéopathiques.

La publicité des laboratoires pharmaceutiques réservée au corps médical montre, si cela est encore nécessaire, la puissance de l'illusion ; ainsi, un vasodilatateur cérébral, médicament d'une classe qui a les plus grandes difficultés à montrer un effet clinique supérieur à celui d'un placebo, s'est vu gratifié d'un « effet turbo » par les publicitaires du moment. Mais la publicité pharmaceutique réservée au grand public, via les médias, révèle de façon encore plus convaincante les vertus thérapeutiques qu'on attend de la magie, de l'illusion, du rêve.

Souvent déçu par la science, le médecin se tourne vers la magie et ses prouesses alléchantes. Il faut dire que la formation universitaire qu'il a reçue, durant au moins sept ans, ne l'incite pas à user d'esprit critique ; elle aurait même plutôt tendance à lui faire gober n'importe quoi. Une réforme radicale des études médicales introduisant une plus grande sensibilisation à la méthode scientifique et rationnelle ainsi qu'un enseignement de sciences humaines devraient permettre au futur médecin d'avoir une perception plus critique des diverses illusions médicales.

Reste la fonction humaniste du médecin. Celle-ci ne s'apprend pas par cœur, comme l'anatomie et la physiologie ; elle paraît pourtant déterminante dans le pouvoir de guérir, autant que l'illusion. Quelle que puisse être la formation initiale, il existera toujours de bons et de mauvais médecins. Souhaitons simplement que les études médicales forment plus de bons que de mauvais thérapeutes. Pour cela, il n'est pas d'autre perspective que d'essayer de concilier la tête du savant avec le cœur de l'humaniste.

Sources

Chapitre 1

Ackerknecht E. H., *La Médecine hospitalière à Paris (1794-1848)*, Paris, Payot, 1986.

Allendy R., *L'Alchimie et la médecine. Étude sur les théories hermétiques dans l'histoire de la médecine*, Paris, Bibliothèque Chacornac, 1912.

Bouchut E., *Histoire de la médecine et des doctrines médicales*, seconde édition, Paris, Germer Baillière, 1873.

Boussel P. et coll., *Histoire de la pharmacie et de l'industrie pharmaceutique*, Paris, Éditions de la Porte Verte, 1982.

Broussais F. J. V., *Examen de la doctrine médicale généralement adoptée, et des systèmes modernes de nosologie*, Paris, Imprimerie de J. Moronval, 1816.

Castiglioni A., *Histoire de la médecine*, Paris, Payot, 1931.

Daremberg C., *La Médecine : histoire et doctrine*, seconde édition, Paris, Didier et Cie, 1865.

Dechambre A. et Lereboullet L., *Dictionnaire encyclopédique des sciences médicales*, Paris, Asselin et Masson, 1864-1889.

Dictionnaire des sciences médicales, par une Société de médecins et de chirurgiens, Paris, Panckoucke CLF.

Dousset J.-Cl., *Histoire des médicaments des origines à nos jours*, Paris, Payot, 1985.

Garrison F. H., *An Introduction to the History of Medicine*, troisième édition, Philadelphie et Londres, W. B. Saunders Company, 1922.

Imbault-Huart M.-J., *La Médecine au Moyen Âge*, Paris, Éditions de la Porte Verte et de la Bibliothèque Nationale, 1983.

Leca P.-A., *La Médecine égyptienne au temps des pharaons*, Paris, Éditions Roger Dacosta, 1983.

Lévy J.-P., *Le Pouvoir de guérir : une histoire de l'idée de maladie*, Paris, Odile Jacob, 1991.

Lichtenthaeler C., *Histoire de la médecine*, Paris, Fayard, 1978.

Lyons A. S. et Petrucelli R. J., *Histoire illustrée de la médecine*, Paris, Presses de la Renaissance, 1979.

Morton L. T., *A Medical Bibliography*, quatrième édition, Londres, Gower, 1983.

Paracelse, *Œuvres médicales*, Paris, PUF, 1968.

–, *Œuvres complètes*, Paris, Éditions traditionnelles, 1984.

Penso G., *La Médecine romaine*, Paris, Éditions Roger Dacosta, 1984.

Poulet J. et coll., *Histoire de la médecine, de la pharmacie, de l'art dentaire et de l'art vétérinaire*, Paris, Albin Michel-Laffont-Tchou, 1977-1980.

Rullière R., *Histoire de la médecine*, Paris, Masson, 1981.

Sprengel K., *Histoire de la médecine, depuis son origine jusqu'au XVIIIe siècle*, Paris, Deterville et Desoer, 1815.

Taton R. (sous la dir. de), *Histoire générale des sciences*, deuxième édition, Paris, PUF, 1966-1983.

Chapitre 2

Aulas J.-J. et Chefdeville F., « Étude historique et critique des sources de la matière médicale homéopathique », *Encycl. Méd. Chir.*, Paris, Homéopathie, 38080 A10, 7, 1984.

Bradford T. L., *The Life and the Letters of Dr Samuel Hahnemann*, Philadelphie, Boericke & Tafel, 1895.

–, *The Pioneers of Homoeopathy*, Philadelphie, Boericke & Tafel, 1897.

Cook T. M., *Samuel Hahnemann : The Founder of Homoeo-

pathic Medicine, Willingsborough, Northamptonshire, Thorsons Publishers Limited, 1981.

Coulter H. L., *Divided Legacy. A History of the Schism in Medical Thought*, Washington, Mac Grath Publishing Company, 1973-1975-1977, vol. 2, p. 541-581 ; vol. 3, « Science and Ethics in American Medicine, 1800-1914 ».

Croll-Picard A.S., *Hahnemann et l'homéopathie*, Paris, Doin, 1933.

Haehl R., *Samuel Hahnemann, his Life and Work*, Londres, Homeopathic Publishing Company, 1923, trad. de l'allemand par M. L. Wheeler et W. H. R. Grundy.

Henne H., *Hahnemann. A Physician at the Dawn of a New Era*, Stuttgart, Hippokrates Verlag, 1977, trad. de l'allemand par M. R. Skopec et M. Skopec.

Hobhouse R. W., *Life of Christian Samuel Hahnemann, Founder of Homoeopathy*, 1933.

Janot C., *Histoire de l'homéopathie française*, édité par l'auteur, 1936.

Kleinert G. O., *Geschichte der Homöopathie*, Leipzig, Ernst Schäfer, 1863.

Rabanes O., *Traduction commentée de la thèse de Samuel Hahnemann. Introduction à la lecture de son œuvre*, thèse de médecine, Paris, 1983.

Rapou A., *Histoire de la doctrine médicale homéopathique. Son état actuel dans les principales contrées de l'Europe. Application pratique des principes et des moyens de cette doctrine au traitement des maladies*, Paris, J.-B. Baillière, 1847.

Ritter H., *Samuel Hahnemann. Begründer der Homöopathie. Sein Leben und Werk in neuer Sicht*, deuxième édition, Heidelberg, Karl F. Haug Verlag, 1986.

Rouzé M., *Mieux connaître l'homéopathie. De Samuel Hahnemann à Jacques Benveniste*, Paris, La Découverte, 1989.

Tischner R., *Geschichte der Homöopathie*, Leipzig, 1932-1939.

Chapitre 3

Ackerknecht E. H., *La Médecine hospitalière à Paris (1794-1848)*, Paris, Payot, 1986.

Bachelard G., *La Formation de l'esprit scientifique*, douzième édition, Paris, Vrin, 1983.

Bernard Cl., *Introduction à l'étude de la médecine expérimentale*, Paris, J.-B. Baillière et Fils, 1865.

Bichat X., *Recherches physiologiques sur la vie et la mort*, cinquième édition revue et augmentée de notes pour la deuxième fois par F. Magendie, Paris, Béchet Jeune et Gabon, 1829.

Broad W. et Wade N., *La Souris truquée. Enquête sur la fraude scientifique*, Paris, Le Seuil, 1987.

Broch H., *Le Paranormal. Ses documents. Ses hommes. Ses méthodes*, Paris, Le Seuil, 1989.

–, *Au cœur de l'extra-ordinaire*, Bordeaux, L'horizon chimérique, 1991.

Chalmers A. F., *Qu'est-ce que la science ?*, Paris, La Découverte, 1987.

–, *La Fabrication de la science*, Paris, La Découverte, 1991.

Coulter H. L., *Divided Legacy, A History of the Schism in Medical Thought*, vol. 2 : « Progress and Regress : J. B. van Helmont to Claude Bernard », Washington, Wehawken Book, 1977.

De Pracontal M., *L'Imposture scientifique en dix leçons*, Paris, La Découverte, 1986.

Hamburger J. (sous la dir. de), *La Philosophie des sciences aujourd'hui*, Paris, Gauthier-Villars, 1986.

Kapferer J.-N., *Rumeurs. Le plus vieux média du monde*, Paris, Le Seuil, 1987.

Kuhn T. S., *La Structure des révolutions scientifiques*, Paris, Flammarion.

Lichtenthaeler C., *Histoire de la médecine*, Paris, Fayard, 1978.

Pecker A. (sous la dir. de), *La Médecine à Paris du XIIIe au XXe siècle*, Paris, Hervas, 1984.

Popper K. R., *La Logique de la découverte scientifique*, Paris, Payot, 1984.

–, *Conjectures et réfutations. La croissance du savoir scientifique*, Paris, Payot, 1985.

–, *La Connaissance objective*, troisième édition, Bruxelles, Complexe, 1985.

Poundstone W., *Les Labyrinthes de la raison. Paradoxes, énigmes et fragilité de la connaissance*, Paris, Belfond, 1990.

Radner D. et Radner M., « Holistic Methodology and Pseudo-science », *in* Stalker D. et Glymour C., *Examining Holistic Medicine*, Buffalo, Prometheus Books, 1985.

Ruffié J., *Traité du vivant*, Paris, Fayard, 1982.

Salomon-Bayet Cl., *Pasteur et la révolution pastorienne*, Paris, Payot, 1986.

Thuillier P., *Les Passions du savoir*, Paris, Fayard, 1988.

Chapitre 4

Bull J. P., « The Historical Development of Clinical Therapeutic Trials », *J. Chron. Dis.*, 1959, 10 (3), p. 218-248.

Ederer F., « Patient Bias, Investigator Bias and the Double-Masked Procedure in Clinical Trials », *Am. J. Med.*, 1975, 58, p. 295-299.

Lejong J.-L., « L'observateur, l'observé et l'effet thérapeutique », *Rev. Prescr.*, 1986, 6 (51), p. 32-33.

Schwartz D., Flamant R. et Lellouch J., *L'Essai thérapeutique chez l'homme*, deuxième édition, Paris, Flammarion, 1981.

Spriet A. et Simon P., *Méthodologie des essais cliniques des médicaments*, seconde édition, Paris, Les éditions de la prospective médicale, 1982.

Thuillier P., « La triste histoire des rayons N », *in Le petit savant illustré*, Paris, Le Seuil, 1980, p. 58-67.

Chapitre 5

« When to Believe the Unbelievable », *Nature*, 1988, 333, p. 787.

Alfonsi Ph., *Au nom de la science*, Paris, Barrault-Taxi, 1989.

Aulas J.-J., *Homéopathie : état actuel de l'évaluation clinique*, Paris, Frison-Roche, 1991.

–, « Homéopathie et recherche pharmacologique de laboratoire », *Rev. Prescr.*, 1985, 5 (49), p. 29-33.

–, « Homéopathie 1988 : deux publications font l'actualité », *Rev. Prescr.*, 1988, 8 (78), p. 395-398.

–, « Homéopathie 1990 », *Rev. Prescr.*, 1990, 10 (94), p. 113-114.

Benveniste J., « Dr Jacques Benveniste Replies », *Nature*, 1988, 334, p. 291.

–, « Benveniste on the Benveniste Affair », *Nature*, 1988, 335, p. 759.

Bonini S. et coll., « Evidence of Non Reproducibility », *Nature*, 1988, 334, p. 559.

Cazin J.-C. et coll., « A Study of the Effect of Decimal and Centesimal Dilutions of Arsenic on the Retention and Mobilisation of Arsenic in the Rat », *Human Toxicol.*, 1987, 6, p. 315-320.

Davenas E. et coll., « Human Basophil Degranulation Triggered by Very Dilute Antiserum Against IgE », *Nature*, 1988, 333, p. 816-818.

De Pracontal M., *Les Mystères de la mémoire de l'eau*, Paris, La Découverte, 1990.

Fisher P. et coll., « The Influence of the Homeopathic Remedy Plumbum Metallicum on the Excretion Kinetics of Lead in Rats », *Human Toxicol.*, 1987, 6, p. 321-324.

Gardner M., « Water with Memory ? The Dilution Affair », *The Skeptical Inquirer*, 1989, 13 (2), p. 132-141.

Hill C. et Doyon F., « Review of Randomized Trials of Homeopathy », *in Rev. Épid. et Santé Publ.*, 1990, 38, p. 139-147.

Kleijen J., Knipschild P., Ter Riet G., « Clinical Trials of homeopathy », *Br. Med. J.*, 1991, 302, p. 316-323.

Labrecque M. et coll., « Homeopathic Treatment of Plantar Warts », *Can. Med. Assoc. J.*, 1992, 146, p. 1749-1753.

Maddox J. et coll., « " High-dilution " Experiments A Delusion », *Nature*, 1988, 334, p. 287-290.

Metzger H. et coll., « Only the Smile is Left », *Nature*, 1988, 334, p 375.

Poitevin B. et coll., « In Vitro Immunological Degranulation of Human Basophils is Modulated by Lung Histamine and Apis Mellifica », *Br. J. Clin. Pharmac.*, 1988, 25, p. 439-444.

Randi J., « The Case of the Remembering Water », *The Skeptical Inquirer*, 1989, 13 (2), p. 142-146.

Rouzé M., « Affaire Benveniste : les journalistes fascinés par les molécules fantômes », *AFIS*, 1988, 174, p. 3-21.

–, « Mémoire de l'eau : les racines d'un mythe », *AFIS*, 1988, 175, p. 21-23.

–, « Mémoire de l'eau : qui veut des mystères ? », *AFIS*, 1990, 185, 21-30.9-183, p. 249-267 et p. 364-378.

Chapitre 6

« Acupuncture, Asthma, and Breathlessness », *Lancet*, 1986, p. 1427-1428.

« Many Points to Needle », *Lancet*, 1990, p. 20-21. Traduction française *in Lancet*, édition française, 1990, 3, p. 26-27.

Aulas J.-J., « L'acupuncture : réelle efficacité ou superplacebo ? », *Rev. Prescr.*, 1987, 7 (61), p. 47-48.

–, « Difficultés méthodologiques d'une évaluation rigoureuse des médecines parallèles », *in Comprendre le recours aux médecines parallèles*, Actes du Colloque international de Bruxelles (3-5 décembre 1987), Centre de sociologie de la santé et GERM, Bruxelles, 1989, p. 215-218.

Bader J. M., « Les acupuncteurs piqués au vif », *Science et vie*, avril 1986, 823, pp 54-59 et 164.

Ballegaard S. et coll., « Acupuncture in Severe, Stable Angina Pectoris : A Randomized Trial », *Acta Med. Scand.*, 1986, 220, p. 307-313.

De Vernejoul P. et coll., « Étude des méridiens d'acupuncture par les traceurs radioactifs », *Bull. Acad. Nat. Méd.*, 1985, 169, p. 1071-1075.

Dundee J. W. et coll., « Acupuncture Prophylaxis of Cancer

Chemotherapy-induced Sickness », *J. R. Soc. Med.*, 1989, 82, p. 268-271.

Dundee J. W. et Yang J., « Prolongation of the Antiemetic Action of P6 Acupuncture by Acupressure in Patients Having Cancer Chemotherapy », *J. R. Soc. Med.*, 1990, 83, p. 360-362.

Haker E. et Lundeberg T., « Laser Treatment Applied to Acupuncture Points in Lateral Humeral Epicondylalgia. A Double-Blind Study », *Pain,* 1990, 43, p. 243-247.

Jobst K. et coll., « Controlled Trial of Acupuncture for Disabling Breathlessness », *Lancet,* 1986, p. 1416-1418.

Kreitler S. et coll., « Cognitive Orientation of Pain Relief Following Acupuncture », *Pain,* 1987, 28, p. 323-341.

Lazorthes Y. et coll., « Acupuncture Meridians and Radiotracers », *Pain,* 1990, 40, p. 109-112.

Luu M. et Boureau F., « Acupuncture et douleur. La possible évolution des concepts », *Le Concours médical,* 1990, 112, p. 1496-1500.

Moret V. et coll., « Mechanism of Analgesia Induced by Hypnosis and Acupuncture : is there a Difference ? », *Pain,* 1991, 45, p. 135-140.

Patel M. et coll., « A Meta-Analysis of Acupuncture for Chronic Pain », *International Journal of Epidemiology,* 1989, 18, p. 900-906.

Pui Fung K. et coll., « Attenuation of Exercise-Induced Asthma by Acupuncture », *Lancet,* 1986, p. 1419-1421.

Sagnières C., *L'Acupuncture. Mythes et réalités*, Genève, Médecine et Hygiène, 1989.

Simon J. et coll., « Les méridiens d'acupuncture démythifiés. Apport de la méthodologie des radiotraceurs », *Presse Méd.,* 1988, 17, p. 1341-1344.

Ter Riet G. et coll., « A Meta-Analysis of Studies into the Effect of Acupuncture on Addiction », *British Journal of General Practice,* 1990, 40, p. 379-382.

—, « Acupuncture and Chronic Pain : A Criteria-Based Meta-Analysis », *J. Clin. Epidemiol.,* 1990, 43, 11, p. 1191-1199.

Weightman W. M. et coll., « Traditional Chinese Acupuncture as an Antiemetic », *Br. Med. J.,* 1987, 295, p. 1379-1380.

Zhang W. et Oetliker H., « Acupuncture for Pain Control. A Review of Controlled Clinical Trials », *in* Schlapbach P. et Gerber N. J., *Physiotherapy : Controlled Trials and Facts Rheumatology*, Bâle, Karger, 1991, vol 14, p. 171-188.

Chapitre 7

Baker R. A., *They Call it Hypnosis*, Buffalo, Prometheus Books, 1990.

Barrucand D., *Histoire de l'hypnose en France*, Paris, PUF, 1967.

Bernheim H., *De la suggestion et de ses applications à la thérapeutique*, seconde édition, Paris, Doin, 1888.

–, *Hypnotisme et suggestion*, troisième édition, Paris, Doin, 1910.

Boule P. I., *L'Hypnose et la suggestion dans la clinique des maladies internes*, Paris, Doin, 1965.

Bykov C., *L'Écorce cérébrale et les organes internes*, Moscou, Éditions en langues étrangères, 1956.

Carrel A. et Lumière A., *Médecine officielle et médecines hérétiques*, Paris, Plon, 1945.

Centassi R. et Grellet G., *Tous les jours, de mieux en mieux*, Paris, Robert Laffont, 1990.

Chertok L., *L'Hypnose*, Paris, Payot, 1989.

Colgan S. M. et coll., « Controlled Trial of Hypnotherapy in Relapse Prevention of Duodenal Ulceration », *Lancet*, 1988, p. 1299-1300.

Coué É., *La Maîtrise de soi-même par l'autosuggestion consciente*, édité par l'auteur, Nancy, 1925.

Crits-Christoph P., « The Efficacy of Brief Dynamic Psychotherapy : A Meta-Analysis », *Am. J. Psychiatry*, 1992, 149, p. 151-158.

Evans C. et Richardson P., « Improved Recovery and Reduced Postoperative Stay After Therapeutic Suggestions During General Anaesthesia », *Lancet*, 1988, p. 491-493.

Gerin P., *L'Évaluation des psychothérapies*, Paris, 1984.

Kelly W. L., *Psychology of the Unconscious*, New York, Prometheus Books, 1991.

McLintock T. T. C. et coll., « Postoperative Analgesic Requirements in Patients Exposed to Positive Intraoperative Suggestions », *Br. Med. J.*, 1990, 301, p. 788-790.

Mesmer F.-A., *Le Magnétisme animal*, Paris, Payot, 1971.

Ochorowicz J., *De la suggestion mentale*, Paris, Doin, 1887.

Rausky F., *Mesmer ou la révolution thérapeutique*, Paris, Payot, 1977.

Sendrail M. et coll., *Histoire culturelle de la maladie*, Toulouse, Privat, 1980.

Sulloway F. J., *Freud biologiste de l'esprit*, Paris, Fayard, 1981.

Thornton E. M., *The Freudian Fallacy*, Londres, Paladin Books, 1986.

Van Rillaer J., *Les Illusions de la psychanalyse*, troisième édition, Bruxelles, Mardaga, 1988.

Zwang G., *La Statue de Freud*, Paris, Robert Laffont, 1985.

Chapitre 8

Aulas J.-J., « L'effet antidouleur du médecin », *Rev. Prescr.*, 1987, 7 (66), p. 265.

—, « Placebo et endorphines : rien n'est simple », *Rev. Prescr.*, 1988, 8 (71), p. 40-42.

Brody H., *Placebos and the Philosophy of Medicine. Clinical, Conceptual, and Ethical Issues*, Chicago, The University of Chicago Press, 1980.

Escande J.-P., *Mirages de la médecine*, Paris, Albin Michel, 1987.

Haas H. et coll., « Das placeboproblem », *Fortschritte der Arzneimittelforschung*, 1959, 1, p. 279-454.

Hippius H. et coll., *Das Placebo-Problem*, Stuttgart, Gustav Fischer Verlag, 1986.

Kissel P. et Barrucand D., *Placebos et effet placebo en médecine*, Paris, Masson, 1964.

Kreitler S. et coll., « Cognitive Orientation of Pain Relief Following Acupuncture », *Pain*, 1987, 28, p. 323-341.

Lachaux B. et Lemoine P., *Placebo. Un médicament qui cherche la vérité*, Paris, Medsi/Mc Graw-Hill, 1988.

Skrabanek P. et McCormick J., *Idées folles, idées fausses en médecine*, Paris, Odile Jacob, 1992.

Spiro H. M., *Doctors, Patients, and Placebos*, New Haven, Yale University Press, 1986.

Thomson R., « Side Effects and Placebo Amplification », *Br. J. Psychiatry*, 1982, 140, p. 64-68.

Turner J. L. et coll., *An Annotated Bibliography of Placebo Research*, American Psychological Association, 1980.

White L. et coll., *Placebo. Theory, Research, and Mechanisms*, New York, The Guilford Press, 1985.

Chapitre 9

Aulas J.-J., « Iridologie, il faut ouvrir les deux yeux ! », *Rev. Prescr.*, 1987, 7 (63), p. 123.

Barraclough J. et coll., « Life Events and Breast Cancer Prognosis », *Br. Med. J.*, 1992, 304, p. 1078-1081.

Cassileth B. R. et coll., « Survival and Quality of Life Among Patients Receiving Unproven as Compared With Conventionnal Cancer Therapy », *N. Engl. J. Med.*, 1991, 324, p. 1180-1185.

Jallut O., *Médecines parallèles et cancers. Modes d'emploi et de non-emploi*, Bordeaux, L'horizon chimérique, 1992.

Knipschild P., « Looking for Gall Bladder in the Patient's Iris », *Br. Med. J.*, 1988, 297, p. 1578-1581.

–, « Changing Belief in Iridology After an Empirical Study », *Br. Med. J.*, 1989, 299, p. 491-492.

Schraub S., *La Magie et la raison. Médecines parallèles, psychisme et cancer*, Paris, Calmann-Lévy, 1987.

Vigeral Ph., « La scandaleuse " campagne de prévention de la dégénérescence cancéreuse et artérielle " », *Rev. Prescr.*, 1988, 8 (74), p. 188-192.

Worrall R. S., « Iridology : Diagnosis or Delusion ? », *in Examining Holistic Medicine*, D. Stalker et C. Glymour, Buffalo, Prometheus Books, 1985.

Chapitre 10

Balint M., *Le Médecin, son malade et la maladie*, Paris, Payot, 1966.

Ingelfinger F. J., « Arrogance », *N. Engl. J. Med.*, 1980, 303, p. 1507-1511.

Laplantine F., *Anthropologie de la maladie*, Paris, Payot, 1986.

–, « Le succès des médecines parallèles. Jalons pour une étude anthropologique d'un phénomène social », *in Comprendre le recours aux médecines parallèles*, Actes du Colloque international de Bruxelles, 3-5 décembre 1987. Centre de sociologie de la santé et GERM, Bruxelles, 1989, p. 19-23.

Laplantine F. et Rabeyron P.-L., *Les Médecines parallèles*, Paris, PUF, 1987.

Lévy J.-P., *Le Pouvoir de guérir. Une histoire de l'idée de maladie*, Paris, Odile Jacob, 1991.

Sendrail M. (sous la dir. de), *Histoire culturelle de la maladie*, Toulouse, Paris, 1980.

Skrabanek P. et McCormick J., *Idées folles, idées fausses en médecine*, Paris, Odile Jacob, 1992.

Sournia J.-C., *Mythologies de la médecine moderne*, Paris, PUF, 1969.

Spiro H. M., *Doctors, Patients, and Placebos*, New Haven et Londres, Yale University Press, 1986.

Bibliographie

Voici quelques ouvrages de base, le plus souvent très accessibles, consacrés aux médecines alternatives ou aux questions qui ont été abordées dans ce livre. Le lecteur peut les consulter en toute confiance.

Comprendre le recours aux médecines parallèles, Actes du Colloque international de Bruxelles, 3-5 décembre 1987, Centre de sociologie de la santé et GERM, Bruxelles, 1989.
Comme toujours, dans ce genre de manifestation et dans les actes résumant l'essentiel des diverses communications, le pire y côtoie le meilleur.

Alfonsi Phillipe, *Au nom de la science*, Paris, Barrault-Taxi, 1989.
L'ouvrage le plus sérieux, le plus honnête et le mieux documenté sur l'affaire de la mémoire de l'eau.

Aulas Jean-Jacques et coll., *L'Homéopathie. État actuel de l'évaluation clinique*, Paris, Frison-Roche, 1991.

Baker Robert A., *They Call it Hypnosis*, Buffalo, Prometheus Books, 1990.
La mise au point la plus sérieuse et la plus documentée sur ce qu'est – et surtout n'est pas – l'hypnose.

Bensaïd Norbert, *Le Sommeil de la raison. Une mode : les médecines douces*, Paris, Le Seuil, 1988.
Le titre du livre est accrocheur et le pamphlet habilement écrit. Malheureusement, Norbert Bensaïd part en guerre contre les médecines douces en utilisant l'arme conceptuelle tout aussi illusoire qu'est la psychanalyse...

Broch Henri, *Au cœur de l'extra-ordinaire*, Bordeaux, L'Horizon chimérique, 1991.
Encyclopédie critique sur les allégations dites paranormales. Érudition, art du doute et humour caustique au service du dégonflage des baudruches parapsychologiques. Très vivement conseillé, ne serait-ce que pour réapprendre à ne plus penser de travers.

Castiglioni Arturo, *Histoire de la médecine*, Paris, Payot, 1931.
C'est incontestablement le meilleur ouvrage pour avoir une vision synthétique de l'histoire de la médecine. Érudition et intelligence de l'exposé sont exprimées dans un style clair et concis.

Centassi René et Grellet Gilbert, *Tous les jours, de mieux en mieux*, Paris, Robert Laffont, 1990.
Excellent ouvrage, vivant et fort bien documenté, qui, non seulement réhabilite les travaux d'Émile Coué, mais donne aussi l'une des clés de la compréhension de l'efficacité thérapeutique des « médecines douces ».

Coërs Christian, *Médecins ou magiciens ? Mythologie de l'art de guérir*, Paris, Arthaud, 1985.
La vision des médecines parallèles par un neurologue belge. Ouvrage pétillant d'intelligence et de malice.

De Pracontal Michel, *L'Imposture scientifique en dix leçons*, Paris, La Découverte, 1986.
Humour grinçant pour débusquer les ratés de la pensée rationnelle à l'origine des pseudo-sciences.

Escande Jean-Paul, *Mirages de la médecine*, Paris, Albin Michel, 1987.
Premier ouvrage sérieux en français qui faisait enfin honnêtement le point sur les médecines douces et qui posait avec beaucoup de pertinence l'importance de la compréhension et de la maîtrise de l'effet placebo en thérapeutique.

Jallut Olivier, *Médecines parallèles et cancers. Modes d'emploi et de non-emploi*, Paris, L'horizon chimérique, 1992.
Le livre est divisé en trois parties principales. La première traite des généralités sur le cancer, de l'effet placebo, des facteurs psychologiques et alimentaires réputés interférer avec les affections cancéreuses. La seconde s'intéresse à l'irrationnel dans l'histoire de la médecine, à l'histoire des traitements parallèles des cancers et à la tuberculose qui, à l'instar du cancer, fut l'objet de multiples traitements alternatifs avant l'ère des premiers traitements spécifiques. La troisième partie décrit les nombreuses méthodes parallèles de diagnostic et de traitement des cancers. L'ouvrage s'appuie sur une documentation très fournie et le regard critique de l'auteur s'exprime dans un style alerte et efficace.

Lachaux Bernard et Lemoine Patrick, *Placebo : un médicament qui cherche la vérité*, Paris, Medsi/McGraw-Hill, 1988.
La mise au point la plus exhaustive en langue française sur le sujet. Cet ouvrage est bourré d'anecdotes croustillantes et de réflexions fort pertinentes.

Laplantine François, *Anthropologie de la maladie*, Paris, Payot, 1986.
Référence obligée lorsqu'on aborde les problèmes d'anthropologie médicale.

Laplantine François et Rabeyron Paul-Louis, *Les médecines parallèles*, Paris, PUF, 1987.

Lévy Jean-Paul, *Le Pouvoir de guérir. Une histoire de l'idée de maladie*, Paris, Odile Jacob, 1991.
Lorsqu'un scientifique réputé, doublé d'un grand humaniste, s'attaque avec rigueur, clarté et érudition à un aussi passionnant sujet...

Schraub Simon, *La Magie et la raison. Médecines parallèles, psychisme et cancer*, Paris, Calmann-Lévy, 1987.
Il s'agit d'un ouvrage sérieux et documenté, écrit par un cancérologue compétent, humaniste et à l'esprit ouvert. Le livre traite de l'histoire du cancer et de ses théories, de l'attitude du malade face au cancer, des facteurs psychiques des cancers et des divers traitements parallèles de cette affection. Avec le livre d'Olivier Jallut, ce sont les seules références sérieuses dans ce domaine.

Sendrail Marcel (sous la dir.), *Histoire culturelle de la maladie*, Toulouse, Privat, 1980.

Ouvrage érudit sur les interactions du regard médical et de la société. Tout au long de l'histoire de la médecine – de la civilisation de Sumer au XIXe siècle – Marcel Sendrail et ses collaborateurs portent un regard humaniste et savant sur les liens inextricables qu'entretiennent médecine et culture.

Skrabanek Petr et McCormick James, *Idées folles, idées fausses en médecine*, Paris, Odile Jacob, 1992.

Humour et esprit critique pour montrer que si l'illusion est à la base des médecines « parallèles », ces dernières n'en ont en rien l'exclusivité. La médecine classique peut aussi verser dans la pseudo-science.

Spiro Howard M., *Doctors, Patients, and Placebos*, New Haven et Londres, Yale University Press, 1986.

Un livre écrit avec beaucoup de rigueur et une grande intelligence sur tous les problèmes (scientifiques, pratiques et éthiques) concernant le placebo. Son auteur est non seulement un grand scientifique aux états de service prestigieux mais aussi un humaniste débordant d'érudition et de mansuétude.

Stalker Douglas et Glymour Clark, *Examining Holistic Medicine*, Buffalo, Prometheus Books, 1985.

Excellente étude critique sur les prétentions scientifiques des médecines douces. Nous regrettons simplement que le chapitre consacré à l'homéopathie ait été écrit en 1892 par Oliver Wendell Holmes à partir de deux conférences qu'il avait tenues en 1842...

White Leonard, Tursky Bernard et Schwartz Gary E., *Placebo. Theory, Research, and Mechanisms*, New York et Londres, The Guilford Press, 1985.

Toujours pas traduit en français. Il s'agit pourtant d'une somme de données scientifiques sur le sujet.

Table des matières

Imprimé par Lightning Source France
1 avenue Gutenberg
78310 Maurepas

N° d'impression :
N° d'édition : 738-10211-Y